新簡明
衛生 公衆衛生
─ 改訂6版 ─

人間総合科学大学教授
順天堂大学客員教授
丸井英二 編

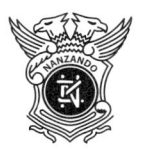

南山堂

執筆者一覧 (執筆順)

丸井 英二	人間総合科学大学教授／順天堂大学客員教授
横山 英世	日本大学准教授
菊地 正悟	愛知医科大学教授
千葉 百子	順天堂大学客員教授
町田 和彦	早稲田大学教授
松村 康弘	文教大学教授
堀口 逸子	長崎大学准教授
後藤 あや	福島県立医科大学准教授
李 廷秀	東京大学大学院准教授
安村 誠司	福島県立医科大学教授
横山 和仁	順天堂大学教授
川上 憲人	東京大学大学院教授
衞藤 隆	東京大学名誉教授
松田 正己	静岡県立大学教授
大井田 隆	日本大学教授
小林 廉毅	東京大学大学院教授
長谷川 敏彦	日本医科大学教授
山路 義生	ライフケア・クリニック希望院長
井上 義雄	東邦大学教授
稲葉 裕	実践女子大学教授／順天堂大学名誉教授

改訂6版の序

　本書の前身の「簡明衛生公衆衛生」は1968年に発刊されました．1994年には現在の「新簡明衛生公衆衛生」と名称を変えて現在に至っています．そして，新たな時代の要請に合う教科書となるべく，このたび第6版を刊行しました．

　衛生学と公衆衛生学とはどう違うのか，ふたつは同じなのか，というような疑問にはじまり，医学・医療からみると社会医学はわかりにくいかもしれません．しかし，高齢化や少子化を背景として，社会の変化は著しいものがあります．健康問題も狭い領域に視野を限定するのではなく，より広くみていかなければ問題の本質を見誤ることがあります．国際化の進む現在，個人を対象とした治療から，人々すべてが健康であることを目的とした予防へと関心も広がってきています．「新簡明衛生公衆衛生」はこうした時代の変化に伴なって改訂を続けてきました．

　今改訂では伝統的な医学教育の枠にこだわることなく，保健・医療・福祉を考える多くの皆さんに読んでいただけるように，今までとは構成を変えて編集しました．今回もまた多くの先生方の協力を得て執筆していただきましたが，項目を寄せ集めた教科書ではなく，衛生学・公衆衛生学について一つの流れの中でそれぞれの部分を組み入れるよう心がけました．したがって，衛生公衆衛生について通読していただき，その全体像を把握していただくこともできるのではないかと多少の自負もしております．

　過去40年，今までの多くの編者の目指してこられた「簡明」という精神を受け継ぎつつ，これからの新たな社会の健康問題に取り組む若い読者の皆さんに役立つことを望んでおります．

　大幅な改訂の中，盛りきれなかった項目も多くあります．本書への忌憚のないご批判，ご意見をいだければ幸いです．

2009年11月

丸井英二

目 次
Contents

● **第1章 衛生・公衆衛生の概念と歴史**　（丸井英二）……1
- A. 衛生学・公衆衛生学の目的 ………1
  1. 医学における衛生学・公衆衛生学………1
  2. なぜ衛生学・公衆衛生学が必要なのか…1
  3. 臨床医学から社会医学へ視点を移す……2
  4. 個人の健康から人々の健康へ……………3
- B. 衛生学・公衆衛生学の歴史 …………4
  1. いつの時代も流行病は脅威だった………5
  2. 社会医学と臨床医学は両輪として………6
  3. 近代国家の政策と社会医学………………7
  4. 細菌学の登場と明治の日本………………8
  5. 戦後改革以後………………………………8

● **第2章 衛生学・公衆衛生学の方法** ……11
- A. 人 口 ………（横山英世）11
  1. 人口の動態 ……………………………11
     1) 世界の人口 ……………………………11
     2) 日本の人口 ……………………………12
  2. 人口静態統計（国勢調査）……………12
     1) 国勢調査 ………………………………12
     2) 人口の構造 ……………………………12
     3) 人口の高齢化 …………………………14
     4) 労働力人口 ……………………………14
     5) 世帯数の推移 …………………………16
  3. 人口動態統計 …………………………16
     1) 人口動態 ………………………………16
     2) 人口動態統計のシステム ……………16
     3) 出生 live birth ………………………17
     4) 死亡 death ……………………………19
     5) 死産 still birth ………………………27
     6) 婚姻と離婚 ……………………………27
  4. 生命表 …………………………………28
     1) 生命関数 ………………………………28
     2) 平均寿命の推移 ………………………28
     3) 健康余命 ………………………………29
  5. 疾病, 傷害および死因統計分類(ICD)…29
     1) 国民生活基礎調査―有訴者率,
        通院者率 ………………………………30
     2) 患者調査 ………………………………30
     3) 身体障害児実態調査と
        身体障害者実態調査 …………………31
- B. 疫 学 ………（菊地正悟）32
  1. 疫学の概念 ……………………………32
     1) 定義と目的 ……………………………32
     2) 疫学が扱う事項 ………………………32
     3) 要 因 …………………………………32
  2. 疫学的方法論 …………………………33
     1) 疫学指標 ………………………………33
     2) 記述疫学 ………………………………35
     3) 分析疫学 ………………………………36
     4) 疫学調査結果の解釈 …………………41
  3. 臨床疫学 ………………………………43
     1) 科学的根拠に基づく医療 ……………43
     2) 臨床疫学で用いる指標, 分析方法 …44
- C. 環 境 ………（千葉百子）49
  1. 実験室での分析（法）…………………49
     1) 化学的方法 ……………………………50
     2) 微生物学的方法 ………………………51

      3) 免疫・遺伝子学的方法 ……………52
   2. 毒性試験 …………………………………53
      1) 一般毒性試験 ………………………54
      2) 特殊毒性試験 ………………………54
   3. 物理学的要因と測定 ……………………54
      1) 温　熱 ………………………………54
      2) 測定法 ………………………………55
      3) 気　圧 ………………………………57

● 第3章　生物学的基盤 ……………………………………………………（町田和彦）……59
  A. 感染症と予防 ………………………………59
  1. 感染の成立 ………………………………59
     1) 感染と発病 …………………………59
     2) 病原微生物とその特徴 ……………60
  2. 感染症の診断と治療 ……………………60
  3. 感染症の発生要因 ………………………61
     1) 感染源 ………………………………61
     2) 感染経路 ……………………………62
     3) 宿主の感受性 ………………………62
  4. 感染症の流行 ……………………………62
  5. 感染症の予防 ……………………………63
     1) 外来伝染病の予防，検疫 …………63
     2) 国内における感染症の予防 ………63
  B. 主要な感染症 ………………………………68
  1. 感染症の予防及び感染症の患者に対する
     医療に関する法律で指定されている
     感染症 ……………………………………68
  2. ハンセン病（らい，ライ菌） …………71
  3. 食中毒と食品衛生法 ……………………71
  4. 性病および性感染症（STD） …………71
  5. 母子感染症 ………………………………73
  6. 院内感染症 ………………………………73
  7. 最近注目されている感染症 ……………73
  8. 人獣共通感染症 …………………………77
  9. 衛生動物 …………………………………77
  C. 感染症と慢性疾患 …………………………78
  D. 生活習慣病と慢性疾患 ……………………80
  1. 加齢と活性酸素 …………………………80
  2. 生活習慣と健康増進 ……………………82
     1) 栄　養 ………………………………82
     2) 運　動 ………………………………83
     3) 休養・ストレス回避 ………………83

● 第4章　環境と人間 ………………………………………………………………………85
  A. 主体環境系 ………………………（丸井英二）85
  B. 空気・水と健康 …………………（千葉百子）86
  1. 空　気 ……………………………………87
     1) 性　状 ………………………………87
     2) 化学・生物学的環境要因 …………87
     3) 物理学的環境要因 …………………88
     4) 空気の性状と健康 …………………88
  2. 水 …………………………………………89
     1) 上水道 ………………………………90
     2) 下水道 ………………………………91
  C. 食と健康 …………………………（松村康弘）93
  1. 食品の安全確保 …………………………93
  2. 何をどれだけ食べるのか ………………97
  3. 食に関する実態把握 ……………………98
  4. 食に関する教育・啓発 …………………99
  D. 廃棄物処理 ………………………（千葉百子）102
  1. 一般廃棄物 ………………………………102
     1) ごみ …………………………………102
     2) し　尿 ………………………………102
  2. 産業廃棄物 ………………………………103
  3. 特別管理廃棄物 …………………………103
  4. 医療廃棄物 ………………………………103
  5. 有害廃棄物の国際越境移動 ……………104
  E. 地球環境の変化と健康影響（千葉百子）104
  1. 温室効果と地球温暖化の問題 …………105
  2. 酸性雨・酸性霧の問題 …………………106
  3. 森林，とくに熱帯林の減少，
     砂漠化の問題 ……………………………106

4. オゾン層破壊の問題……………………106
5. 環境汚染・保全の現状…………………107
　1）大気汚染の現状……………………107
　2）水質汚濁の現状……………………108
　3）土壌汚染の現状……………………108
　4）ダイオキシン類……………………108
F．環境評価………………（千葉百子）109
1. 環境評価の手法…………………………109
2. 環境衛生の監視…………………………109
　1）一般生活環境………………………110
　2）職場環境……………………………110
　3）環境リスクの考え方………………110
　4）環境リスク対策，環境リスク管理と
　　　リスクコミュニケーション………110
　5）内分泌撹乱化学物質(環境ホルモン)110

G．公害の発生要因と人への影響
　　………………………………（千葉百子）111
1. 公害の概念………………………………111
2. 公害苦情…………………………………111
3. ヒトへの影響……………………………112
4. 主な公害のエピソード…………………112
　1）日本の公害のエピソード…………113
　2）海外の公害のエピソード…………113
H．公害防止対策…………（千葉百子）114
1. 環境基準…………………………………114
2. 排出基準…………………………………114
3. 環境モニタリング………………………114
4. 環境保健サーベイランス………………115
5. 公害健康被害補償制度…………………115
6. 環境影響評価……………………………115

● 第5章　社会と人間行動……………………………………………………………………117
A．保健・医療・福祉の連携…（堀口逸子）117
1. 社会的背景………………………………117
2. 高齢者介護における保健・医療・
　　福祉の連携………………………………117
3. 児童虐待における保健・医療・
　　福祉の連携………………………………118
4. 障害者支援における保健・医療・
　　福祉の連携………………………………119
5. 保健・医療・福祉の職種………………119
6. 保健・医療・福祉の連携を進めるために
　　…………………………………………121
B．母子保健………………（後藤あや）121
1. 母子保健の概念…………………………121
2. 数字でみる母子保健……………………122
　1）死亡に関する統計指標……………122
　2）出生に関する統計指標……………125
3. 母子保健の行政…………………………128
　1）母子保健水準改善の背景…………128
　2）大正以後，20世紀の母子保健行政の
　　　あゆみ………………………………128
　3）「健やか親子21」…………………129
　4）子育て支援…………………………129

　5）児童虐待の予防……………………131
4. 現在の主な母子保健サービスの内容…132
5. 母子保健課題が次世代に及ぼす影響…134
　1）妊娠・出産のタイミング…………134
　2）喫煙・飲酒など環境要因…………136
　3）性感染症……………………………137
　4）遺伝性疾患…………………………138
C．成人保健………………（李　延秀）139
1. 生活習慣病………………………………139
2. 主要な生活習慣病………………………140
　1）が　ん………………………………140
　2）循環器疾患…………………………141
　3）代謝疾患……………………………143
3. 生活習慣病のリスク因子とその対策…145
　1）がんの関連リスク因子と予防対策…145
　2）循環器疾患の関連リスク因子と
　　　予防対策……………………………146
　3）代謝関連リスク因子と予防対策……148
4. 生活習慣病の新たな対策としての
　　特定健康診査と特定保健指導…………149
D．高齢者保健……………（安村誠司）150
1. 高齢者保健の意義………………………150

2. 加齢と老化（個人レベル）……………151
   1) 身体的な老化………………………151
   2) 心理精神的な老化…………………151
   3) 社会環境的な老化…………………151
3. 人口の高齢化と長寿化（集団レベル）152
   1) 人口の高齢化………………………152
   2) 長寿化………………………………152
4. 高齢者における健康・疾病・障害……153
   1) 高齢者の健康の定義………………153
   2) 高齢者の疾病の特徴………………154
   3) 老年症候群…………………………156
5. 高齢者とQOL，生命倫理 ……………156
   1) 高齢者とQOL ……………………156
   2) 高齢者と生命倫理…………………156
6. 高齢者保健対策…………………………157
   1) 老人保健法から高齢者の
      医療の確保に関する法律へ…………157
   2) 保健事業の経過……………………159
7. 介護保険制度と介護予防………………159
   1) 介護保険制度とその改正…………159
   2) 介護予防……………………………159
8. エイジング………………………………162
   1) サクセスフル・エイジングと
      プロダクティブ・エイジング………162
   2) 高齢者のための国連原則…………162

E. 産業保健 ………………（横山和仁）163
1. 産業保健の目的・内容…………………163
2. 労働者を取り巻く環境…………………163
   1) 労働衛生行政の歴史………………163
   2) 労働災害と業務上疾病の発生状況…165
   3) 最近の状況…………………………165
3. 産業保健活動……………………………167
   1) 労働衛生の3管理…………………167
   2) 労働安全衛生管理体制……………168
   3) トータルヘルスプロモーションプラン
      （THP）………………………………170
   4) 労働安全衛生マネジメントシステム
      ……………………………………171
4. 有害因子と健康影響……………………173
5. 労働者災害補償保険制度（労働者
   災害補償保険法）……………………175
6. 産業保健推進センター…………………177

F. 精神保健 ………………（川上憲人）178
1. 今日の精神保健の課題…………………178
2. 精神障害の特徴と疫学…………………178
   1) 精神障害の特徴……………………178
   2) 精神障害の診断分類………………179
   3) わが国における精神障害の疫学……179
   4) 主要な精神障害……………………179
3. 地域精神保健の歴史と現状……………180
   1) 慢性精神障害者に対する
      保健医療福祉のあゆみ………………180
   2) 精神障害の医療……………………181
4. 心の健康づくりおよび自殺予防対策…185
5. 職場のメンタルヘルス…………………186

G. 学校保健 ………………（衞藤 隆）187
1. 学校保健とは……………………………187
2. 学齢期に好発する疾患とその予防……187
3. 身体発育の特徴…………………………188
4. 体力・運動能力の現状と特徴…………188
5. 学校保健に関わる人々…………………189
6. 学校医の職務……………………………189
7. 学校歯科医の職務………………………189
8. 学校薬剤師の職務………………………189
9. 養護教諭…………………………………191
10. 健康診断と健康相談 …………………191
11. 児童生徒の慢性疾患と保健管理 ……193
12. 学校における感染症 …………………193
13. 心の健康とその推進 …………………193
14. 安全教育と安全管理 …………………194

H. ヘルスプロモーション …（松田正己）195
1. 予防の5段階の1次予防として………195
2. PHC（ヘルスプロモーションの
   前提条件）………………………………196
3. 現代の健康課題とヘルスプロモーション
   ……………………………………………197
4. 欧米のヘルスプロモーション…………198
5. わが国のヘルスプロモーション：国民健
   康づくり対策から「健康日本21」，健康
   増進法へ…………………………………200

● 第6章　医療と衛生・公衆衛生 ……………………………………………………………… 203

A．保健医療の制度と組織 …（大井田　隆）203
1. わが国の保健医療制度 ……………… 203
    1) 最近の社会変動と保健医療福祉 …… 203
    2) 保健医療の現状 ………………… 203
    3) 国民医療費 ……………………… 205
2. 衛生行政の組織 …………………… 205
    1) 中央衛生行政組織 ……………… 205
    2) 地方衛生行政組織 ……………… 206

B．医療経済・医療保険 ……（小林廉毅）207
1. 自助・互助・公助 ………………… 207
2. 社会保障の概念 …………………… 208
3. わが国の社会保障の体系 …………… 208
4. 医療保険制度 ……………………… 209
    1) 保険の種類 ……………………… 209
    2) 保険料負担とサービス給付 ……… 210
    3) 医療機関への支払い …………… 211
5. 公費医療 …………………………… 212
    1) 生活保護法による医療扶助 ……… 212
    2) 法律に基づく公費医療 ………… 212
    3) 難病に関する公費医療 ………… 212
6. 医療保険と療養担当規則 …………… 212
7. 国民医療費 ………………………… 213
8. 医療の評価 ………………………… 213

C．地域医療 ………………………… 214
1. 医療連携 ………………（長谷川敏彦）214
    1) 医療連携の歴史的展開 ………… 214
    2) 地域医療計画と連携 …………… 215
    3) 病院管理のパラダイムシフト
       ―医療マネジメント ………… 216
2. 在宅医療 ………………（山路義生）216
    1) 往診から訪問診療へ …………… 216
    2) 訪問診療とは …………………… 217
    3) 在宅医療の特性 ………………… 217
    4) 在宅医療の課題 ………………… 218
    5) 在宅緩和ケア …………………… 218

D．医薬品 …………………（井上義雄）220
1. 治　験 ……………………………… 220
    1) 治験に関与する組織・職種 ……… 221
    2) 臨床試験 ………………………… 221
    3) ランダム化比較試験（RCT） …… 222
    4) メタ研究（メタ・アナリシス）… 222
2. 薬物に関する法令 ………………… 222
    1) 薬事法 ………………………… 222
    2) 毒物及び劇物取締法 …………… 224
    3) 薬物四法 ……………………… 224

E．衛生法規 ………………（大井田　隆）226
1. 主な衛生関連法規 ………………… 226
    1) 保健衛生関連法規 ……………… 226
    2) 予防衛生関連法規 ……………… 228
    3) 環境衛生関連法規 ……………… 228
    4) 医務衛生関連法規 ……………… 229
    5) 薬務衛生関連法規 ……………… 229
    6) 学校保健関連法規 ……………… 229
    7) 労働衛生関連法規 ……………… 230
    8) 社会保障・社会福祉関連法規 …… 230

● 第7章　衛生・公衆衛生の展望 ………………………………………………………………… 231

A．地域医療連携―医療と公衆衛生の
　　パラダイムシフト ……（長谷川敏彦）231
1. 疾病のパラダイムシフト …………… 231
    1) 寿命転換（人口転換）…………… 231
    2) 疾病転換 ………………………… 232
    3) ケア転換 ………………………… 232
2. 公衆衛生のパラダイムシフト ……… 234
    1) 国際公衆衛生運動 ……………… 234
    2) 新公衆衛生運動 ………………… 235
3. 公衆衛生はどこへ ………………… 237

B．国際保健 ………………（丸井英二）237
1. 世界の保健医療問題 ……………… 237
    1) 何が問題なのか ………………… 238
2. 国際保健医療協力 ………………… 241
    1) なぜ国際協力が必要か ………… 241
    2) 協力の主体 ……………………… 241

C. 医の倫理 ……………………（稲葉　裕）244
1. 生命の尊厳……………………………244
2. 個人情報の保護………………………244
3. 患者と医師……………………………245
　1）患者記録の記載と保存……………245
4. 死の判定………………………………248
　1）死の診断と届出……………………248
　2）脳　死………………………………248
　3）臓器移植……………………………249
5. 末期患者への対応……………………249
D. 医師の義務 ……………（稲葉　裕）250
1. 医師の患者に対する義務……………250
　1）患者の診察・治療…………………250
　2）診断書の交付………………………250
　3）無診察治療などの禁止……………250
　4）処方せんの交付……………………250
　5）療養指導……………………………251
　6）診療録………………………………251
　7）守秘義務……………………………251
2. 医師の届出の義務……………………251
　1）患者の発生を届け出る義務………251
　2）医師が自分について届け出る義務…251
E. 衛生学・公衆衛生学の未来（稲葉　裕）251

索引 ……………………………………………………………………255

第1章
衛生・公衆衛生の概念と歴史

A. 衛生学・公衆衛生学の目的

1. 医学における衛生学・公衆衛生学

　一般にわが国で医学といえば臨床医学のことをさすと考えられがちである．しかし，大学医学部や医科大学などの教育の場では，伝統的に医学は基礎医学，臨床医学そして社会医学と分けられてきた．

　臨床医学は近代になって病院という治療のための場ができたことで，いちじるしく発展した．医学といえば臨床医学というようになってきたことも無理はない．しかし，臨床の場での治療技術（アート）を支えるための科学（サイエンス）としての医科学もある．これは一般社会の人々からはみえにくいものの，同じく重要であることに違いはない．むしろ，臨床医学という「見える医学」を，基礎医学や社会医学のような直接には「見えない医学」が支えているということである．

　その中でも，基礎医学は身体内の現象を直接に扱うのでむしろわかりやすい．基礎医学は解剖学や生理学，生化学など人体の健康，不健康を考える上での基礎的な知識を与える．病理学も含めて，その方法は分析的あるいは還元論的である．より小さな具体的な場所（局所）に原因を求めていく．より小さく分けていくことによって，事実がより明らかになるという思想に基づいている．

　衛生学や公衆衛生学などを包括している社会医学は，これもまた健康を守るための大事な分野である．しかし，一人ひとりの個人を対象とするのではなく，個人を単位とした人間集団を対象として，集団全体の健康を目指して，疾病予防や健康増進を目標とする．分析的というよりは総合化の方法である．人々の健康とその関係性を扱おうとする「見えない医学」の典型である．

2. なぜ衛生学・公衆衛生学が必要なのか

　日本国憲法第25条（昭和22年5月3日施行）には，「1. すべて国民は，健康で文化的な最低限度の生活を営む権利を有する．2. 国は，すべての生活部面について，社会福祉，社会保障及び公衆衛生の向上及び増進に努めなければならない」とあり，公衆衛生という言葉は憲法にもあらわれている．また，"医師法"の第1条にも「医師は，医療及び保健指導を掌ることによつて公衆衛生の向上及び増進に寄与し，もつて国民の健康な生活を確保するものとする」とある．この場合の公衆衛生とは「公衆の衛生状態」すなわち「人々の健康状態」という意味である．個々人への医療を通して国民の公衆衛生を実現することが医療者の責務である．

　公衆衛生 public health には，人々の健康状態そのもの，健康のための政策・行政，そして公衆衛生

の研究（公衆衛生学）という三つの側面があらわれてくる．

　古代ギリシャのヒポクラテスの時代から流行病の原因を考えるときには，社会の人々の健康を考えることは必ず必要となった思想であった．ヒポクラテスに「医師は病気を治すのではなく，人間としての病人を治すのである．しかも，多くの人々の中の一人として治すのである」という言葉がある．一人の患者の背後には必ず多くの人々の存在がある．同時に，多くの人々の健康をまもることが，一人の人間の健康をまもり，病気の治療を行うことになるのである．人は誰も一人で生きていることはできない．つねに人々の中の一人として生きている以上，一人で病気になるわけではない．いつも人は多様性の中の一人の存在としてあらわれる．

3．臨床医学から社会医学へ視点を移す

　たとえば，集団全体を仮に健康群と疾病群の2つに分けてみる．図1-1に示した分数で考えてみると，分子に疾病群，分母は両者の合計となる．

　全体の中の疾病群であるから，全体は有病割合を示しているということもできる．そして，分子は医療の対象となる．この分子のほうに着目し，臨床的視点から患者・個人をみるのが「治療」である．これが臨床医学の役割である．治療は病気になった個人を対象として，一人ひとり個別に行われるものである．臨床医学は分子の人数を小さくすることを目標とし，一人ひとりにアプローチする．そして，一人でも多くの患者を治療して健康群へと帰していく役割をもっている．現在では，病院や診療所のような医療機関がその場を担っている．

　それに対し，衛生学や公衆衛生学のような社会医学は，分子ではなく分母に着目をする．分母は疾病をもった人だけでなく，健康な人も含むすべての人々である．すなわち，社会医学の視点では，人々全体を対象とする．そして，2つの群の違いに注目して，疾病や障害をもつ人々（疾病群）と健康な人々（健康群）のさまざまな特徴や特性を比較する．それらの違いに注目して疾病罹患に関わるリスクファクターを見出し，健康群から疾病群への移行を阻止しようとする．これが「予防」である．すなわち，社会医学は分母に示された人々全体の健康をまもり，分子（疾病群）を大きくしないことを目的とするということができる．分子を小さくしようとする臨床医学と異なるところである．予防可能であるためには，個人あるいは社会によるコントロールができるような要因を取り上げることである．そこで，社会医学は環境と人間との関係，あるいは環境そのものに注目し，予防を目指すことが多い．個体内の生物学的要因よりは外部環境に目を向けることが多い理由である．

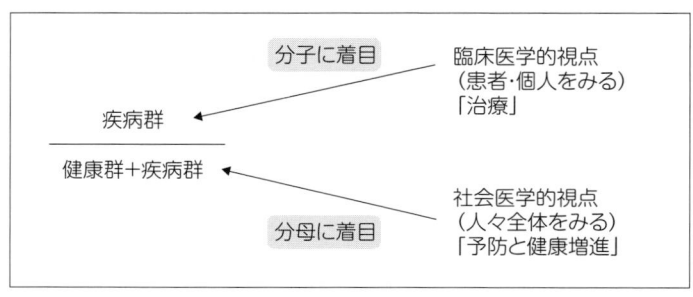

図1-1　臨床医学と社会医学

これだけをみると疾病から逃れることを目指していて，消極的であるようにみえるが，公衆衛生学は特定の疾病の予防だけを目指すものではない．健康群がその健康度をより高めることが「健康増進」である．これによって，社会全体の健康度を高めることが可能となる．疾病から出発して健康をみるのではなく，健康から出発する視点へと転換を図ることによって，よりよい生活，よりよい社会を目指していくことを目標とする．

このような視点で，さまざまな集団の間で特徴や要因を「比較」していくのが，衛生学・公衆衛生学の基本的方法論である疫学の手法である．さらに，どのような年齢層，どのような特性をもつ集団（コミュニティ）に注目するかによって，衛生学・公衆衛生学はさまざまな分野に分けられている．本書では，そうした多面的な切り口から集団の健康に着目する衛生学・公衆衛生学の方法と特徴について学んでいきたい．

4．個人の健康から人々の健康へ

ある個人は，多くの人々とともに生活する社会の一員であり，文化と時代を共有する存在であるかぎり，ほかの人々と無関係に自分一人だけが健康になることはできない．

ほかの人々が健康であって，はじめて自分も健康であることができる．このことは決して感染症などの流行病だけに限らない．われわれの一人ひとりの健康は，周りの人々とともに生活することから，さらに周りの人々の健康に支えられているのである．周りの人々が健康であれば，自分もまた健康を保障される．このことは感染症にはよくあてはまる．しかし，よい環境の中での生活はより健康的であるのと同じように，生活習慣に起因するような疾病もまた環境に大きな影響を受ける．自分の生活習慣は自分一人で作り上げるものではない．家族の中の一員として，地域社会の中の一人の構成員として，伝統と文化のある学校の一人の生徒として，さらに同じ目的を共有する企業の一員として，つねに自らを環境に適応させ，順応して生きている．もちろん，ときには環境へ働きかけて変化させようとすることもある．生活習慣はもし異なった環境の中で生活したとすれば，おそらく違ったものとなっていくであろう．生活習慣病もまた社会的産物であることを避けられない．

広い視野から人間の健康を考えるとき，「生物としての人間（人間生物学）」，「環境」，「ライフスタイル」，「保健医療制度」からみていくことが有効である．生物医学的な存在として人間をみていくだけではなく，生活している場の中の一人としてライフスタイルや社会制度などを含めた（広義の）環境との関係の中での生活者としてみていくことが，衛生学・公衆衛生学的な視点である．

不健康になる原因を探ること，すなわち病因論 etiology が社会医学の目的である．しかし個人に着目することも，個別にかかえる問題を解決するためには重要である．同じように病因論を主たる目的とする医学分野として病理学がある．生物としての人間はなぜ病気になるのか，その疑問は人が人となって以来の古典的な疑問であろう．

基礎医学と臨床医学の橋渡し役であり基礎医学に入れられることの多い病理学は，病気になる原因を体内に求める．原因不明で死亡した場合に病理解剖を行って，どの器官，どの組織，どの細胞に原因があるのか分析的（還元論的）に明らかにすることも任務の一つとしている．

それに対して，衛生学・公衆衛生学では複雑系のような世界において，健康な多くの人々に共通な要因，病気の人々に共通で，健康な人々とは異なる要因を探し出そうとする．その多くは広い意味での環

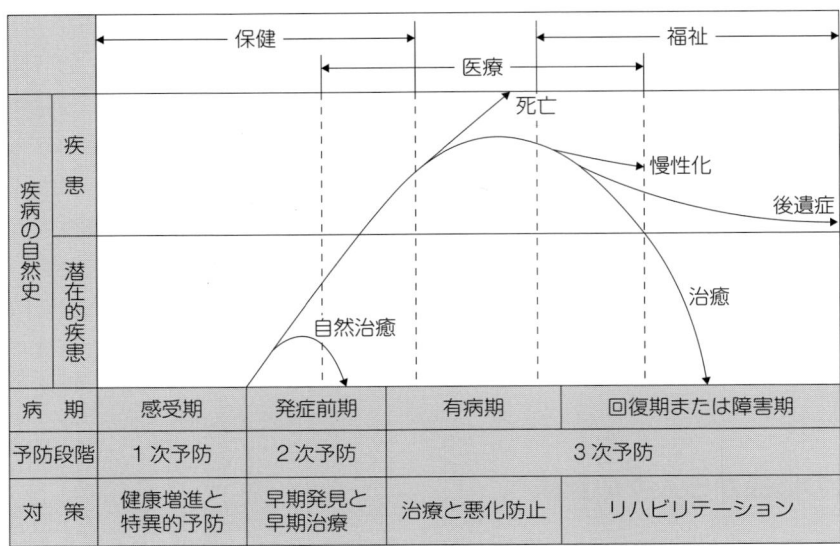

図1-2 保健・医療・福祉の関わり方と疾病の自然史

境要因であり，体内よりは体外にある要因をコントロールしようとするのである．

別の表現でいえば，同じように生活していながら，なぜある人々は健康なのか，なぜほかの人々は病気になるのか，それを解明するのが集団を対象とする衛生学・公衆衛生学の目的である．

しかも，保健・医療・福祉は一体化してきている．予防は疾病の自然史 natural history of disease の中で，いつでも可能である．図1-2のように各段階での予防のレベルを大きく3つに分けて，1次予防，2次予防，3次予防と呼ぶことがある．

1次予防は，生体の組織に何ら病変が見出されない段階で行われる予防活動で，健康増進と特異的予防に分けられる．健康増進には，食生活の改善，規則的な運動，これらを進めるための健康教育などが含まれる．特異的予防には，上下水道の設備などによる特定の病因の除去，特定の感染症に対する予防対策（予防接種，消毒等）などが含まれる．2次予防は集団検診によるスクリーニングなどで，自覚症状の発現よりも前に早期に疾病を発見し治療することをいう．さらに，3次予防は，悪化の防止，リハビリテーション，生活の質 quality of life（QOL）の向上を含めた広い概念である．

人間の健康に関しては，どの段階にあっても次の段階へ移行することを防ぎ，よりよい健康状態を保つことが重要であり，いつでも「予防」が有効である．

B. 衛生学・公衆衛生学の歴史

病気になった人の治療を目指す医療とは別に予防や健康増進の思想と実践がある．わが国でも近代以前には，貝原益軒の「養生訓」（1713年）などで有名な「養生」という言葉があった．しかし，それは個人衛生に偏っていたようである．わが国の「衛生」という名称は，明治時代に初代内務省衛生局長となった長与専斎が「荘子」からとって名づけた（「松香私志」による）．衛生という言葉は「生を衛る」という意味であり，かつて大阪大学教授であった丸山博は，これを人々の「生命をまもる」，「生活をま

もる」,「生産をまもる」という複合した内容であると説明した.

　衛生学と公衆衛生学を比べると，衛生学のほうが古い．わが国の大学の衛生学教室は明治時代からある．ミュンヘン大学の初代衛生学教授であったペッテンコーファーの教室で学んだ緒方正規が帰国して，東京大学に衛生学教室が創設された．現在からみると当時は非常に広い領域をカバーしていたので，その後，徐々に細菌学教室，血液学教室などに分かれていき，次第に個人衛生，環境衛生を主として研究するようになっていった．

　わが国の医療体制全体が大きく変化した明治初期すなわち19世紀後半という時期は，世界的にも公衆衛生改革の時代であり，新たな医学分野として細菌学が立ち上がってくるという，近代医学における大きな分岐点となるときであった．このように，わが国が政策として国の医療体制を整え，それまでの漢方医学から西洋医学へと方向転換を行おうとした時期と重なったことは非常に重要な意義をもっている．

　一方，公衆衛生学教室は戦後になって1948（昭和23）年にはじめて医学部に設置された．それ以前，「公衆衛生学」という名称は1938（昭和13）年にロックフェラー財団の寄付により設立された国立公衆衛生院に使われていたものの，医学教育現場としては使われていなかった．この公衆衛生学教室の設置は戦後の占領軍による医療改革として行われた医学教育改革の一端である．同時期に改革されて現在に至っている医師国家試験では「臨床上必要な医学及び公衆衛生に関して，医師として具有すべき知識及び技能について」試験する（"医師法" 第9条）と明記されて今に至っている．

1．いつの時代も流行病は脅威だった

　流行病というのは，感染性であるかどうかとは関わりなく，ある疾病が通常のレベルを越えて増加している状態をさす．この場合，見かけ上のこともあるが，本当に過剰な状態になっていることも多い．

　先史時代のような生活では一般に大きな流行病は考えにくい．人々が採取・狩猟で生き延びていたころ，生活をともにする人々の集団規模は小さかった．10人ないし20人くらいを単位として，移動しながらわずかな獲物に依存して生きていた．したがって，栄養障害は頻繁に生じたかもしれないが，感染症をはじめとする流行病は広がってもその集団内の規模であり，大規模な流行はなかったと考えてよいだろう．

　しかし，ひとたび農業を基盤とする定住生活が始まると，そこには流行病が待っていた．とくに，人間にとっては水が不可欠である．その不可欠な水や食物によって水系感染による伝染病が広範に広がる事態となった．人口規模が大きくなり，しかも定着して生活しているために拡大は避けられないものであった．こうした消化器感染症が蔓延する時代は長く続いた．

　西洋史の区分でいう中世（8～16世紀ごろまで）における最大の社会医学的事件は，ヨーロッパでの14世紀のペストの大流行で，その後の西洋社会に甚大な影響を与えた．何回かにわたり繰り返された流行で人口の1/3が死亡したともいわれている．社会防衛として国や年による政策的予防が始まったのもペストの流行に由来する．この時期に繁栄していたイタリアのベネチアでは，はじめて検疫 quarantine（イタリア語の quaranta＝forty）が行われた．もちろん現在のような空港での検疫ではなく，港に入った船を40日間は上陸させず停泊させるといったものである．この40日間に病気の発生がないことを確認して上陸を認めるという方式（40日間隔離）で，現在に至る検疫の原型である．

　近代医学の端緒の一つとして象徴的なヴェサリウスの解剖学の「ファブリカ」が1543年に出版され

た．これ以後，解剖学に基盤をおく医学が形を少しずつ整え始める．この時期には，ペストのほかにも梅毒，痘瘡，マラリア，ジフテリアなど多くの感染症が人々への脅威であった．そうした病気への闘いもまた休むことはなかった．たとえば，それまでも人痘を用いたさまざまな種痘の試みが世界中で行われていたが，イギリスのジェンナーによる牛痘を用いた種痘実験（1798年）は，現代に至る免疫学の先駆けとしても重要な位置を占めている．また，一般の住民だけでなく，労働に従事する人々の健康への関心も芽生え始めた．その一例が，1700年に発表されたラマッチーニの「働く人々の病気」であり，今に至る産業医学の嚆矢とされている．

　そして産業革命がやってくる．これこそが，近代社会への入口であるとともに，社会医学のみならず医学全体へのインパクトとなるのである．産業革命は18世紀末にイギリスで始まるというのが定説である．これと前後して，ドイツ，フランスなどヨーロッパ全体で産業革命とともに医学の変革の嵐が吹き荒れるのである．

　この時期，ようやく本格的に臨床医学が発展し始める．とくに外科は，それ以前と全く異なる展開をするようになる．社会医学はこうした臨床医学と表裏の関係で展開してきたのである．

2．社会医学と臨床医学は両輪として

　産業革命は，単に蒸気機関の発明や機関車の発明というような技術革新であるだけではなかった．その後の社会への影響を考慮すると，産業都市への人口集中と工場や学校の設立という新たな社会組織を伴ってあらわれたことが大きな意味をもっていた．それはまた同時に，徐々に変革が進みつつあった医療ならびに病院という制度のさらなる展開の時期でもあった．

　産業革命によって新たに成立した工場は大規模化し，そこで働く多数の人々を必要とした．この労働者は特別な熟練技能を必要としない大衆でまかなうことができた．労働力だけでなく，原料も必要であった．産業革命によって，蒸気機関で稼働可能な繊維産業ではさらに多くの綿花を必要とした．そのために，かつてからの植民地であるインドとの往来はいっそう頻繁となった．その結果，北インドの地方病 endemic disease であったコレラはじわじわとヨーロッパへと浸透しつつあった．数年をかけて西へ伝播していった．そして，19世紀半ばには西ヨーロッパを中心に世界的な流行 pandemic を引き起こすに至るのである．

　工場で働く労働者の多くは農村から集められた．当時，エンクロージャー（土地の囲い込み）が盛んな時期であり，農村から放逐された多くの人々が都会に集まってきた．とくに工場のできた地域では1日2交代作業で工場が稼動していた．不潔な環境の生活，そして過酷な労働の中で人々はいろいろな病気に倒れた．あるものは結核に，あるものはコレラや腸チフスに罹患した．アルコール中毒も少なくなかった．

　病気になった人々の行く先は病院であった．それは当たり前のことのように思えるが，19世紀になるまで，病院は施療所であり，病気を治療する場所ではなかったのである．身寄りのない人々や巡礼たちを収容し，死を待つ場所であるのが普通だった．しかし，フランス革命の前後から都市化や産業革命を背景にして，近代的な病院へと変容していった．そうした大きな病院があることによって，病気になった人々は入院することになり，多くの人々はそこで亡くなった．

　かつて，病院の成立以前には，病んだ人々は自宅で療養し死亡していた．自宅で人々が亡くなってい

た時代には，医学にとって死後の人体解剖はほとんど不可能なことであった．しかし，故郷を離れて都会で暮らして病院で死亡するということは，身寄りがなければ死後に病理解剖（剖検）の対象となるということであった．そうした症例が積み重なると，入院時の臨床的観察の記録が死後の剖検によって裏づけられ，エビデンスが蓄積されていった．新たな患者の臨床診断に際して身体内で何が起き，進行しているのかが徐々に明らかとなっていった．内科的診断はこうしてエビデンスに基づく予後が可能となったのである．

同じころ，外科においても同じような進展が起きていた．昔から外科手術は当然のように危険であった．出血し，感染の危険も多く，しかも痛みを伴い，手術は実質的にはほとんど非現実的なことであった．しかし外科の場合も，病院という手術が可能な場を獲得したことが大きな意味をもっている．手術のための場を得たことのほかに，1848年ごろからの麻酔法の開発，そしてリスターらによる消毒法の導入が，外科手術を信頼のできる技術として実用的なものとすることができた．産業革命の時期に，内科，外科ともに医療が画期的に進展したのである．

3．近代国家の政策と社会医学

また病院の外では，工場で働く人々だけでなく，都会に多くの貧しい人々があらわれ増加していった．こうした人々を社会の中でどのように認識し，どのように処遇するかが大きな課題となった．イギリスでは幾度にもわたる救貧法の改正や"第1次工場法"（1802年）によって労働時間や労働環境を規定する努力が重ねられた．そして"公衆衛生法"（1848年）が制度化され，福祉社会への第一歩が踏み出されたのである．そうした社会政策のためのエビデンスが多くの人々によって開発された．

その背景には，ファー（William Farr：1807～1890年）らによる国家規模での死因統計やその要因の統計作成の努力があり，ジョン・スノウ（1813～1858年）による疫学方法論の開発があり，法律家であるチャドウィック（1800～1890年）による調査報告書「イギリスの労働者階級の衛生状態に関する報告」（1842年）がある．そして，チャドウィックが表舞台から消えたあとに，1868～1871年には衛生委員会が地域分権の公衆衛生活動を答申し，さらにイギリスの社会医学の実践はジョン・サイモン（1816～1904年）に託されることになる．彼によって保健行政が確立されるに至るのである．こうしたイギリスにおける統計学や疫学研究をもとに人々の健康を全体として把握し，健康をまもろうとする動きはヨーロッパ各地で同時多発的にみられる．

古来から，君主は国民の数と質には関心を払ってきた．その理由は，主として軍事目的であり，税収の確保であった．しかし，産業革命のあとの統計はそうした国家君主が用いる目的でなく，何とか人々の健康の状態を広範囲にかつ正確に把握しようという試みであった．

健全な国家運営のためには国民の健康が必要であり，そのためにも人口をさまざまな角度から把握することは最大の武器であり，「近代国家として国は何をすべきか」という課題とも関連していた．国民国家の成立とともに，国民の健康に関心が向けられて，国民の健康そのものが国を国として維持するための一つの目標となったのである．

そうした国民国家が成立しつつある状況のもと，18～19世紀にはプロシャのヨハン・ペーター・フランクが「医事行政大系（System einer vollestaendingen Medizinische Polizei：医事警察と訳されてきた）」（第1巻：1779年，第5巻：1814年）を出版し，国として国民の健康に責任をもつことが重要で

あることを示した．この概念と「医事警察」という名称は，明治以降のわが国に大きく影響を及ぼした．わが国の衛生行政が明治維新後に構想された地方分権的な組織から中央集権的な制度と変化し，内務省の警察機能の一つとして進められたことは，今日にまでなお影響を残しているといってよい．

一方，フランスでは 1789 年のフランス革命後，医学制度と医学教育とに大きな変革が加えられた．「公衆衛生」という名称もフランスでヴィエルメ（1782～1863 年）によって名づけられたのが最初であるといわれる．それぞれの国の，国としてのあり方の違いがあらわれている．

4．細菌学の登場と明治の日本

パスツールが開拓し，コッホがそのあとを受けて展開した細菌学は 19 世紀末にはほぼ形を整えた．その研究方法論によって多くの細菌感染症の原因菌が次々と発見されていった．このことは，20 世紀の医学と公衆衛生学との方向を定めるほどの大事件であった．さらに，コッホの研究室に留学した北里柴三郎や，彼とともに仕事を進めたベーリングらの研究を一つの源流とする免疫学も大きな事件である．そして，1864 年のメンデルの論文に始まった遺伝学が，1900 年のメンデルの法則の再発見という象徴的な出来事を経て，細菌学や免疫学とともに 20 世紀の医学の方向を決定的にしていった．社会の動きと科学研究とが相乗作用のように働いて，変化の渦を作り出していったのである．

明治維新（1868 年）とともに，わが国が西洋諸国に必死に追いつこうとしていた 19 世紀後半から 20 世紀のはじめの西洋医学は，このように多面的であり，しかも新しい時代に突入しようとする変貌の時期であった．

そして，長与専斎がそうした社会を機能させるための「衛生」あるいは「公衆衛生」のみえない機能に気づいたのが，1871（明治 4）年に岩倉使節団の一員として渡米，渡欧したときのことである．医学教育の視察のために出かけた長与専斎であったが，社会全体を支えているもう一つの医学すなわち衛生学の必要性に気づき，「社会システムとしての健康の保持増進（衛生）」を学んで帰国したのである．そして，1874（明治 7）年にはわが国でも「医制」を公布し，近代的な医学への道を踏み出した．その後，衛生行政は文部省から内務省へと移管され，内務省衛生局（初代局長が長与専斎）が成立した．

長与専斎にとっては衛生制度は理念として地方分権的なものであった．しかし，彼の努力にも関わらず，時代はそれを許さなかった．とくにコレラの流行など防疫対策に追われ，「明治 19 年の挫折」と呼ばれる政策の転換がやってきた．地方分権制度を育てようとしてきた長与専斎であったが，1893（明治 26）年以降，衛生行政は警察制度に組み入れられるに至ったのである．その後，1938（昭和 13）年に厚生省が設置されるまで，この制度は続いた．厚生省ができてからも，地方では各都道府県の警察部が衛生行政を担うことにかわりはなかった．

5．戦後改革以後

1945（昭和 20）年 8 月の終戦以後，約 5 年間の連合軍による占領期が始まる．この時期に，わが国の公衆衛生制度は大きく変化する．アメリカ軍を主体とする連合軍の司令部は，まず感染症対策を行った．そして厚生省の組織を変え，各都道府県に衛生課を設置するとともに，保健所の活動を強化した．医学教育を積極的に改革し，それまでの衛生学教室に加えて，各大学医学部に公衆衛生学教室を次々と設置

していったのも，この時期である．

戦後には占領軍による多面的な改革が行われた．これは必ずしも押し付けられた改革ではなく，それ以前，場合によっては戦前から一部の人々によって企画され実現しなかった政策を，GHQが取り上げるに至って，戦後に日の目をみたものも少なくない．その中には，厚生省の組織改革，保健所の改革，医学教育の改革など，今日の公衆衛生行政の基本に関わる改革があった．

戦後の改革の多くは現在にまで制度として継続しているものが多い．予防接種や母子保健制度など世界に誇る制度と実践は，わが国の明治以降の上意下達的な時期からの地域活動の上に，戦後の改革が風を吹き込んだ．たとえば，母子愛育会活動や結核婦人会など，たしかに当初の目的は富国強兵につながる活動であっても，それぞれに生活する地域で人々は地道に活動を続けてきた．それが戦後になって花開いたのである．

衛生学・公衆衛生学の背景には，人口転換があり，疫学転換がある．社会環境が変化することで健康状態が変化し，それに伴う新たな政策が求められてきた．病理学に代表される，分析的かつ還元論的な医科学的方法論に基づいて，個人の内部に原因を求めていく考え方とは対照的な方法である．すなわち，多くの人々に共通してあらわれる健康現象（あるいは病的現象）の原因を，個人差のある個人に求めるのではなく，広い視野で人と環境との相互関係に求めていこうという思想である．環境に原因を求め，何らかの形でコントロールできる要因を特定することで，具体的な対策として実施していくことに目的がある．

われわれの社会医学は長い歴史をもちつつ，世界的な広がりの中にある．われわれは目の前のみえる出来事の背後にみえない真実を見出す努力をしていきたい．出来事の背後にある歴史をたずね，その根拠を把握する．さらに，現代の世界の広がりの中に出来事を位置づけ，その意義と役割を理解していく．そうして，時間と空間の交差したところで，その出来事を世界史と地球の中に位置づけて立体的に理解し，さらに実践に結びつけていくことが可能となるのである．そこにはじめてわれわれのより良い未来があらわれてくることになるのである．

第 2 章
衛生学・公衆衛生学の方法

A．人　口

1．人口の動態

1）世界の人口
ⓐ 人口爆発
　国連によれば，西暦1年ごろの世界人口は3億人ほどであったとされる．増加が加速したのは産業革命以降で，第二次世界大戦以降に起こった「人口爆発 population explosion」と呼ばれる激しい増加で，さらに深刻になった．その原因は発展途上地域における年率2％を超える人口の自然増加によるものであった．国連の2004（平成16）年推計によると2000（平成12）年には61億人に達し，2010年では68億人を超え，2050年には90億を超えると推計されている．国連はこのような急激な人口増加を懸念して，地球規模で人口問題を認識し取り組むよう，「世界人口年」や「世界人口会議」を開催して人口問題の解決に当たってきた．
　2009（平成21）年の推計では世界で11か国が1億人以上で，人口順位の第1位は「一人っ子政策」で知られる中国（約13億5千万人）で，第2位はインド（約12億人）が占め，この二国で世界人口の37％を占めている．

ⓑ 人口転換理論
　人口は発展途上地域にみられるような高死亡率と高出生率の状態から，先進地域にみられる低死亡率と低出生率へ移行する．この現象は人口転換 demographic transition と呼ばれる．西欧諸国の人口転換は18～19世紀初期に起こっている．はじめに死亡率が低下し，遅れて出生率の低下が起こる．死亡率と出生率の差が自然増加率であるが，西欧諸国では1％程度で人口転換が終了した．しかし，多くの発展途上地域は第二次大戦後，人口転換の途上で高い年率2％の自然増加率が持続した．その結果，急激な人口増加が起こったのである．世界全体では1971（昭和46）年の増加率2.01％を境に，低下傾向であり，人口爆発は収まりつつあるが，依然として2050年ごろまで人口は増加し続け92億に達すると予測されている．先進諸国では低い増加率から人口は減少に転じ，少子高齢化の問題が起こり，発展途上諸国では人口の増加傾向がなお持続しており，地域差が社会経済や地球環境の問題を増大させている．
　年度ごとの人口の増減は出生率や死亡率の差で示されるが，人口の動向は長期的には「合計特殊出生率」によって規定される．国連の2000～2010年推計（平均）によれば，世界全体では2.55であるが，アフリカは4.67と著しく高率であり，地域格差が今後の人口問題の焦点になる．世界全体では今世紀半ばに2.02となり，「人口置き換え水準」（p.17 合計特殊出生率参照）より低く，少子化が訪れる要因と

なっている．先進諸国ではすでに置き換え水準を下回っている．

c 人口爆発と少子高齢化

　第二次大戦後，世界の人口爆発が人類生存のための課題の一つであった．しかし，経済発展を遂げた先進諸国では，少子高齢化による低い増加率が続き，2030年以降には人口減少が起こると予測されている．一方，発展途上諸国では2050年になっても人口爆発と貧困が収まらない地域が予測され，世界全体に二極化する人口問題への取り組みが求められている．

　わが国は人口転換をなしとげたが，急速な出生率の低下によって，世界で例をみない激しい少子高齢化が進行している．

2）日本の人口

　わが国の人口は1920（大正9）年の第1回国勢調査の時は5,596万人であった．長い間，増加傾向を示していたが，2005（平成17）年の国勢調査と人口動態統計によると人口は1億2,776万8千人となり，戦後はじめて前年を2万2千人下回った．2007（平成19）年は1億2,777万1千人で横ばいであった．今後長期の減少に向かうと予想されている．

　将来人口の推計では，2050年ごろまでは生産年齢人口割合の減少や年少人口割合の緩やかな減少と老年人口割合の40％前後の増加があり，それ以降は横ばいになることが予測されている．

2．人口静態統計（国勢調査）

1）国勢調査

　ある時間の断面で観察した集団（人口）の構成要素の状態を人口静態といい，その統計が人口静態統計である．人口静態統計は国勢調査 census statistics から得られる数値で作成される．

　国勢調査は，全国民を対象とする人口の全数調査で，人口センサスとも呼ばれる．国勢調査区（約50世帯で1調査区）に配置された調査員が調査票を配布し，世帯主の記載事項を確認したのち回収する自計（一部他計）方式が採用されている．第1回は1920年に行われ，その後ほぼ10年ごとの大規模調査と中間年次の5年目ごとの簡易調査が10月1日（午前0時現在）に実施されている．2005年が第20回になる．わが国の常住人口の断面像の把握が第一の目的であるが，主な調査項目は，性別，生年月日，婚姻年齢，住所，所属産業・職業，就業上の地位，収入の種類，国籍，教育程度，世帯の種類，世帯人数，世帯の収入，建物の種類，部屋数などである．行政の基本的資料として広く用いられている．国勢調査は，"統計法"に基づく指定統計であり，国民に申告の義務がある．国勢調査区から市区町村を経て総務省統計局に集められる．

2）人口の構造

a 人口ピラミッド population pyramids

　性別，年齢別の人口構成を，縦軸に年齢，横軸に人口をとり，左に男性の人口，右に女性の人口をヒストグラム状に描いて示したものである．過去にはピラミッドの形であったが，現在の形は，第二次世界大戦後の出産の激増（第1次ベビーブーム：昭和22〜24年），その後の出生数の減少，第2次ベビーブーム（昭和46〜49年）による増加，再び減少といった経過を反映して，かつてのひょうたん型からベビーブーム世代の高齢化を反映した逆ひょうたん型を示している（図2-1）．

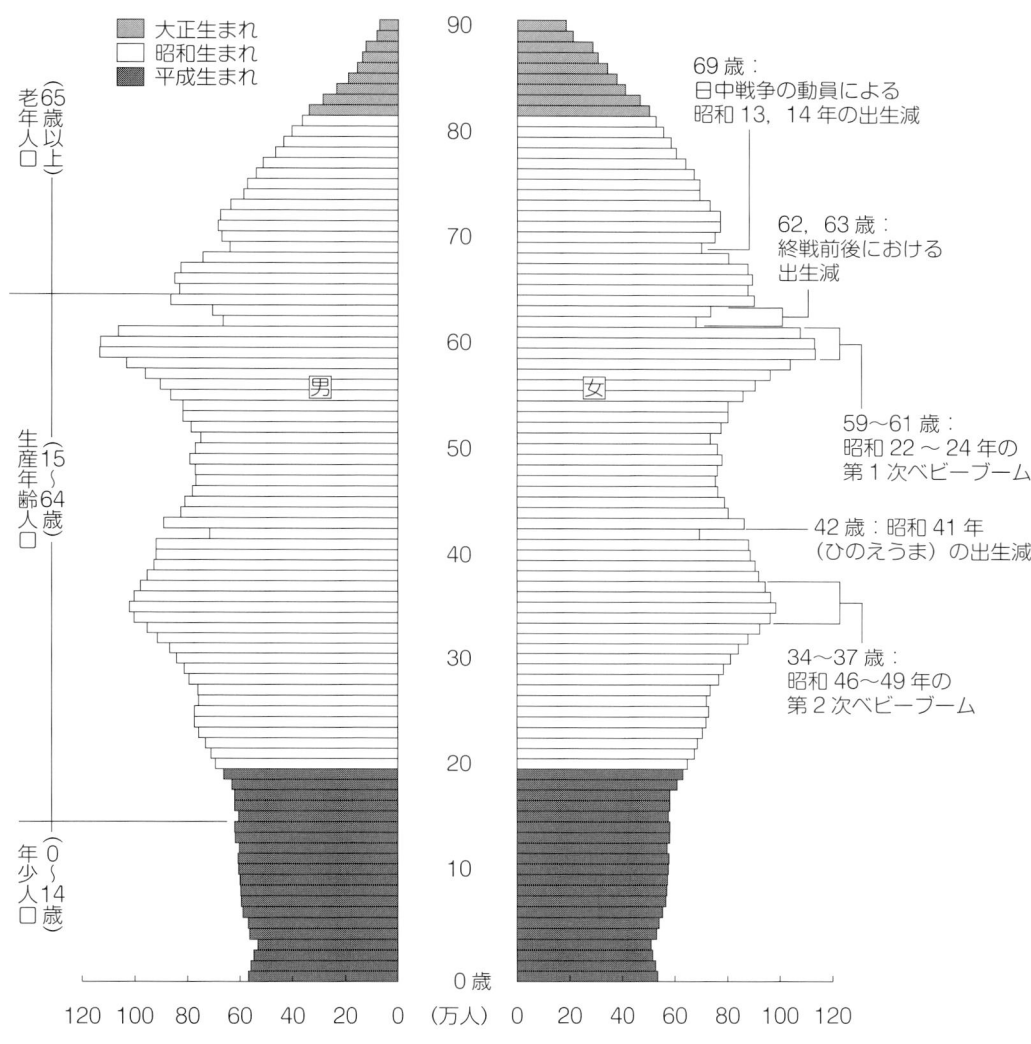

図 2-1　わが国の人口ピラミッド
資料　総務省統計局「平成 20 年 10 月 1 日現在推計人口」

(国民衛生の動向，2009)

ⓑ 年齢 3 区分別人口割合

　人口を年齢により 3 区分し，0〜14 歳を年少人口，15〜64 歳を生産年齢人口，65 歳以上を老年人口とする．年少人口と老年人口の和を従属人口という．65〜74 歳を前期老年人口，75 歳以上を後期老年人口という．老年人口割合は人口の高齢化をみる指標として重要であり，高齢化率とも呼ばれている．老年人口では後期老年人口の延びが著しい．わが国では 2005 年に老年人口割合が 20 % を超えた（表 2-1）．

　従属人口指数 age dependency ratio ＝（年少人口＋老年人口）/ 生産年齢人口 × 100

　従属人口指数は働ける人たちがどれだけの子どもと老人を支えられるかを示す指標である．

表 2-1　わが国の年齢 3 区分別構成割合と諸指標の推移

		人口（千人）	年齢 3 区分別構成割合（%）				指　　　数			
		総　　数	総　数	年少人口 (0〜14歳)	生産年齢人口 (15〜64歳)	老年人口 (65歳以上)	年少人口 指　数	老年人口 指　数	従属人口 指　数	老年化 指　数
昭 25 年[1)]	('50)	83 200	100.0	35.4	59.7	4.9	59.3	8.3	67.5	14.0
35	('60)	93 419	100.0	30.0	64.2	5.7	46.8	8.9	55.7	19.1
45	('70)	103 720	100.0	23.9	69.0	7.1	34.7	10.2	44.9	29.5
55[1)]	('80)	117 060	100.0	23.5	67.3	9.1	34.9	13.5	48.4	38.7
平 2[1)]	('90)	123 611	100.0	18.2	69.5	12.0	26.2	17.3	43.5	66.2
7[1)]	('95)	125 570	100.0	15.9	69.4	14.5	23.0	20.9	43.9	91.2
12[1)]	('00)	126 926	100.0	14.6	67.9	17.3	21.4	25.5	46.9	119.1
17[1)]	('05)	127 768	100.0	13.7	65.8	20.1	20.8	30.5	51.4	146.5
18	('06)	127 770	100.0	13.6	65.5	20.8	20.8	31.8	52.6	152.6
19	('07)	127 771	100.0	13.5	65.0	21.5	20.8	33.1	53.9	158.8
20	('08)	127 692	100.0	13.5	64.5	22.1	20.9	34.3	55.2	164.3

資料　総務省統計局「各年国勢調査報告」「平成 20 年 10 月 1 日現在推計人口」　　　（国民衛生の動向，2009，一部改変）
注 1 ）総数には年齢不詳を含む．　2 ）昭和 45 年までは沖縄県を含まない．

老年人口指数＝老年人口/生産年齢人口×100

年少人口指数＝年少人口/生産年齢人口×100

老年化指数 aging index＝老年人口/年少人口×100

c　年齢 3 区分別人口の割合と諸指標の国際比較

　わが国の老年人口割合は 20 % を超えて，ドイツ，イタリアの 19 % 台を上回る世界のトップである．一見，西欧諸国と大差はない値であるが，問題は後述の高齢化のスピードである．西欧諸国に比して，わが国の老年人口指数は 34.3（2008 年）と高値であり，年少人口指数は 20.9（2008 年）と低値である．年少人口指数の高い発展途上国などでは老年人口指数は低い．

3 ）人口の高齢化

　わが国の人口構造の高齢化 aging の原因である老年人口割合（65 歳以上人口割合）の増加要因として，出生率の低下と死亡率の低下の両面が指摘される．わが国では従来，出生率の低下が高齢化の主要因であるとされてきたが，近年は死亡率の低下による影響も大きくなっている．

　通常，老年人口割合が 7 % を超えると高齢化しているとされ，その社会は高齢化社会と呼ばれる（WHOの報告書）．また，14 % を超えると高齢社会と慣例的にいわれている．わが国の高齢化が問題となるのはその速度である．西欧諸国では老年人口割合が 7〜14 % の 2 倍になるのに 50〜100 年かかったが，わが国は 24 年で到達した．約 2〜4 倍のスピードで西欧諸国と同じ値に到達している．

　わが国の人口構成割合の推計（中位推計）では老年人口割合は 2025 年には 30.5 %，2055 年には 40.5 % となっている．一方，生産年齢人口と年少人口は減少が予測されている．来るべき超高齢化社会に備えて社会資本を整備し，社会保障や社会福祉制度の充実が，わが国の焦眉の課題である（表 2-2，図 2-2）．

4 ）労働力人口 labor force population

　労働力人口とは，就業者と完全失業者の合計である．2006（平成 18）年の労働力人口は男子が 3,898 万人，女子が 2,759 万人であった．労働力人口比率（15 歳以上人口に占める労働力人口の割合：労働力率ともいう）は 60.4 % であった．今後わが国では生産年齢人口の減少が推計されており，若年労働力の

表 2-2　将来推計人口（中位推計）

	人口（千人）		年齢3区分割合（%）			指数（%）			
	総数	うち65歳以上	0〜14歳	15〜64歳	65歳以上	年少人口	老年人口	従属人口	老年化
平成17年（'05）	127 768	25 761	13.8	66.1	20.2	20.8	30.5	51.3	146.5
27（'15）	125 430	33 781	11.8	61.2	26.9	19.3	44.0	63.3	227.6
37（'25）	119 270	36 354	10.0	59.5	30.5	16.8	51.2	68.1	304.1
47（'35）	110 679	37 249	9.5	56.8	33.7	16.7	59.2	75.9	354.4
57（'45）	100 433	38 407	9.0	52.8	38.2	17.0	72.5	89.5	425.1
67（'55）	89 930	36 463	8.4	51.1	40.5	16.4	79.4	95.7	485.2

資料　国立社会保障・人口問題研究所「日本の将来推計人口」（平成18年12月推計）
（国民衛生の動向，2009）

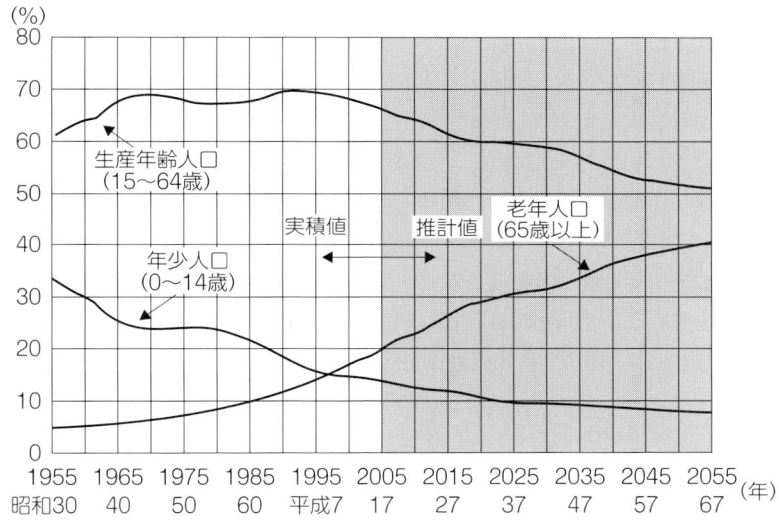

図 2-2　年齢3区分別人口構成割合の推移

資料　昭和30〜平成17年は総務省統計局「国勢調査報告」，平成18年以降は国立社会保障・人口問題研究所「日本の将来推計人口」，（平成18年12月推計）の中位推計値
（国民衛生の動向，2009）

不足と労働力の高齢化が危惧される．労働力不足を補うため，高齢者・女性・外国人労働者の活用や機械化，省力化が取り上げられている．

　女性労働者は出産育児などにより，30代前半が低く20代と40代が高いM字型を示しているが，20年前に比べるとすべての年齢階級で労働力率が上昇している．国際労働機関（ILO）は2007年に国際女性デーに合わせ，「世界の雇用情報・女性編」を公表している．女性労働力人口は12億を超え，全世界の労働力人口31億の4割となり，過去最多になったが，性差はなお大きいと報告している．近年，わが国でも男女平等参画社会の定着が進んでいる．共稼ぎ世帯の子育て支援など，女性の職域拡大に向けた動きが促進しつつある．

5) 世帯数の推移

平成18年国民生活基礎調査によると，世帯総数は4,753万一千世帯，一世帯当たりの平均世帯人員は2.65人である．核家族世帯は増加傾向にあり，三世代世帯は減少傾向にある．全世帯の約4割は65歳以上の高齢者のいる世帯である．世帯構造別には，最も多いのは夫婦のみの世帯である．65歳以上の高齢者の単独世帯（ひとり暮らし）は410万2千世帯となり，年々増加傾向である．

3．人口動態統計

1) 人口動態

一定の時間範囲内における人口の変動要因の動きを人口動態 vital statistics という．人口動態調査は指定統計である．人口変動の直接的要因は出生，死亡そして死産である．間接的要因は婚姻，離婚である．人口の増減は主として出生数と死亡数との差で示され，わが国の増加率は年々減少している．

2) 人口動態統計のシステム

人口動態統計は厚生労働省大臣官房統計情報部が毎年公表しているもので，①出生届（14日以内に届出），②死亡届（7日以内に届出），③婚姻届，④離婚届（以上"戸籍法"による），⑤死産届（「死産の届出に関する規程」により市区町村長へ届けられる）の5種類の届書を集計してつくられる．また，この統計は戸籍への登録・抹消という業務を通している（表2-3）．

死亡の現状は人口動態統計によって把握される．医師によって書かれた死亡診断書（死体検案書）は市区町村の窓口に提出される（歯科医師は死亡診断書が記載できる）．その後保健所で集計されたのち，都道府県の衛生部を経由して，厚生労働省統計情報部に集められる．統計情報部で原死因をICDに準じてコーディングの後，保健所へフィードバックされる．分類集計された結果は人口動態統計月報，年報として公表される．これらのデータは統計法に基づき総務省が管理する（図2-3）．

表2-3 人口動態の届出

	届出義務者	届出先	届出期間	根拠法規	届出書類	作成者
出生	父，母，同居者，出生に立ち会った医師・助産師またはその他の者	市区町村長	14日	戸籍法	出生証明書	医師 助産師
死亡	同居の親族，その他の同居者，家主・地主または家屋もしくは土地の管理人	市区町村	7日	戸籍法	死亡診断書 死体検案書	医師 歯科医師（死亡診断書のみ）
死産	父，母，同居者，出生に立ち会った医師・助産師またはその他の者	市区町村長	7日	死産の届出に関する規程（厚生労働省令）	死産証明書 死胎検案書	医師 助産師
婚姻	夫妻	夫または妻の本籍地もしくは所在地の市区町村長	規程なし	戸籍法		
離婚	夫妻	夫または妻の本籍地もしくは所在地の市区町村長	協議離婚は規程なし，調停・判決審判は10日	戸籍法		

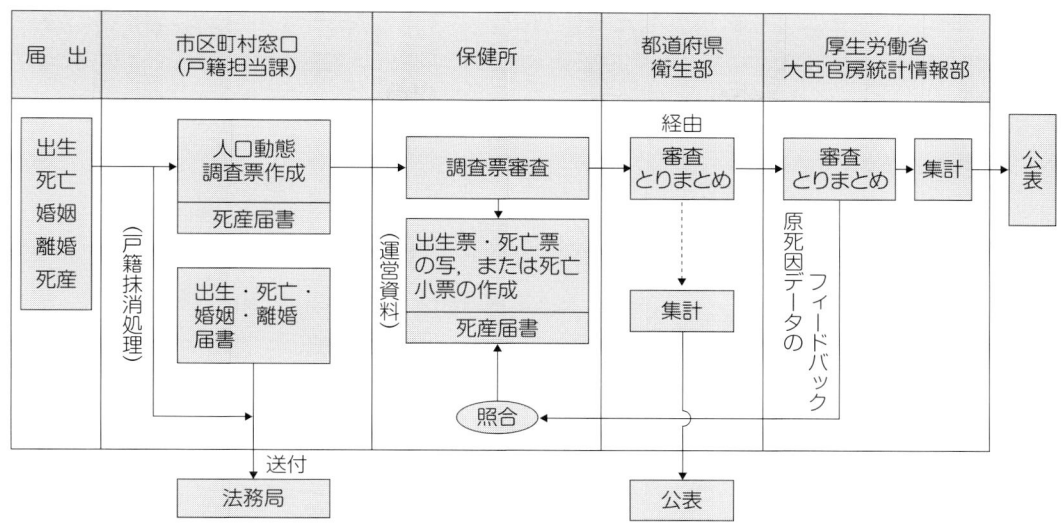

図2-3 人口動態統計のシステム

3）出生 live birth
ⓐ 出生に関する指標

出生に関する指標には出生率，合計特殊出生率，総再生産率，純再生産率がある．分子の出生数を観察するには1年間を単位とし，分母の人口は年央人口（観察年の中央時点の人口）が用いられている．国勢調査が行われる10月1日の日本人人口が人口動態統計の分母人口となっている．

① **（粗）出生率**（crude）birth rate

人口1,000につき，1年間に何人の児が生まれるかを表す．人口を分母にした率を粗率という．

② **合計特殊出生率（粗再生産率）** total fertility rate

女性の年齢別出生率を15～49歳の年齢について合計した値で，1人の女性がその年次の出生率で一生を過ごした場合，生涯に生む平均子ども数を表す．

合計特殊出生率には2種類あり，期間合計特殊出生率とコホート合計特殊出生率がある．後者はある世代の出生状況に着目したもので，同一年生まれの1人の女性が実際に一生の間に生む子どもの数をコホート計算で示すものである．

人口置き換え水準：人口が将来増えも減りもしないで，親の世代と同数で置き換わるための大きさを表す指標で，それに見合う合計特殊出生率が示される．死亡率で変動し，固定されたものではない．

③ **総再生産率** gross reproduction rate

合計特殊出生率は，生まれる児は男女両方を含んでいるが，これを女児だけについて求めた指標で，1人の女性がその年次の出生率で一生を過ごした場合，生涯に生む平均女児数を表す．母親世代の死亡が考慮されていない．

④ **純再生産率** net reproduction rate

総再生産率にさらに母親の世代の死亡率を生命表を用いて考慮に入れたときの平均女児数を表したもの．1人の女性が一生の間に出産可能な女児を再生産する平均人数を表す．

純再生産率＝1であれば，将来（次の世代つまり約20～30年後の現象を念頭におき，翌年すぐに起こることではない）の人口は静止に向かう．1より大きければ，将来の人口は増加に向かい，1未満であれば，将来の人口は減少に向かうことが予測される．

＜人口の再生産に関する指標＞

出生率＝$\dfrac{\text{出生数}}{\text{人口}} \times 1,000$（人口千対）　（2007年　8.6）

合計特殊出生率＝$\left\{\dfrac{\text{母の年齢別出生数}}{\text{年齢別女性人口}}\right\}$　15～49歳の合計　（2007年　1.34）

総再生産率＝$\left\{\dfrac{\text{母の年齢別女児出生数}}{\text{年齢別女性人口}}\right\}$　15～49歳の合計　（2006年　0.64）

純再生産率＝$\left\{\dfrac{\text{生命表による年齢別女性定常人口(Lx)}}{\text{生命表による0歳の女児生存数(100,000)}} \times \dfrac{\text{母の年齢別女児出生数}}{\text{年齢別女性人口}}\right\}$ 15～49歳の合計

（2006年　0.64）

❶ 出生の動向

出生数は女性の社会進出などによる晩婚化傾向や，第1子を出産するまでの期間が延びているため，30歳代後半で増加している．

出生率は1991（平成3）年に10（千対）を割り，以後緩やかに減少している．戦後のわが国の出生数は年齢階級別にみると，25～34歳の女性人口割合の低下により減少を続けていた．1975（昭和50）年中ほどから30～34歳では上昇傾向があり，1985（昭和60）年に入って横ばいであるが，20～29歳の減少

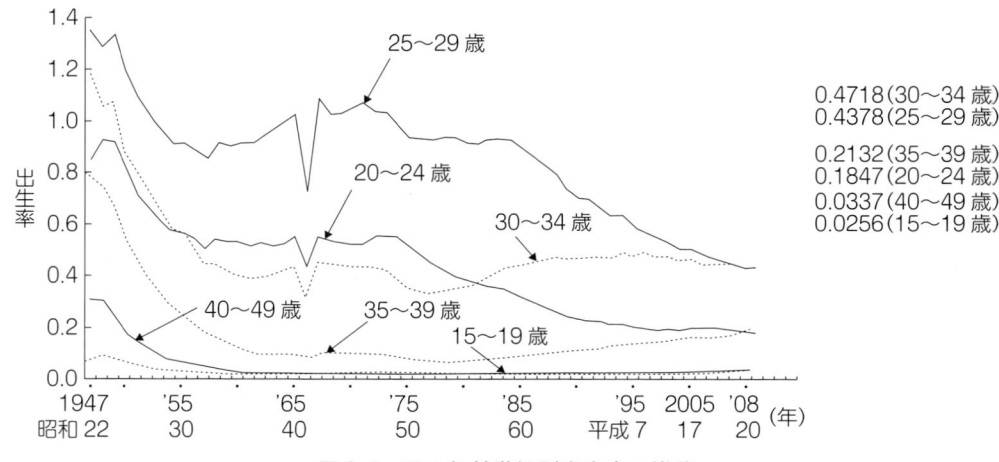

図2-4　母の年齢階級別出生率の推移

資料　厚生労働省「人口動態統計」
注　　母の各歳別出生率を足しあげたもので，各階級の合計が合計特殊出生率である．平成20年は概数である．

（国民衛生の動向，2009）

傾向は続いている．2006年の出生数は109万人であった（図2-4）．

合計特殊出生率の国際比較をみると欧米諸国では1965（昭和40）年以降一斉に低下してきたが，近年，多くの欧米諸国では緩やかな上昇傾向がみられる．わが国はドイツ，イタリアに並んで世界的にも低いグループに入っている（高齢化も進んでいるグループである）．アメリカは西欧諸国と同様に低下傾向であったが1985年以降は上昇し，最近10年は2以上で高率である．

4）死亡 death

ⓐ 死亡統計と死亡診断書 mortality statistics, death certificate

死亡は死亡診断書（死体検案書）に記載された死因の中から大臣官房統計情報部において原死因 underlying cause of death が一つ決定され，集計の結果，人口動態統計が公表される．したがって死因統計は原死因に基づくもので，単記の場合でないと直接死因が原死因にはなることはない．原死因は「直接に死亡を引き起こした一連の病的事象のはじまりとなった疾病または損傷，ないしは致命傷となった災害または暴力の状態」と定義されている（図2-5）．

死因統計に正確な死亡の現状が反映されるよう医師の適切な死因の記載が望まれる．1995（平成7）年以降の疾病及び関連保健問題の国際統計分類第10回修正（ICD-10）の適応に当たり，わが国では原死因「心不全」の記載防止に国を挙げて介入した結果，「心不全」が減少し，死因順位に大きな変動がみられた（p. 25 心疾患死亡率参照）．

ⓑ 死亡に関する指標：粗死亡率，死因別死亡率，PMI

① （粗）死亡率 (crude) death rate, mortality

粗死亡率は集団の性や年齢構成を考慮することなく，一定期間内における死亡総数の単位人口に対する割合をいう．通常は人口千対という表現を用いる．

② 死因別死亡率

特定の死因による一定期間内における死亡総数の単位人口に対する割合をいう．通常，人口10万対であらわす．

③ PMI（proportional mortality indicator：50歳以上死亡割合）

PMR（proportional mortality ratio）ともいう．全死亡のうち50歳以上の占める割合をいう．年齢別死亡数のみで算出ができ，分母人口が不明な開発途上国における健康水準の評価に適する．粗死亡率とよく相関するといわれる．最近のWHOの統計指標からPMIは除かれている．かわりに先進諸国のデータでは，実情に即した65歳以上死亡割合が用いられている．

＜死亡に関する指標＞

$$（粗）死亡率 = \frac{死亡数}{人口} \times 1,000 \text{（人口千対の場合）}$$

$$死因別死亡率 = \frac{特定の死因による死亡数}{人口} \times 100,000 \text{（人口10万対）}$$

$$PMI = \frac{50歳以上の死亡数}{全死亡数} \times 100 \text{（％）}$$

ⓒ 年齢調整死亡率とその計算式

粗死亡率は集団の健康水準を示す重要な指標と考えられている．しかし，通常では死亡は年齢により

大きく影響を受ける．乳児死亡率が高く，健康水準が低いような集団では粗死亡率は高値であるが，健康水準が高く，高齢者人口の割合が大きな集団でも粗死亡率は高値になり，U字型を示す．このため，集団間の死亡水準を比較する場合，年齢構成を調整した指標を用いることが必要である．年齢構成を調整した指標として年齢調整死亡率 age-adjusted death rate が用いられる．年齢調整の方法は標準化とも呼ばれる．

年齢調整の方法には直接法と間接法がある．

① 直接法による計算方法

$$\text{年齢調整死亡率}=\frac{\Sigma\{\text{観察集団の年齢階級別死亡率}\times\text{基準集団の年齢階級別人口}\}}{\text{基準集団の総人口}}$$

死亡診断書 ~~（死体検案書）~~

この死亡診断書（死体検案書）は，我が国の死因統計作成の資料としても用いられます。かい書で，できるだけ詳しく書いてください。

氏名	○山 ○夫	①男 2女	生年月日	明治 （昭和） 大正 平成 10年10月1日 （生まれてから30日以内に死亡したときは生まれた時刻も書いてください） 午前・午後 時 分	
死亡したとき	平成20年3月7日 午前・（午後）5時30分				
死亡したところ及びその種別	死亡したところの種別	①病院 2診療所 3老人保健施設 4助産所 5老人ホーム 6自宅 7その他			
	死亡したところ	東京都文京区湯島4丁目 1番地 番11号			
	（死亡したところの種別1～5）施設の名称	南山病院			
死亡の原因	I	(ア)直接死因	食道静脈瘤破裂	発病（発症）又は受傷から死亡までの期間	1日
		(イ)(ア)の原因	門脈圧亢進症		3年
		(ウ)(イ)の原因	肝硬変	◆年，月，日等の単位で書いてください ただし，1日未満の場合は，時，分等の単位で書いてください（例：1年3か月，5時間20分）	7年
		(エ)(ウ)の原因	輸血後C型肝炎		20年
	II	直接には死因に関係しないがI欄の傷病経過に影響を及ぼした傷病名等	糖尿病		10年
	手術	①無 2有	部位及び主要所見	手術年月日	平成 昭和 年 月 日
	解剖	①無 2有	主要所見		

死亡の原因欄の注記：
◆I欄，II欄ともに疾患の終末期の状態としての心不全，呼吸不全等は書かないでください
◆I欄では，最も死亡に影響を与えた傷病名を医学的因果関係の順番で書いてください
◆I欄の傷病名の記載は各欄一つにしてください
ただし，欄が不足する場合は（エ）欄に残りを医学的因果関係の順番で書いてください

～

上記のとおり診断~~（検案）~~する　　診断~~（検案）~~年月日　平成20年3月7日
本診断書~~（検案書）~~発行年月日　平成20年3月7日
〔病院，診療所若しくは老人保健施設等の名称及び所在地又は医師の住所〕　東京都文京区湯島4丁目1番11号　番地 番 号
南山病院
（氏名）　医師　南山　太郎　（印：南山）

記入の注意

←生年月日が不詳の場合は，推定年齢をカッコを付して書いてください。

夜の12時は「午前0時」，昼の12時は「午後0時」と書いてください。

←「老人ホーム」は，養護老人ホーム，特別養護老人ホーム，経費老人ホーム及び有料老人ホームをいいます。

傷病名等は，日本語で書いてください。
1欄では，各傷病について発病の型（例：急性），病因（例：病原体名），部位（例：胃噴門部がん），性状（例：病理組織型）等もできるだけ書いてください。

←妊娠中の死亡の場合は「妊娠満何週」，また，分娩中の死亡の場合は「妊娠満何週の分娩中」と書いてください。

産後42日未満の死亡の場合は「妊娠満何週産後満何日」と書いてください。

←I欄及びII欄に関係した手術について，術式又はその診断名と関連のある所見等を書いてください。紹介状や伝聞等による情報についてもカッコを付して書いてください。

図2-5　死亡診断書の記載

わが国では，全国の年次比較の基準人口に1935（昭和10）年人口や1960（昭和35）年人口が用いられていた．これらは最近の人口構成と比べると実態にそぐわないと考えられ，1991（平成3）年4月から基準人口には男女とも同一の昭和60年モデル人口が考案され用いられている（図2-6）．国際比較には世界人口やヨーロッパ人口が用いられる．

② 標準化死亡比（SMR）と間接法の計算方法

年齢構成を調整するほかの方法に，間接法を用いた年齢調整死亡率がある．間接法の計算の過程で求められる対象集団の死亡実数（観察死亡数）と期待死亡数の比を，標準化死亡比 standardized mortality ratio（SMR）という．直接法と間接法の違いは，期待死亡数の算出方法が異なることである．標準化死亡比は簡便で，それ自体で死亡指標として用いられる．下式のように100を乗じて使用する場合もある．ある観察集団の標準化死亡比が1.5であれば，その集団の年齢調整死亡率は，基準集団の死亡率の1.5倍であることを示す．

$$\text{標準化死亡比（SMR）} = \frac{\text{観察死亡数}}{\text{期待死亡数}} (\times 100)$$

$$\text{期待死亡数} = \Sigma\{\text{観察集団の年齢階級別人口} \times \text{基準集団の年齢階級別死亡率}\}$$

$$\text{（間接法による）年齢調整死亡率} = \text{基準集団の粗死亡率} \times \frac{\text{観察集団の観察死亡数}}{\text{対象集団の期待死亡数}}$$

$$= \text{基準集団の粗死亡率} \times \text{SMR}$$

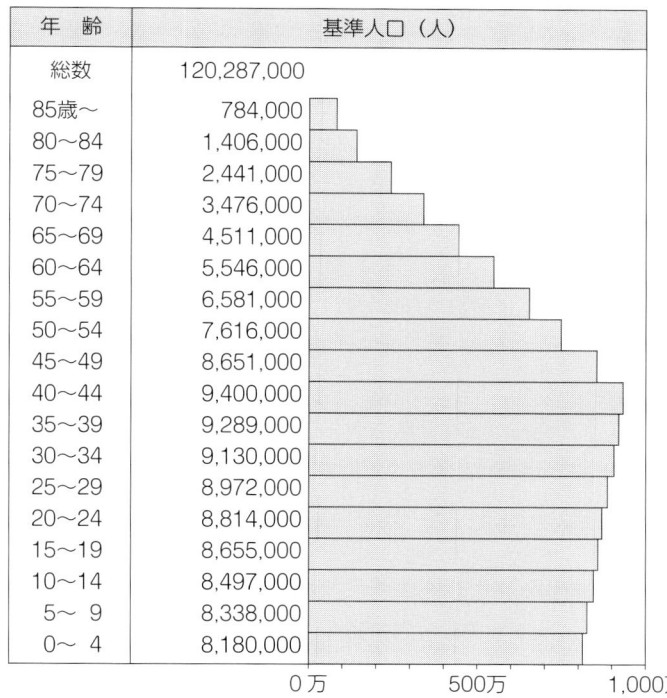

図 2-6　昭和 60 年モデル人口
（国民衛生の動向，1992 より改変）

表 2-4　年齢調整死亡率の計算方法（例）

1. 直接法による計算方法

年齢階級（歳）	観察集団（A）年齢別死亡率 ①	観察集団（B）年齢別死亡率 ②	基準集団年齢別人口 ③	期待死亡数（A）①×③	期待死亡数（B）②×③
0～14	0.001	0.002	20,000	20	40
15～64	0.002	0.003	70,000	140	210
65以上	0.015	0.02	30,000	450	600
合計			120,000 ④	610 ⑤	850 ⑥

観察集団の年齢調整死亡率（直接法）＝期待死亡数合計÷基準集団人口総数×1000（人口1000対）
観察集団（A）の年齢調整死亡率＝610 ⑤÷120000 ④×1000＝5.08（人口1000対）
観察集団（B）の年齢調整死亡率＝850 ⑥÷120000 ④×1000＝7.13（人口1000対）

2. 間接法による計算方法

年齢階級（歳）	観察集団（C）年齢別人口 ①	観察集団（D）年齢別人口 ②	基準集団年齢別死亡率 ③	期待死亡数（C）①×③	期待死亡数（D）②×③
0～14	1,000	2,000	0.001	1	2
15～64	4,000	5,000	0.002	8	10
65以上	2,000	4,000	0.015	30	60
合計			0.006 ④	39 ⑤	72 ⑥

観察集団（C）の実測死亡数は43 ⑦であった．
観察集団（D）の実測死亡数は60 ⑧であった．

観察集団の標準化死亡比（SMR）＝実測死亡数÷期待死亡数×100
観察集団（C）の標準化死亡比（SMR）＝43 ⑦÷39 ⑤×100＝110.3
観察集団（D）の標準化死亡比（SMR）＝60 ⑧÷72 ⑥×100＝83.3

観察集団の年齢調整死亡率（間接法）＝基準集団死亡率×SMR（1÷100）×1,000（人口1,000対）
観察集団（C）の年齢調整死亡率＝0.006 ④×1.103（SMR×0.01）×1,000＝6.62（人口1,000対）
観察集団（D）の年齢調整死亡率＝0.006 ④×0.833（SMR×0.01）×1,000＝5.00（人口1,000対）

基準集団の死亡率としては，通常，ある年次の全国年齢階級別死亡率が用いられている．一般に，観察集団の年齢階級別人口構成が小さく，5歳階級のように安定した観察集団の年齢階級別死亡率が得られにくい場合は，基準人口の年齢階級別死亡率を用いた間接法が適している．しかし，観察集団の人口が比較的大きく，安定した年齢階級別死亡率が得られる場合には，直接法を用いて年齢調整死亡率を計算することが望ましい．集団間の比較には直接法がすぐれている（**表2-4**）．

d 死亡の動向

① 主要死因の現状と推移

死亡総数の死因上位3位までを占める悪性新生物，心疾患，脳血管疾患を三大死因という．死因総数の約60％を占める．三大生活習慣病である悪性新生物，心疾患，脳血管疾患の死亡率と死亡数は増加しているが，死亡総数に占める割合は2006年が58％と若干低下傾向であった．低下は80歳以上の高齢者の肺炎などによる死亡の増加による．

② 死因順位第10位までの死因別死亡の状況

第4位は肺炎である．第5位は不慮の事故であるが，第5位以下の順位は性別により異なっている．第7位に老衰があるが，老衰は基礎疾患が不明な死因である．糖尿病は複合死因（死亡診断書の死因欄のすべての死因をさす）には多いが，原死因では少なく第11位である（**表2-5**）．

表 2-5　死因順位第 10 位までの死因別死亡の状況

死因順位 平成 20 年 (2008)*	死因	死亡数 平成 20 年 (2008)*	死亡率（人口 10 万対） 平成 20 年 (2008)*	死亡総数に対する割合（％） 平成 20 年 (2008)*
	全死因	1 142 467	907.1	100.0
第 1 位	悪性新生物	342 849	272.2	30.0
2	心疾患	181 822	144.4	15.9
3	脳血管疾患	126 944	100.8	11.1
4	肺炎	115 240	91.5	10.1
5	不慮の事故	38 030	30.2	3.3
6	老衰	35 951	28.5	3.1
7	自殺	30 197	24.0	2.6
8	腎不全	22 491	17.9	2.0
9	肝疾患	16 229	12.9	1.4
10	慢性閉塞性肺疾患	15 505	12.3	1.4

資料　厚生労働省「人口動態統計」
＊概数である．

（国民衛生の動向，2009 より一部改変）

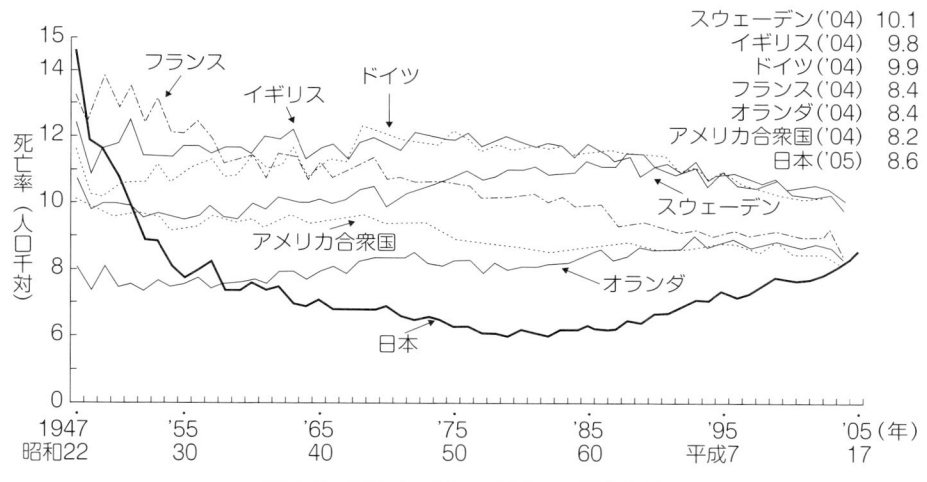

図 2-7　死亡率（人口千対）の国際比較
　資料　厚生労働省「人口動態統計」，UN「Demographic Yearbook」
　注　　ドイツの 1985 年までは旧西ドイツの数値である．

（国民衛生の動向，2007）

③ 粗死亡率（人口千対）の推移

粗死亡率は西欧諸国に比べ，戦前は高値であったが以後減少し，昭和 50 年代が最も低い値を示した．その後，人口の高齢化を背景に緩やかな上昇傾向を示して西欧諸国並の値になっている．年齢調整死亡率は年々低下傾向を示し，年齢構成の影響を取り除いた死亡状況が改善していることを示している．

④ 死亡率の国際比較（図 2-7）

戦後の西欧諸国の死亡率は横ばいであるが，わが国の死亡率は高齢化の影響で U 字型を示している．わが国の健康水準は世界的にも高い値である．

⑤ 主要死因別にみた死亡率（人口10万対）の推移

昭和20年代後半以降，結核による死亡が減少し，死因構造が感染症から生活習慣病に推移した．1995年以降は悪性新生物，心疾患，肺炎が上昇している（図2-8）．

⑥ 性・主要死因別にみた年齢調整死亡率（人口10万対）の推移

年齢調整死亡率は1995年以降，悪性新生物では男女とも減少傾向，心疾患では横ばい，脳血管疾患では減少傾向である（図2-9）．

ⓔ 悪性新生物（がん）：部位別年齢調整死亡率の推移

悪性新生物（がん）は1981（昭和56）年以来，死因の第1位である．2005年の部位別年齢調整死亡率では，男女とも全数では減少傾向である．男性で肺＞胃＞肝＞大腸＞膵の順に高く，女性では大腸＞胃＞肺＞乳房＞肝の順に高い．男女とも胃が低下傾向で，疫学研究で喫煙や食事内容などの生活様式の変化や早期発見・治療法の進歩などが関係していると考えられている．

肺と大腸は男女とも増加傾向にあり，肺はとくに増加が著しく，1955（昭和30）年に比べ男性5.7倍，女性4.2倍であるが，近年では微減傾向である．女性の乳房が増加しているのに対し，子宮（約90％は

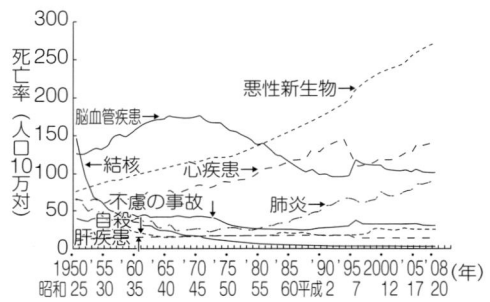

図2-8 主要死因別にみた死亡率（人口10万対）の推移
資料 厚生労働省「人口動態統計」
注 1) 平成6年までの死亡率は旧分類によるものである． 2) 平成20年は概数である．
（国民衛生の動向，2009）

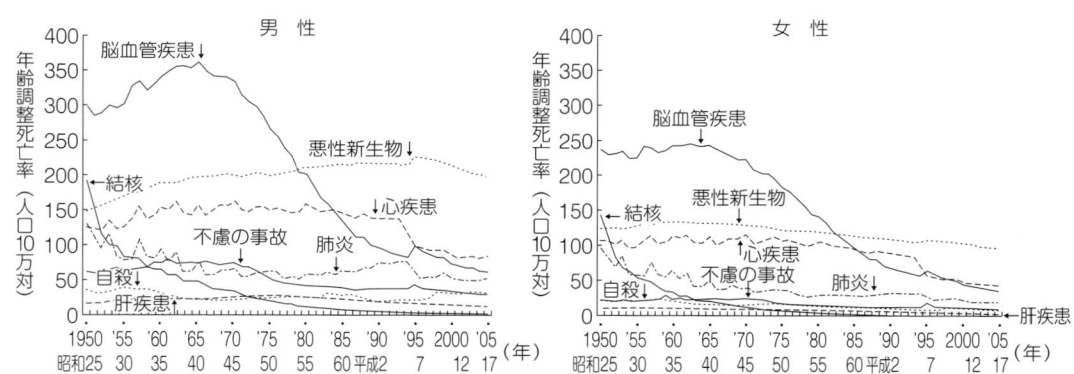

図2-9 性・主要死因別にみた年齢調整死亡率（人口10万対）の推移
資料 厚生労働省「人口動態統計」
注 年齢調整死亡率の基準人口は「昭和60年モデル人口」である．また，平成6年までは旧分類によるものである．
（国民衛生の動向，2007）

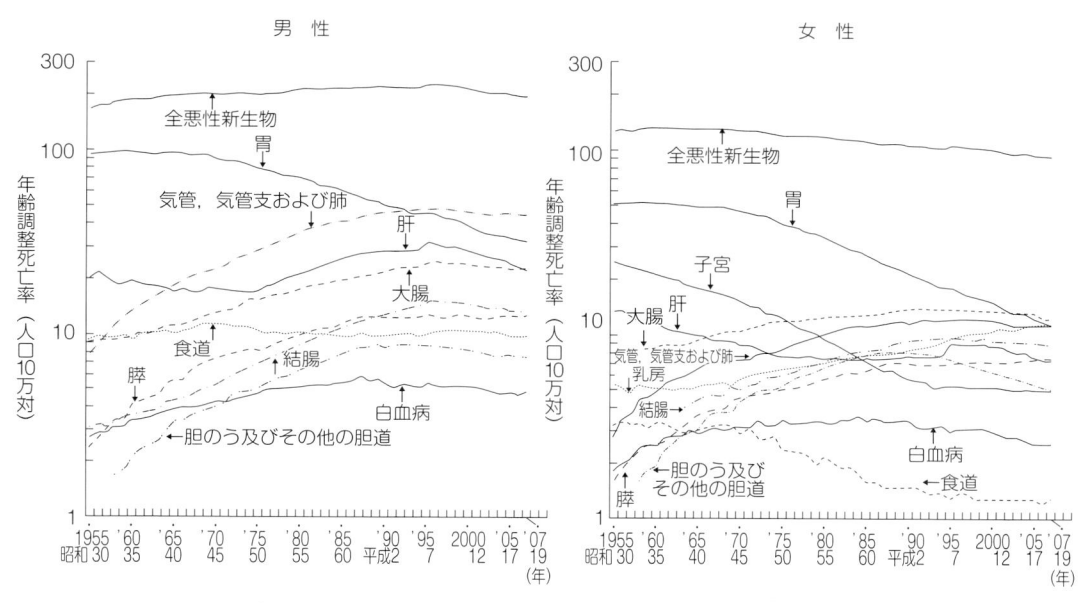

図 2-10 部位別悪性新生物年齢調整死亡率（人口 10 万対）の推移（男女別）

資料　厚生労働省「人口動態統計」

注　1) 大腸は，結腸と直腸 S 状結腸移行部及び直腸とを示す．ただし，昭和 40 年までは直腸肛門部を含む．
　　2) 結腸は，大腸の再掲である．　　3) 肝は，肝及び肝内胆管を示す．
　　4) 年齢調整死亡率の基準人口は「昭和 60 年モデル人口」である．

（国民衛生の動向，2009）

子宮頸がん）は減少している．結腸，膵，胆のう・肝外胆管は男女とも増加傾向にある（図 2-10）．

わが国は諸外国に比べ胃と肝が多かったが，胃は昭和 40 年代から減少し，肝は 1995 年以降では減少傾向にある．胃はなお諸外国より高値である．欧米では男性は肺，前立腺，結腸，直腸が多い．女性は乳房，肺，結腸，直腸が多い．

がんの発生率の把握のため，疾病登録システムであるがん登録が行われている．その法的根拠は 2003（平成 15）年制定の健康増進法である．

f 心疾患死亡率

心疾患の死亡数は 2006 年に 17 万 3,024 人（総死亡の 16.0 %）である．心疾患は 1985 年から死因の第 2 位を占め，1995 年には死亡数が 13 万 9,206 人（総死亡の 15.1 %）で第 3 位となった．これは，わが国の死因統計で基礎疾患が不明な「心不全」の単一記載数が無視できない大きさのため，ICD-10 の改訂に伴い原死因選択の基準の変更と，死亡診断書の記入の際に「心不全」を避けるよう医師を啓発した結果，心疾患の死亡が急激に減少したためである．1997 年以降には再び第 2 位に上昇している（図 2-11）．

年齢調整死亡率は 1994（平成 6）年以降では低下傾向にある．欧米諸国に比べて，わが国の心疾患は発生率，死亡率ともに低い．欧米では心疾患は死因の第 1 位である．イギリスやアメリカは日本の約 1.7 倍，虚血性心疾患では約 3 倍である．

g 脳血管死亡率

脳血管疾患は 1985 年から死因の第 3 位であったが，1995 年に ICD の変更に伴う心不全減少の結果，一時的に第 2 位となったが，1997 年以降第 3 位に戻っている．かつては脳出血が多かったが，1970 年代

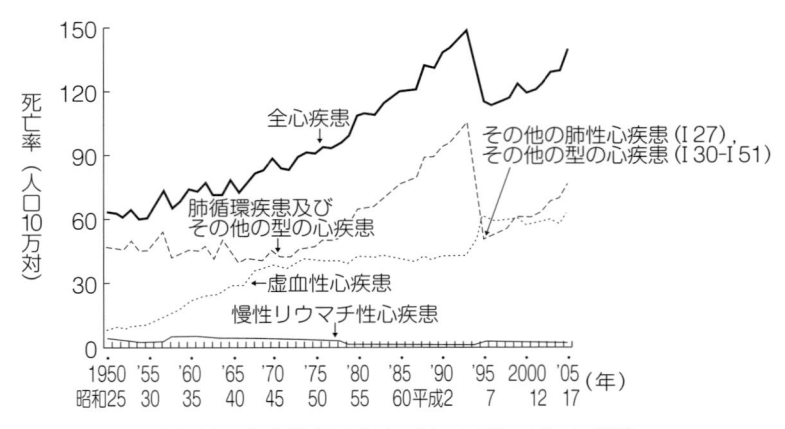

図 2–11 心疾患の死亡率（人口 10 万対）の推移

資料　厚生労働省「人口動態統計」
注　「肺循環疾患及びその他の型の心疾患」は，平成 7 年以降「肺性心疾患及び肺循環疾患，その他の型の心疾患」である．なお，「肺性心疾患及び肺循環疾患」は，「肺塞栓症」，「その他の肺血管の疾患」を含まず，「その他の肺性心疾患（Ⅰ 27），その他の型の心疾患（Ⅰ 30-Ⅰ 51）」の数値である．

（国民衛生の動向，2007）

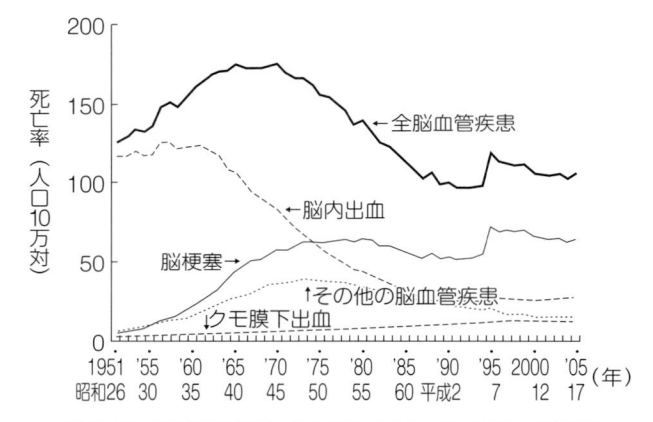

図 2–12 脳血管疾患の死亡率（人口 10 万対）の推移

資料　厚生労働省「人口動態統計」
注　1）脳血管疾患は，脳内出血と脳梗塞とその他の脳血管疾患の合計である．
　　2）クモ膜下出血は，その他の脳血管疾患の再掲である．
　　3）脳血管疾患の病類別死亡率は，昭和 26 年から人口動態統計に掲載されている．

（国民衛生の動向，2007）

半ばに脳梗塞と入れ替わった．2006 年の死亡数は 12 万 8,268 人（死亡総数の 11.8％）であった．以前のように地域差がなくなり，東高西低の傾向が希薄化している（図 2–12）．

　わが国はかつて著しく高い死亡率であったが，年齢調整死亡率をみると男女とも昭和 40（1965）年代以降低下している．1995 年にいったん上昇している．西欧諸国との国際比較では，男性はまだ高いほうで，女性は中くらいである．

ⓗ 肺　炎
　過去には乳幼児に多い疾患であったが，現在では75歳以上に多い疾患になっている．先進国の中でも粗死亡率は高値である．

ⓘ 不慮の事故 accident
　死亡率を年齢階級別にみると，乳児期に高く，学童期に低く，青年期に交通事故による死亡の増加で高くなっており，75歳以上では著しく高率である．2005年の年齢別に死亡総数に対する割合をみると，5～14歳が30.5％で最も高くなっている．以前1～4歳で溺死および溺水が第1位であったが，最近は1～24歳前後までが第2位で，交通事故が75歳未満では第1位を占めている．

ⓙ 老衰 senile
　原死因として不適当とされており，単記以外には死因としては用いられない．年々減少している．それでも未だに，先進国の中では粗死亡率が極めて高値である．

ⓚ 自殺 suicide
　性・年齢階級別の自殺死亡率は昭和20年代，昭和30年代では20～24歳に大きな山があった．その山は25～29歳に移行している．男女とも80歳以上で高率となっている．遺書のある自殺動機では「健康問題」が12.7％で最も多く，次いで「経済・生活問題」が10％と多い．

ⓛ 年齢階級別・性別・死因順位
　2005年の死亡総数で第1位は悪性新生物，0歳：先天異常，1～19歳：不慮の事故，20～39歳：自殺，40～89歳：悪性新生物，90～99歳：心疾患，男性では第1位は悪性新生物，0歳：先天異常，1～19歳：不慮の事故，20～44歳：自殺，45～89歳：悪性新生物，90～99歳：肺炎，女性では第1位は悪性新生物，0歳：先天異常，1～9歳：不慮の事故，10～14歳：悪性新生物，15～34歳：自殺，35～89歳：悪性新生物，90～99歳：心疾患，である．

5）死産 still birth
　死産は"死産の届出に関する規程"第2条に規定する妊娠満12週（第4月）以後の死児の出産である．人工死産と自然死産に分けられる．人工死産は胎児の母体内生存が確実なときに人工的処置を加えて死産に至る場合で，それ以外は自然死産である．人工的処置を加えても出生を目的とした処置や，死亡している場合は自然死産になる．"母体保護法"による人工妊娠中絶のうち妊娠満12週から妊娠満22週未満までのものは死産統計に含まれる．死産率は出産（出生＋死産）千対の率で示される．人工死産は1953（昭和28）～1958（昭和33）年にかけて出産千対50超と高値であったが以後低下し，若干上昇の後，横ばいになっている．2006年で死産率（出産千対）は全死産で27.5，自然死産で11.9，人工死産で15.6であった．死産の原因は胎児側病態と母側病態の2面がある．自然死産は妊娠初期に多発し，その後は比較的安定し，分娩近くで再び増加する．自然死産率は年齢別には25～29歳が10.3で最も低い．このことは家族計画の健康教育に重要である．若・高年齢では自然死産と人工死産の比をみると人工死産の割合が高く，社会的要因の関与が示唆される．

6）婚姻 marriage と離婚 divorce
　婚姻と離婚は，景気や社会情勢のさまざまな変化に応じて推移する．

ⓐ 婚　姻
　2007（平成19）年の婚姻件数は71万9,801件であった．婚姻率は人口1,000人当たりの婚姻件数で表すが，2007年の値は5.7であった．近年は横ばいで推移している．

2004（平成16）年の平均初婚年齢は夫 29.6 歳，妻 27.8 歳であり，この 20 年間で夫妻とも 1 歳以上高くなっており，初婚者の晩婚化が進んでいる．

b 離　婚

2007 年の離婚件数は 25 万 4,822 件であった．離婚率は人口 1,000 人当たりの離婚件数で表すが，2007 年の値は 2.02 であった．わが国ではこの 30 年間でほぼ 2 倍になった．諸外国ではアメリカ（3.6，2006 年），ロシア（4.4，2004 年）が高値である．

4．生命表 life table

1）生命関数 functions in life table

生命表はある年次の死亡状況（年齢階級別死亡率）が将来にわたって一定不変に続くと仮定した場合，同一時点で生まれた出生児集団（通常 10 万人を仮定）が死亡して減少していく過程を表したものである．各年齢の生存者が平均してあと何年生きられるかなどを，以下に述べる死亡率，生存数などの生命関数を用いて表現する．生命表はその集団の死亡状況のみを表しており，年齢構成の異なりによる影響を受けないため，地域間の健康水準の比較に用いられる．都道府県別や市区町村別生命表が作成されている．

生命表には，①国勢調査年の人口動態統計（確定数）と国勢調査人口に基づき 5 年ごとに作成される完全生命表と，②人口動態統計（概数）と推計人口を用いて毎年作成される簡易生命表がある．方法により現在生命表（ある年次の年齢階級死亡率を用いる通常の生命表）と世代生命表（ある年次の出生コホートによる生命表）などがある．

a 死亡率（$_nq_x$）

x 歳に達した者が（$x+n$）歳に達することなく死亡する確率．ある年次の年齢階級別死亡率（年央死亡率：M_x）に基づき算出される．$q_x = M_x/(1+M_x/2)$．生命関数で q_x だけが実測値で，ほかは理論値である．

b 生存数（l_x）

一定の出生者（通常 10 万人とする）が上記の死亡率にしたがって死亡減少する場合，x 歳に達するまで生き残ると期待される者の人数．

c 死亡数（$_nd_x$）

x 歳における生存数（l_x）のうち，（$x+n$）歳に達することなく死亡する人数．$_nd_x = l_x - l_{x+n}$

d 定常人口（$_nL_x$，T_x）

死亡率が不変であり，出生数も年間 10 万人で一定であるとすると，人口の年齢別構成は一定の型に収束していく．この型の人口を定常人口といい，x 歳以上，（$x+n$）歳未満の定常人口を $_nL_x$，x 歳以上の定常人口を T_x で表す．T_x は x 歳に達した者がその後生存できると期待される延年数を示す．

e 平均余命 life expectancy（$\stackrel{\circ}{e}_x$）

x 歳に達した者がその後生存できると期待される年数を表し，x 歳以上の生存延年数を x 歳の生存数で除して算出される．$\stackrel{\circ}{e}_x = T_x/l_x$（図 2-13）．

2）平均寿命の推移

0 歳の平均余命を平均寿命という．これは全年齢の死亡状況を集約したものであり，保健福祉水準の包

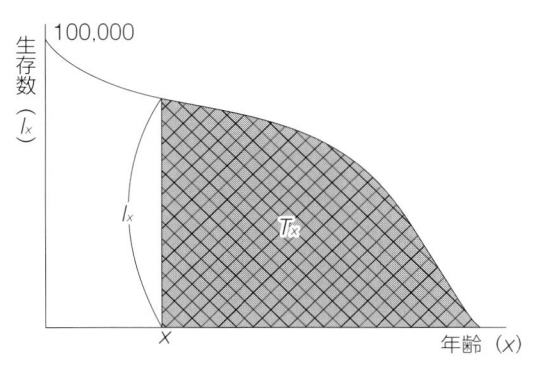

図2-13 生命表
平均余命 $\mathring{e}_x = T_x / l_x$

括的指標として広く活用されている．平均余命は平均死亡年齢とは異なる．

日本人の平均寿命は，明治，大正期を通じて低い水準にあったが，昭和期に入ると延び始めた．第6回完全生命表（1935～1936〔昭和10～11〕年，戦前最後の生命表）によると男性46.92年，女性49.63年であった．その後も改善を重ね，女性の平均寿命は1984（昭和59）年には80年を超えた．男性については女性に比べて遅れてはいるものの，1986（昭和61）年には75年を超えている．2005年（第20回完全生命表）の平均寿命は男性78.56年，女性85.52年であった．特定疾患を除去した場合の延びは，0歳で男女とも悪性新生物，心疾患，脳血管疾患の順で，男女差への影響のあるものは悪性新生物，自殺，不慮の事故の順である．

わが国において平均寿命が延長した要因として，①若年層（0～4歳）死亡率の低下，②昭和20年代における20歳代の結核死亡率の克服，③60歳以上の脳血管死亡率の減少，が指摘されている．平均寿命の諸外国との比較は，条件が異なるので厳密には行えないが入手資料によると，世界の長寿国であるアイスランド，スウェーデン，スイスなどと比較しても，日本は男女とも世界でトップクラスの長寿国の1つとなっている．

3）健康余命 health expectancy

健康指標として用いられる健康寿命（余命）は，平均寿命・余命を生活の質 quality of life（QOL）を考慮し，健康状態などで調整した指標である．健康余命（寿命）は健康の定義と測定方法によって異なり，多くの種類が作成されている．通常，障害のない自立した状態の平均余命を健康余命としている．「健康日本21」の基本理念においても，健康寿命の延伸を目指している．2000（平成12）年に WHO が報告した障害調整平均余命の国際比較では日本が第1位であった．WHO では DALE（Disability Adjusted Life Expectancy：障害調整平均余命）を健康寿命としている．

5．疾病，傷害及び死因統計分類（ICD）

疾病，傷害及び死因統計に使用されている分類は，WHO によって定められた「疾病及び関連保健問題の国際統計分類第10回修正（International Statistic Classification of Diseases and Related Health Problems, Tenth Revision：ICD-10）に基づいており，保健行政，学術研究，さらには社会経済的に広く用いられている．ICD は1900年の第1回以来，約10年ごとに改訂されている．1995年1

月からは第10回修正国際疾病，傷害および死因統計分類（ICD-10）が使用された．その後，WHOが10余年を経て，ICD-10（2003年版）を発刊したため，わが国ではこれに準拠した分類を2006年から使用している．

現在，厚生労働省の統計の中でICDを使用しているものは人口動態統計，患者調査，食中毒統計，国民生活基礎調査，社会医療診療行為別調査，国民医療費などである．

ICDには，医学の進歩に伴う病名の細分化，10年ごとの改正前後の時系列の整合性，国によって異なる疾病概念，複数の疾病をもつ場合の疾病相互の関係などの問題点がある．このため，WHOは1996（平成8）年に，ICD-10の一部改正の仕組みを「3年に1回の大改正，毎年の小改正」とすることを推奨している．

「4けたコードの例」　　胃底部の悪性新生物　C　16．1
　①最初の英字A～Z（疾患名）：悪性新生物
　②続く2けたの数字（疾患の部位）：胃
　③小数点に続く数字（詳細な発生部位または病気の原因）：胃底部

1）国民生活基礎調査—有訴者率，通院者率

国民生活基礎調査（指定統計）は保健，医療，福祉，年金，所得などの国民生活の基礎的な事項について，世帯を対象に層化無作為抽出で行われている調査である．1986年後3年目ごとに大規模な調査が実施されている．

①有訴者とは，世帯員（医療施設・介護保険施設への入院・入所者を除く）のうち，病気やけがなどで自覚症状のある者をいう．人口1,000人に対する有訴者数を有訴者率という．

$$\text{有訴者率} = \frac{\text{有訴者数（推計）}}{\text{世帯員数}} \times 1,000 \quad 2004年\quad 317.1\ （人口千対）$$

$$（男性\ 281.4\quad 女性\ 350.5）$$

2004年の調査では，有訴者率は年齢が高くなるに従って高くなり，65歳以上では国民の約2人に1人が有訴者である．自覚症状として多いのは，「腰痛」，「肩こり」，「手足の関節が痛む」などである．

②通院者とは，世帯員（入院者は除く）のうち，病院，診療所，歯科診療所，病院の歯科，あんま，はり，きゅう，柔道整復師に通っている者をいう．また，人口1,000人に対する通院者数を通院者率という．

$$\text{通院者率} = \frac{\text{通院者数（推計）}}{\text{世帯員数}} \times 1,000 \quad 2004年\quad 325.4\ （人口千対）$$

$$（男性\ 302.7\quad 女性\ 346.7）$$

2004年の調査では，年齢が高くなるに従って高くなり，65歳以上では6割以上が通院している．傷病としては，「高血圧症」，「腰痛症」，「むし歯」などが多い．

2）患者調査　patient survey

ⓐ 受療率

患者調査（指定統計）は，層化無作為抽出された医療施設（病院，一般診療所，歯科診療所）を利用した患者の傷病名，治療機関，治療費支払方法，退院の事由などを把握する調査である．国民の受療状況を医療施設面から調査したもので，現在は3年に一度実施されている．

受療率は人口10万人に対する推計患者数を表す．

$$受療率 = \frac{調査日^{*}に医療施設で受療した患者数（推計）}{人口} \times 100,000$$

（＊3日間のうち医療施設ごとに指定した1日間）

① 入院受療率（2005年）

　全国の人口10万人に対する推計患者数（受療率）は1,145であり，性別では男性1,080，女性1,206である．年齢階級別では10～14歳で最も低く，15～19歳以上の階級では年齢が高くなるに従って高くなる．傷病分類別にみると，精神及び行動の障害255，循環器系の疾患249などが高い．

② 外来受療率（2005年）

　全国の人口10万人に対する推計患者数（受療率）は5,551であり，性別では男性4,815，女性6,252と女性が高い．年齢階級別では15～19歳で最も低く，20～24歳以上の階級では年齢が高くなるに従って高くなり，75～79歳で最も高いが，80～84歳以上では逆に低くなっている．傷病分類別では，消化器系の疾患1,019，循環器系の疾患743などが高い．

ⓑ 退院者平均在院日数

　患者調査の平均在院日数の調査日は，10月中旬の連続する3日間のうち医療施設ごとに指定した1日である．「退院患者の平均在院日数」は退院患者について9月の1か月間の退院患者の平均としているため，現に入院している患者の在院機関をすべて反映するものではない．長いのは精神及び行動の障害の298.4日，神経系の疾患の66.6日，循環器系の疾患の56.0日である．病院報告による精神障害者の平均在院日数は病床の種類別では精神病床が327.2日である．その他では療養病棟が172.8日，結核病棟が71.9日となっている（2005年）．

3）身体障害児実態調査と身体障害者実態調査

ⓐ 身体障害児実態調査

　身体障害児およびその属する世帯を対象に身体障害児福祉施策の推進に必要な基礎資料を得るため，身体障害児の障害の種類・程度・原因などの状況，日常生活の状況，補装具の所持状況，各種関係機関の利用状況および障害別ニーズの状況などを把握する目的で層化無作為抽出による調査がほぼ5年に一度実施されている．2006年の調査では，①全国の18歳未満の身体障害児数（在宅）は，9万3,100人と推計されている．②前回（1996年）および前々回（1991年）調査と比較すると，ほぼ横ばいである．③障害の種類別にみると，肢体不自由が53.8％，聴覚・言語障害が18.6％，内部障害が22.2％，視覚障害が5.3％である．

ⓑ 身体障害者実態調査

　身体障害者およびその属する世帯を対象に身体障害者福祉施策の推進に必要な基礎資料を得るため，身体障害者の障害の種類・程度・原因などの状況，日常生活の状況，福祉用具の所持状況，各種年金の受給状況，住宅状況および障害別ニーズの状況などを把握する目的で層化無作為抽出による調査がほぼ5年に一度実施されている．2006年の調査結果は，①全国の18歳以上の身体障害者数（在宅）は，推計で348万3,000人であった．②前回（2001年）調査と比較すると，7.3％増加している．③障害の種類別にみると，肢体不自由が50.5％，内部障害が30.7％，聴覚・言語障害が9.8％，視覚障害が8.9％となっている．

B. 疫 学

1．疫学の概念

1）定義と目的

疫学は，医学の一分野であり，ヒトの個体を単位として数えてさまざまな分析を行う点が特徴である．「個人の集合としての人間集団の健康増進と疾病対策に寄与することを目的として，人間集団における健康事象を個体を単位として定量分析する学問」と定義できる．疫学の手法は，実験動物などにも応用できるが，疫学が扱うのはヒトだけである．

2）疫学が扱う事項

ⓐ 病因の究明

急性，慢性の感染症，がん，循環器疾患などの生活習慣病，遺伝性疾患，精神疾患など，あらゆる疾患の病因 etiology あるいは疾患の発生に影響を与える要因を明らかにする．病因の究明は，疾病の発生の予防対策を構築することが目的である．初期には急性感染症などの単一要因による疾患を扱うことが多かったが，最近は生活習慣病などの複数の要因による疾患を対象とすることが多い．

ⓑ 予防，診断，治療の評価

予防接種，疾病予防のための生活指導，健康診査，検査法，治療がどの程度の精度や効果があるか，あるいは効果が期待できるかを明らかにする．患者集団を対象として，診断の精度，治療の優劣や効果を分析する分野をとくに臨床疫学 clinical epidemiology と呼ぶ．根拠に基づく医学 evidence based medicine（EBM）は，疫学的な手法によって得られた知見を総合して，その時点で対象者にとって最良の検査や治療などの医療行為を選択して実施しようという考え方である．

ⓒ 疾病などの頻度の推定

ある疾病が現在どの程度の頻度なのか，また将来その頻度がどのようになっていくかを推定することによって，公衆衛生上の施策，福祉などに要する優先順位や予算配分の検討に用いられる．また，医療需要を推定して，病院・医院などの医療施設の市場調査や適正配置に関する検討に用いられる．老年人口の増加による医療・福祉需要の将来予測は，高齢化社会の到来とともに，極めて重要な課題となっている．数学的モデルなどを用いて疾患発生の将来予測を行う分野をとくに理論疫学 theoretical epidemiology と呼ぶ．

ⓓ その他の疫学

血清疫学 serological epidemiology は，血清検査結果と疾患の発生の関連を分析する分野で，病因の究明や疾病の流行の予測を目的とするものや，検査法の開発や応用を目的とするものがある．分子疫学 molecular epidemiology は DNA，RNA，タンパクなどの分子生物学的な検査結果を用いて同様の分析をする分野である．遺伝疫学 genetic epidemiology は，分子疫学と重なる部分もあるが，集団遺伝学の面から病因や頻度を明らかにする分野である．

3）要 因

ⓐ 疾病の発生と要因

疫学が対象とする事象はさまざまであるが，中心となる事象は，疾病の発生や疾病による死亡とそれに関連する因子である．この因子のことを要因と呼ぶ．また，要因には血液型のように生まれたときか

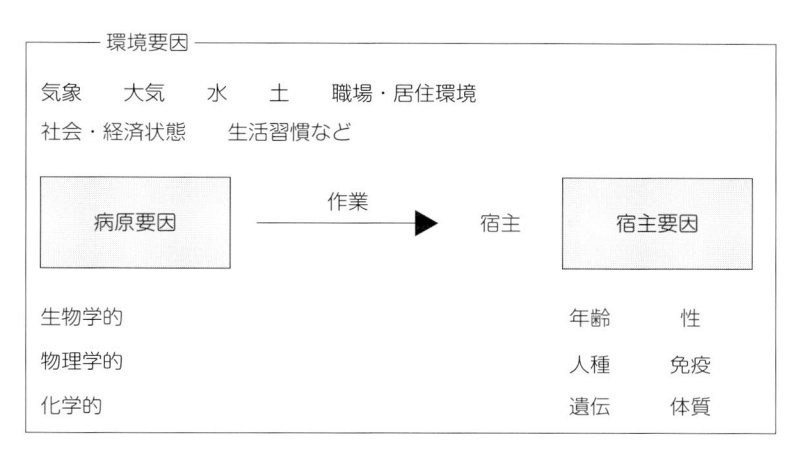

```
┌─ 環境要因 ──────────────────────────┐
│  気象   大気   水   土   職場・居住環境        │
│  社会・経済状態   生活習慣など              │
│  ┌──────┐   作業    ┌──────┐  │
│  │ 病原要因 │ ────→  宿主  │ 宿主要因 │  │
│  └──────┘          └──────┘  │
│                                │
│  生物学的              年齢    性      │
│  物理学的              人種    免疫     │
│  化学的               遺伝    体質     │
└────────────────────────────────┘
```

図 2-14 疾病発生の 3 要素

らずっともっているものと，騒音などのように一時的に作用するものとがあるが，疫学では要因をもっていることも，曝されることも，ともにその要因が作用するという意味で要因に曝露すると表現する．

ⓑ 疾病発生の 3 要素

感染症や職業病など，病原が 1 つもしくは少数の疾患について，疾病発生に影響する要因を，宿主要因（個体要因），病原要因，環境要因に分類する考え方である（図 2-14）．

ⓒ リスク要因 risk factor

がんや循環器疾患のように，多数の要因が複雑に関係して発生する疾患では，疾病発生の 3 要素の区別は必ずしも明確でない．そこで，疾患の発生に影響を与える要素を一括してリスク要因と呼んでいる．リスク要因は，一般には疾患の発生を増加させる要因のことをいうが，疾患の発生を抑制する要因を，負のリスク要因と呼ぶこともある．

2．疫学的方法論

1）疫学指標

疫学が対象とする事象は，疾病の発生や要因曝露の有無などである．こうした事象が，対象とする人間集団の中で，どれくらい発生し，またどれくらい存在しているか，その頻度を明らかにするのが疫学の基本である．疫学においては，対象とする人間集団を複数に分割してその中に発生または存在する事象の頻度を比較することが多いので，この事象の定義と対象集団の確定は重要な意味をもつ．

ⓐ 対象とする事象の定義

事象の頻度を測定するためには，測定する事象がどういうものであるかを客観的な基準で定義する必要がある．また，測定は同一の基準で行わなければならない．事象の定義には，世界保健機関や各学会の基準など，既存のものを用いたほうがほかの調査結果との比較ができるので便利である．しかし，調査目的に応じて新たな基準を設けてもよい．

ⓑ 対象とする人間集団

健康事象の頻度を測定するためには，対象とする人間集団の観察が必要である．この対象集団として

は，市町村住民，国や都道府県人口，学校，職域，保険加入者などを用いることが多い．

対象集団の設定においては，たとえばA市とB市の食生活の差を観察しようとする場合，それぞれの市の一部の住民を対象として調査を行って，その結果を比較するというように，実際調査を行う集団（標本 sample）は，調査の目的とする集団（母集団 population）の一部であることがある．こうした場合には，標本が母集団の性格を忠実に代表しているかどうかを考慮して標本を選ぶ必要がある．

ⓒ 疫学で用いられる諸率 (図2-15)

疫学で用いられる頻度の測定には，一定期間内のある事象の新発生を測定する発生率 incidence タイプのものと，一時点に存在している事象を測定する有病率 prevalence タイプのものとがある．

発生率タイプのものとして，次のようなものがある．

罹患率 incidence rate／morbidity：一定期間内の疾病の新発生数（罹患数）の観察対象集団の人数に対する率．

死亡率 mortality：一定期間内の死亡数の観察対象集団の人数に対する率．

有病率タイプのものとして，次のようなものがある．

（時点）有病率 prevalence rate, point：ある時点である疾病をもつ人（時点有病数）の，観察対象集団の人数に対する率（単に有病率ということが多い）．

一般に，incidence タイプの指標は疫学研究の分野で用いられるのに対して，prevalence タイプの指標は，公衆衛生上の施策と関連して用いられることが多い．

疾病の有病期間（罹患から死亡もしくは治癒までの期間）が安定している場合には，罹患率と有病率との間には，有病率＝罹患率×平均有病期間　の関係がある．注意すべきことは，有病率は罹患率が増加すると増加するが，平均有病期間が増加しても増加することである．有病率の増加が観察されたからといって，疾病の発生が増加しているとは限らず，罹患者の生存期間が長くなった可能性もあるわけで

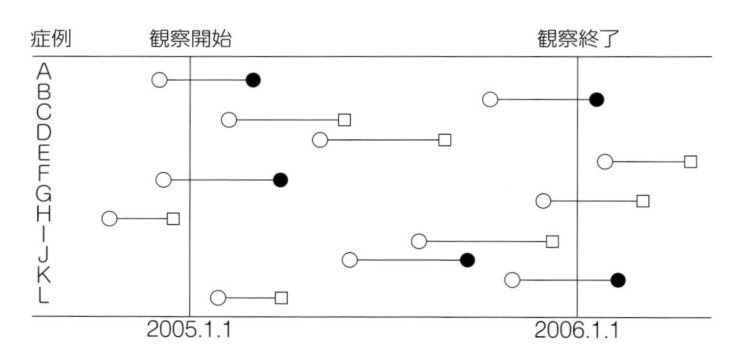

図 2-15　年央人口 2,000 人の集団での疾病Xの 2005 年における発生状況
（○発病　●死亡　□治癒）

$$罹患率 = \frac{8}{2,000} \times 1,000 = 4.0 (人／年／1,000人)　(B. C. D. G. I. K. L)$$

$$死亡率 = \frac{3}{2,000} \times 1,000 = 1.5 (人／年／1,000人)　(A. F. J)$$

$$(時点)有病率 = \frac{2}{2,000} \times 1,000 = 1.0 (人／1,000人)　(A. F)$$
(2005.1.1)

平均有病期間＝有病率／罹患率＝1.0／4.0＝0.25 年
　　　　　　（＝有病数／罹患数＝2／8）

ある.

これらの指標のほかに，疾病になった人（罹患例）のうちどれだけの割合が生存しているかを示す生存率 survival rate という指標があり，調査開始（診断あるいは治療の時点をとることが多い）から n 年経過した時点での生存率を n 年生存率と呼ぶ．主として臨床疫学で用いられる．

ⓓ 人年法 person-year

疫学では罹患率，死亡率などが重要であるが，実際の調査では観察対象集団の個々人の観察開始時期や観察終了時期がまちまちであることが多い．このような場合，観察期間と人数の積の総和を考えると便利である．たとえば，1,000 人を 3 年，500 人を 4 年間観察したところ，観察中 4 人の死亡が観測された場合，死亡率は，

$$4 人/(1,000 人 \times 3 年 + 500 人 \times 4 年) = 0.8 人/年/1,000 人$$

と計算できる．

このように観察期間と人数の積を考えて計算する方法を人年法という．期間の単位としては年を用いることが多いが，月や日を期間の単位として，人月，人日を用いる場合もある．

ⓔ 相対危険 relative risk（RR）と寄与危険 attributable risk（AR）

ある要因の曝露を受けた群の疾病の発生率と，曝露を受けなかった群の発生率の比を相対危険，差を寄与危険と呼ぶ．相対危険をリスク比 risk ratio，寄与危険をリスク差 risk difference と呼ぶこともある．相対危険は要因曝露と健康事象発生の関連性の強さを表す．寄与危険は，その要因の曝露によって健康事象発生がどれだけ増加するかを，逆にいえば，その要因の曝露を取り除くことによって発生がどれだけ減少するかを示す．

各指標の計算式を示す．

Ie：曝露群（要因のある群）の発生率
In：非曝露群（要因のない群）の発生率
相対危険（RR）= Ie/In
寄与危険（AR）= Ie − In

これらの指標は後述の「3）分析疫学（p. 36）」で述べるコホート研究の手法によって算出できるが，症例対照研究では相対危険（RR）の推定値であるオッズ比しか求められない．

2）記述疫学 descriptive epidemiology

対象とする健康事象が，どのような起こり方をしているかを調べるのが記述疫学である．対象とする健康事象は，疾病の発生や疾病による死亡である．主として考えられる要因を推定して仮説を設定するために用いられる．記述疫学が注目するものとして，人，時間，空間があり，記述疫学の 3 要素と呼ぶ．

ⓐ 人 person

対象とする事象が，どのような特性をもった人に起こるかを観察する．性・年齢が最も重要であるが，人種，職業，家系，生活習慣，宗教なども観察されることが多い．

このうち，特定の家族に事象が多発する場合を家族集積性があるという．家族集積性が認められる場合は，遺伝的要因の影響か，共通の環境要因に曝露しているかのどちらかである．環境要因の例として，塩分摂取の多い家族では，高血圧が多発することがある．遺伝的な要因では配偶者間では事象の発生頻度に関係がないのに対して，環境要因では関係が認められることで区別ができることがある．

ⓑ 時間 time

対象とする事象がいつ起こるかで特定の時期への集中の有無や，経時的な増加・減少などの変化，季節変動などの周期的な増減の有無などを観察する．事象の発生に影響を与える要因は，事象の発生以前あるいは同時期に作用するので，発生した事象と要因曝露の時間的な前後関係は重要な意味をもつ．

特定の時期への集中の例としては，食中毒や急性感染症がある．経時的な変化の例としては，わが国における胃がん，子宮がんの罹患率の減少があり，周期的な変化の例としては，花粉症が特定の季節に多発することなどが挙げられる．

ⓒ 空間（場所）place

対象とする事象が，どのような場所に多いかを観察する．場所による頻度の差は，その土地の気候，空気，水，土壌等の要因とそこに住む人の遺伝的要因・生活習慣要因の差によって説明される．場所に関する検討としては，国際比較，国内比較，特定の地域とそれ以外の地域の比較などがある．人の要因の影響，土地の要因の影響を区別して観察しようとするものに，移民研究 migrant study がある．

ⓓ 生態学的研究 ecological study

行政単位や国など，地域別の要因曝露率を調査して，その地域の疾患発生率との関連を分析するという研究方法である．要因と疾患の相関係数を求めることから分析疫学とする考え方もあるが，記述疫学の一種といえる．

ⓔ 疫学調査の手順

新たな健康事象（疾病）の疫学調査を行う場合の手順は，調査の重要性や緊急性によって多少異なるが，おおむね次のようになる．まず，①目的とする疾病について疑わしい症例を収集する．②これら症例の情報から診断基準を明確化する．③診断基準を用いて，罹患率，有病率などの疫学的諸指標を求める．罹患率などは，記述疫学に沿った形でも求める．④この段階で，関連すると予測される要因が浮き彫りにされることが多いので，それらについて，分析疫学の手法を用いて関連や因果関係の有無を検討し，対策に結びつける．

3）分析疫学 analytical epidemiology

記述疫学で得られた知見に基づいて設定した仮説を検証するのが分析疫学である．

分析疫学の方法には大きく分けて，疾病発生に影響すると予想されるような働きかけを対象集団に行わないで観察のみを行う観察疫学 observational epidemiology と，対象集団に何らかの働きかけを行う介入研究／実験疫学 intervention study／experimental epidemiology の2つがある．観察疫学の方法には，コホート研究，症例対照研究，横断研究の3つがある．実験疫学は，ほとんどがコホート研究の形をとる．

ⓐ 経時的観察疫学研究

コホート研究と症例対照研究の2つの方法は，要因曝露があって疾病が発生するという時間的な前後関係を考慮した分析方法であり，経時的研究 longitudinal study と呼ばれ，分析疫学の基本的な研究方法である．

① コホート研究 cohort study

研究の開始時点で要因曝露の有無によって対象集団をいくつかに分類して，その後の疾病の発生や疾病による死亡を観察する．コホート研究で観察するこうした事象のことをエンドポイント endpoint，エンドポイントである事象の発生をイベント event（の発生）と呼ぶことがある．コホート研究では要因

曝露の有無を固定してイベントを観察するわけである．このため，表にする場合は通常，要因曝露の有無を行にとる（表2-6）．コホート研究は，研究の開始時点から将来に向かって調査を行うので前向き研究 prospective study とも呼ばれる．この方法の利点と欠点を表2-7に示す．相対危険は一定期間内に発生した健康事象を合計して計算する．これに対し，健康事象の発生時期を考慮した累積生存率という指標がある（p.47参照）．

② **症例対照研究** case-control study

疾病の発生した人や疾病によって死亡した（イベントを起こした）人を症例とし，症例に該当しない人を対照として，症例群と対照群の過去の要因曝露を比較する方法で，患者対照研究ともいう．疾病の有無を固定して要因曝露の有無を調べるので，表にする場合は通常，疾病の有無を行にする（表2-8, 9）．疾病の有無から遡って要因曝露の有無を調べるので，後ろ向き調査 retrospective study とも呼ばれる．この方法には，症例と対照の間で対応をつけずに，両群の性・年齢などの構成がほぼ同じになるように対照を選択する方法と，症例1例ずつに対して，性，年齢，居住地区などを一致させた対照を1～数例対応させて，症例の数だけデータ・セットを作成し，それを用いて分析する対応対照 matched control による方法とがある．この2つの方法は本質的には大きな差はないが，対応対照を用いるほうが，対照群の選択が機械的にできることから多用される傾向がある．コホート研究と症例対照研究の方

表2-6 コホート研究

		疾病		計
		あり	なし	
要因	あり	A	B	A+B
	なし	C	D	C+D
計		A+C	B+D	N

①対象とする集団を要因の有無によって2つに分ける．
②それぞれの群からの疾病の発生を調べるという手順で作成する．

$$相対危険度（RR）= \frac{A}{A+B} \Big/ \frac{C}{C+D}$$

表2-7 コホート研究と症例対照研究の得失

コホート研究	症例対照研究
①罹患率や死亡率，要因曝露率が計算できるので，相対危険，寄与危険が直接計算可能	①相対危険の推定値であるオッズ比以外計算不能
②まれな要因についても分析が可能	②まれな要因には症例・対照ともにほとんど曝露されていないことがあるので分析が困難
③1つの研究で複数の疾病について分析が可能	③1つの研究では1つの疾患だけ分析が可能
④研究の開始時点で対象とする疾病のない人を調査対象とするので，要因曝露の有無の調査が疾病の有無に影響される可能性が低い	④後ろ向き調査なので，疾病の有無が要因曝露の有無の調査に影響を与える可能性あり
⑤発生率の高い疾患に対しても相対危険の計算が可能	⑤発生率の高い疾病ではオッズ比と相対危険の差が大きくなるため，相対危険の推定が不可能
⑥調査対象数が多くなり，多大の費用必要	⑥調査対象数・費用が少なく済む
⑦まれな疾病を対象とする場合，膨大な調査対象が必要となり，実際困難	⑦まれな疾病を対象とする場合でも，疾病発生の有無を固定する方法なので分析が可能
⑧疾病の発生を観察するために時間が必要であり，調査に時間が必要	⑧現在と過去の事象のみを調査するので，調査期間が短くて済む
⑨追跡不能例の発生など，疾病の有無の判定が不確実なことあり	⑨疾病の有無の判定は確実，ただし有病期間の短い症例が除かれやすい傾向あり

法の利点，欠点を表2-7に示す．

症例対照研究では，対照の選択が注意を要する点である．症例の属する集団と異なる集団から対照が選択されると，疾病の有無による要因曝露率の差を観察するのではなく，異なる集団間の過去の要因曝露の差を観察することになってしまう．症例と対照は，それぞれ同一集団における疾病発生例と非発生例に属するような関係である必要がある．

③ 相対危険，オッズ比の計算と検定，推定

コホート研究，症例対照研究における相対危険とオッズ比の計算方法を表2-6, 8, 9に示す．コホート研究では相対危険が，また症例対照研究ではオッズ比が計算される．オッズ比は，イベントの頻度が低いときは相対危険にほぼ等しいので，相対危険の近似値として用いられる．

相対危険（リスク比）やオッズ比が1.0（比をとる両群の発生率に違いがない）かどうかは重要である．違いがあれば，分析している要因と疾病発生の間に関連があることになる．統計学の（有意差）検定では，両群に違いがないと仮定（帰無仮説）して，実際に観察された結果が偶然得られる確率を計算する．この確率 p 値が20回に1回（0.05）よりも小さければ，もともと違いがないと仮定したことが誤り（帰無仮説を棄却する）であり，両群に違いがある（対立仮説を採択する）と結論する．両群にこのような違いがあることを有意差があるという．

表2-8　症例対照研究Ⅰ（ペアをつくらない）

		要因		計
		あり	なし	
疾病	あり	a	b	a+b
	なし	c	d	c+d

① 症例（疾病ありの例）を把握する（表ではこの例数は a+b）．
② 症例と性・年齢などの交絡因子の分布が異ならないように，疾病なしの例から対照を選ぶ（表ではこの数は c+d）．
③ それぞれについて要因曝露があったかどうかを調査して，この表を作成する．
④ オッズは，ある事象が起こる確率を起こらない確率で割ったものである．要因ありの場合の疾病のあるオッズは，a/c，要因なしの場合，疾病のあるオッズ b/d である．この2つのオッズの比がオッズ比である．

$$オッズ比（OR）= \frac{a}{c} / \frac{d}{b} = \frac{a \cdot d}{b \cdot c}$$

表2-9　症例対照研究Ⅱ（症例1と対照1のペアをつくる）

		対照	
		要因あり	要因なし
症例	要因あり	a_m	b_m
	要因なし	c_m	d_m

① 症例（疾病ありの例）を把握する（表ではこの数は $a_m+b_m+c_m+d_m$）．
② 症例1例に性・年齢をマッチさせた対象を1例ずつ疾病のない例から選択して対応させる（症例1例と対照1例の組が $a_m+b_m+c_m+d_m$ ペアできる）．
③ ②の各ペアについて，症例と対照がそれぞれ要因曝露があったかどうかを調査して，表を完成する．
④ オッズ比（OR）＝ b_m/c_m

推定では，仮想的に対象者（標本）を無作為に選びなおしてリスク比やオッズ比を計算することを繰り返し，20回中19回（95％）以上一定の区間に入るという区間を，1回のコホート研究や症例対照研究の結果から計算する．この区間を95％信頼区間と呼び，1.0を含まなければ，両群に有意差があることになる．

多くの要因が関係する疾病の相対危険を計算する場合などでは，交絡要因の影響を調整（補正）した相対危険やオッズ比の計算が必要となる．こうした場合には，多変量解析が用いられるが，症例対照研究では多重ロジスティック・モデル multiple logistic regression，コホート研究では比例ハザードモデル proportional hazard model によって交絡要因の影響を補正することが多い．

④ 具体例

喫煙（要因）と肺がん（疾病）発生の関係を調べる場合を考える．コホート研究においては，コホート開始時に調査対象者の喫煙習慣を調査していくつかの群に分け，各群からイベントである肺がんの発生を観察して，相対危険，寄与危険などを計算する．肺がんの罹患率は，わが国では15人/100,000人/年と高くないので，合計100例の肺がん発生を観察しようとする場合，数十万人年程度（たとえば数万人を10年間）の観察が必要になる．

症例対照研究（症例100例の各々に1対1で対照を対応させた分析とする）では，肺がんと診断された患者100例と，これと各々性・年齢を一致させた対照を100例選ぶ．対照は，もし肺がんになったとしたら肺がん症例と同一の医療機関を受診すると予想される非肺がん患者から選択することが望ましい．一般に対照は，肺がん症例と同一の医療機関に入院中の良性疾患患者（入院対照 hospital control）や，肺がん症例の近くの居住者（近隣対照 neighborhood control）から選ぶことが多い．この100ペアを用いて，過去の喫煙歴を調査して，表2-9の方法でオッズ比を計算する．喫煙歴については，肺がんになったことによる呼吸器症状の出現や，肺がん診断治療過程での禁煙指導などで肺がんになる以前と変わっている可能性があるので，この点に注意して調べる必要がある．対照，とくに入院対照についても同様の注意が必要である．

⑤ **コホート内症例対照研究** nested case-control study

コホート研究においては，対象者で疾患の発生（イベントを起こ）した人を症例とし，対象者内のイベントを起こさなかった人から対照を選び，研究開始時の要因曝露の有無の調査結果を用いて，オッズ比を計算する方法がある．このような方法はコホート内症例対照研究と呼ばれる．一部の年齢でしか疾患の発生がみられない場合や，凍結保存血清を用いた研究で，コストの面から症例と選ばれた対照に限定して血清を検査する方法が多く行われている．

ⓑ 横断研究 cross sectional study

横断研究では，ある一時点での要因の有無とほかの健康事象の有無の関連を分析する．2つ以上の健康事象が関連して集団内に存在するかを，ある時点で横断的に調査する方法である．経時的研究のように時間経過が考慮されない点が特色である．この方法では，調査時点での要因曝露の有無別の時点有病率を比較することになり，罹患率や相対危険は求められない．また，分析可能な要因曝露が時間によって変化しないものに限られる．このため，要因と疾患の関連性の分析に用いられることもあるが，経時的研究に比べて実施される機会は少ない．

ⓒ 実験疫学 experimental epidemiology

対象集団に，健康事象に影響するような働きかけ（要因曝露）を行って，その影響を観察するのが介

入研究 intervention study であり，実験疫学と呼ばれることもある．臨床試験 clinical trial は，患者を対象とした実験疫学である．エンドポイントとして用いられるイベントは，疾病発生率，死亡率や自覚症状の変化などの健康事象である．臨床試験では，エンドポイントをアウトカム outcome と呼ぶことがある．実験疫学では治療や健康増進のための方法を選択する自由が奪われるなど，対象者への負担が大きいことが多く，こうした場合は実施にあたって厳格なインフォームド・コンセントを得ることが求められる．

① 単純介入試験

全対象者に同じ働きかけを行ってイベント発生への影響を観察する．対照がないので，影響を科学的に評価することができず，相対危険度なども計算できない．対象者の負担に比べ得られる成果が少ないので，例外的な場合を除き実施すべきでない．比較する対照として，過去の事例 historical control を用いる方法もあるが，比較性に問題があるとされている．

② 割付試験 controlled trial

対象集団を異なる働きかけ（働きかけをしないこともある）を行う2つの群（それぞれを**アーム** arm と呼ぶ）に分けて，イベントの発生を比較する．働きかけの種類により3つ以上のアームに分けることもある．要因を固定して，疾病発生の有無などを観察するので，コホート研究に近い方法であるといえる．相対危険の計算方法も，コホート研究と同じである．各アームへの割り付けは，患者の希望などによることが多い．単純介入試験に比べて得られる結果の科学的信頼度は高いが，各アームの対象者の間に，健康への関心度など介入以前の違い（sampling bias／self selection bias）が存在することがあるため，得られた結果の信頼性は無作為割付試験には劣るものである．

③ 無作為割付試験（無作為比較対照試験）randomized controlled trial（RCT）

割付を無作為に行う（くじなどで対象をアームに割りふる）ことで，アーム間の sampling bias を除去する方法である．がん検診の評価などで理想的とされている．しかし，介入（検査や治療）の有無や内容を，対象者と医師などの観察者の双方が知ることができるので，対象者が個別に別のアームと同じ内容の医療を受けてしまうことや，イベントの発生率の測定がアーム間で偏るという，観察のバイアスが問題となる．

④ 二重盲検法（二重遮閉法）double blind test

無作為割付に加えて，疾病発生や死亡などのイベントの発生を観察する者も，対象者自身も，対象者が曝露群に属するのか，非曝露群に属するのかを知らないで行う方法である．個々の対象者が曝露群，非曝露群のどちらに属するか（真薬，偽薬 placebo のどちらを服用したかなど）は，研究開始時から密封した書類で保存し，研究終了時にイベント発生の評価が終了した後に開封（key open）する．実験疫学の方法の中では最も科学的信頼度が高いとされている．薬効の評価や治療法の効果の比較など，疾病をもつ人を対象とした臨床疫学の分野で実施されることが多いが，健康者集団での予防効果の分析でも行われている．

⑤ 割付重視の分析（ITT）とプロトコール重視の分析（PP）

介入試験では，治療の中断などプロトコールとは異なる介入（治療）経過をたどる（プロトコール違反の）対象が発生する．無作為割付を行う③，④の研究方法では，プロトコール違反の対象を分析時にどのように扱うかが問題となる．プロトコール違反の対象を除いて分析するのがプロトコール重視の分析で，per protocol（PP）analysis，per protocol set（PPS）による分析などとも呼ばれる．プロ

トコールどおりの対象に限定するので，介入の生物学的な影響を純粋に評価できるが，無作為割付後に対象を除くことからバイアスが入りやすいのが欠点である．これに対し，全対象を介入経過に関わらず割付どおりに分析するのが割付重視の分析で，intention to treat（ITT）analysis, full analysis set（FAS）による分析などとも呼ばれる．ITT分析は，無作為割付どおりに分析するのでバイアスが入りにくいことに加えて，薬が服用しにくいために中止してしまうというような影響も合わせて評価することになる．一般に，PP分析に比べ，ITT分析のほうがプロトコール違反も含めて分析するので，保守的（アーム間の違いが出にくい）となる．薬効など，良いほうの効果を確認する研究では，保守的なほうが厳格な評価となるので，ITT分析の結果が重視される．

⑥ **実験疫学の科学的信頼性と実施可能性** scientific reliability & feasibility

実験疫学では観察疫学に比べ，要因への曝露やその時期が明確であり，因果関係の推定に不可欠な時間性が問題になることはない．また，無作為割付試験ではsampling biasの影響を除くことができる．さらに，二重盲検法では，観察者や対象者の心理から生じる偏り（バイアス）を除くことができる．しかし一般に，科学的信頼性が増すほど，研究の実施に手間やコストがかかるようになるとともに，実施対象者の同意を得ることが難しくなり，実施に関する障害が大きくなるというジレンマがある．

4）疫学調査結果の解釈
ⓐ 調査結果の内的妥当性の検討

疫学調査を行った場合，調査上生じる偏りであるバイアスや，調査目的とする要因以外の要因（交絡要因）の影響が含まれていないか，あるいは偶然得られた結果でないかを検討しなければならない．これらの事項は，得られた結果の応用可能性である外的妥当性（p. 42参照）に対して内的妥当性 internal validityと呼ばれる．

① **バイアス** bias

分析疫学において，要因曝露の有無と疾病の発生の有無を調査する場合，疾病の有無が要因曝露の有無の調査に影響を与えること（情報の偏り information bias）や，要因曝露の有無が疾病の有無の調査に影響を与えること（観察の偏り observation bias）があると分析の結果が歪められてしまう．このように，調査上生じる偏りをバイアスと呼ぶ．たとえば家族歴を要因，乳がんを疾病とする症例対照研究では，症例は対照に比べて家族歴を思い出すことが多く，聞き取り調査を行う者も症例の家族歴のほうを熱心に聞く傾向がある．これが情報の偏りの一種である，思い出しバイアス recall biasである．コホート研究では，乳がん罹患の観察において，家族歴をもつ者のほうがもたない者に比べて念入りに観察されるということがあれば，観察の偏りが生じる．

こうしたバイアスは，種々の操作を行っても除去はできず，調査を計画する段階で，偏りの生じないような調査をデザインする必要がある．二重盲検法（p. 40参照）において，対象者がどちらの群に属するのかを伏せて観察を行うのは，観察の偏りを除去するためである．

② **交絡要因** confounding factor

調査目的とする要因以外の要因が影響して結果が歪められる場合がある．具体例として，飲酒（要因）と肺がん（疾病）の関連を調べる場合を考えてみよう．喫煙習慣は肺がんの発生に影響する要因として知られている．飲酒者に非飲酒者より喫煙者が多いと，飲酒と肺がんの関連は本来なくても，喫煙という要因の影響で，関連があるという結果が得られてしまうことがある（図2-16）．

こうした交絡要因の影響は除去しなければならないが，対象者について交絡要因の有無（例では，対

```
                       因果関係
        喫煙 ─────────────────── 肺がん
                                    │
                       関連性        │
        飲酒 ───────────────────────┘
```

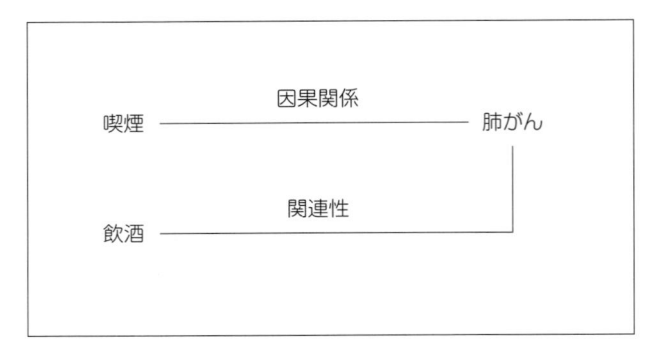

図2-16　因果関係と関連性
喫煙は肺がんと因果関係があり，喫煙と飲酒は両方の習慣をもつ者が多いので，飲酒者に肺がんは多くなるが，飲酒と肺がんには因果関係はないので，禁酒を指導しても肺がんの減少にはつながらない．

象者の個々の喫煙習慣）がわかっている場合には，①対象者の限定（飲酒者と非飲酒者で喫煙習慣の分布が等しくなるように分析対象を限定する．あるいは，喫煙者に限って飲酒者と非飲酒者を比較するなど）②層化 stratification（喫煙習慣で飲酒者と非飲酒者をそれぞれいくつかの層に分割して，対応する層同士を比較する）③多変量解析などによって，そのコントロールが可能である．

　しかし，実際には，交絡要因が何であるか，また，その分布が不明なことが多い．このような場合には，無作為割付（p.40参照）を行う以外には，交絡要因の影響の除去は不可能である．したがって，観察疫学では，分布が不明な交絡要因の影響を常に考慮して結果を解釈する必要がある．

③ **偶然性**

　バイアスや交絡要因の影響を除いた結果が得られても，疫学調査で得られた結果が偶然のものである可能性がある．この可能性は対象者の数が少ないほど大きくなる．この危険の大きさを定量するのが狭い意味での統計学である．統計学でいう「有意差がある」という言葉は，得られた違いが偶然のものである危険が無視できる程度であることを示す．

ⓑ 調査結果の外的妥当性

　地域や人種による気候，生活習慣，遺伝的要因などの背景の違いのために，疫学調査は対象によって得られる結果が異なることがある．このため，ある集団の疫学調査で得られた結果を別の集団に応用しようとする場合，集団間で背景に違いがないか検討する必要がある．このような応用可能性を，前節の内的妥当性に対して外的妥当性 external validity と呼ぶ．

ⓒ 関連性 relationship と因果関係 causation

　妥当な疫学調査の結果として，1.0から十分離れた相対危険が得られた場合，この要因と疾病の間には関連性が認められるという．これに対して，要因に曝露することで，疾病の発生が増加したり減少したりする場合に，この要因と疾病の間には因果関係があるという．

　疫学調査だけで因果関係の存在を証明することは，非常に難しいので，実際には要因曝露と疾病の発生について，以下の各点を検討して，因果関係の存在を推定する（図2-16）．

① **関連の強さ（強固性）strength**

　要因曝露と疾病の間に関連性が認められることは，因果関係が存在することの必要条件である．相対危険は1.0から離れているほど関連性が強く，したがって因果関係の存在も強く推定されることとなる．

要因曝露と疾病の間に，喫煙本数の多い者ほど肺がんの罹患率が高くなるなどの，量－反応関係 dose-response relationship の存在は，関連が特に強いことを示す．

② **時間性** temporality

要因曝露が疾病の発生に先行するという，時間的な前後関係がなければならない．また，真の意味で疾病が発生してから，診断されるまで，一定の時間がかかる場合があり，これに矛盾しないことも必要である．がんは一般に発生から診断可能となるまで，少なくとも数年はかかるとされているので，たとえば診断の1か月前に曝露した要因は，疾病と因果関係をもち得ない．

③ **特異性** specificity

要因への曝露がないと疾病の発生が少ないことをいう．しかし，慢性疾患などのように多くの要因の影響によって発生する疾患では，特異性がはっきりしないことが少なくない．

④ **一致性（一貫性，普遍性）** consistency

疫学調査は，同じ要因と疾病について，時期や場所，対象集団を変えて複数実施されることが多いが，得られた結果が一致するほど，因果関係の存在が強く推定される．

⑤ **整合性** coherence

疫学以外のほかの分野で得られた知見と，疫学調査で得られた要因と疾病の関係が矛盾しないことを整合性があるという．

3．臨床疫学

1）科学的根拠に基づく医療

既存のデータから科学的に考えられる最良の検査法や治療法，予防医学上の施策を選択する方法が開発されている．このように科学的な根拠に基づく医療を evidence based medicine（EBM）と呼んでいる．

ⓐ EBM の実際

EBM の考え方の基本は，検査や治療を実施する場合に，実施することのプラス面とマイナス面を，その時点までに収集された科学的なデータに基づいて検討し，どれが患者にとって最良のものであるかを判断していくというものである．EBM に関しては，p.44 で述べる指標が用いられる．いくつかの治療の選択肢の中から，検査の侵襲，治療の副作用，診断精度，5年生存率などの得失を明確にして，順位をつけて患者やその家族に説明し，患者が最も望むものを選択する．

ⓑ 科学的なデータの収集

① **患者の問題の定式化**

まず，患者に必要なのは検査なのか治療なのかなど，どのようなデータを収集するのかを明確にする必要がある．そのためには，たとえば「成人のステージ2の下部食道がんの治療」というように，患者では何が問題となっているのかを明らかにする必要がある．この過程を患者の問題の定式化という．

② **文献の収集**

文献はインターネットを経由した文献検索が利用可能なので，これを用いる．わが国においても最新のデータはまず英文誌に発表されることが通例となっているので，最新の情報を得るためには英文誌を検索することが必要となる．関係する論文を収集する．

③ 文献の内的妥当性の評価（批判的吟味）

権威ある英文誌に掲載されている内容が必ず信頼できるとは限らない．論文の内容を自分で吟味することが必要である．まず，各論文が用いている方法（対象と方法の部分）をチェックする．実験疫学的な研究デザインの科学的信頼性は高いほうから，

　　　　　二重盲検法＞無作為割付試験＞割付試験
　　　　　　　＞過去の事例 historical control との比較試験≒単純介入試験

の順である．

次に，対象と方法の細かな内容から，バイアスなどの科学的不公平性が入り込んでいる可能性を吟味する．

④ 文献の外的妥当性の評価

治療効果は，同じ治療でも病期（疾患の進行度），患者の年齢や性別，人種や生活習慣などによって異なる場合が少なくない．このように，論文に書かれた研究の対象者の結果が，どれだけ実際の患者にあてはまるかという外的妥当性の評価が重要である．具体的には，いくつかの研究の間で対象者の年齢や性別，人種や生活習慣などによって違いがあるかどうかの検討が必要である．わが国では，未だ臨床疫学的な研究結果で利用できるものが少ないので，欧米を中心とした海外の対象者のデータしか得られない場合が多い．このため，とくに人種と生活習慣による違いの評価は重要である．

⑤ メタ・アナリシス meta-analysis

集めた個々の文献からでは十分な結論が得られない場合，個々の文献のデータを集約して解析し直すことが行われる．このような解析をメタ・アナリシスという．詳細な解析方法は EBM や統計学の成書に譲るが，各文献の個々の症例を各1例として全体を一つの研究として再分析するものである．個々の文献に記された研究内容は微妙に異なるので，一つの研究で十分な症例数がある場合に比べると精度は劣るとされている．メタ・アナリシスの実施にあたっては，合わせて分析することが可能な文献を選び出すことにまず注意が必要である．また，2つの治療法の間に差がない場合は，差がある場合に比べて公表される率が低いという公表のバイアス publication bias が影響するという問題がある．このように，メタ・アナリシスはいくつかの弱点はあるが，既存の限られた情報から，有効な内容を引き出す方法の一つである．最近は，文献のデータベース化が進んだことで，系統的な文献検索 systematic review によるメタ・アナリシスが最も信頼性が高いという評価をされるようになっている．

2）臨床疫学で用いる指標，分析方法

ここで用いる方法論は個体を単位としたものであり，疫学の一分野である．臨床疫学は多岐にわたり，検査に関するもののほか，2群の生存率の時間による変化を考慮した比較，治療法の決定に関する判断樹などがある．

ⓐ スクリーニング検査法の判定とカット・オフ値

スクリーニング検査 screening では，疾病がある可能性が高いという判定（陽性 positive）と疾病がない可能性が高いという判定（陰性 negative）に対象者をふるい分ける．血清クレアチニンによる腎疾患のスクリーニングを行う場合，1.3 mg/dL 未満を陰性，それ以上を陽性とする場合，1.3 mg/cL をカット・オフ値 cut off value という．カット・オフ値を動かすと，同じ結果でも判定が違ってくる．カット・オフ値を 1.3 から 1.5（mg/dL）に変えると，1.3〜1.5 mg/dL の対象者は，陽性と判定されていたものが，陰性と判定されることになる．

表 2-10　スクリーニング検査の指標

		疾病		計
		あり	なし	
検　査	陽　性	a	b	a+b
	陰　性	c	d	c+d
計		a+c	b+d	n

(敏) 感度 sensitivity：疾病のある人のうち陽性と判定される人の割合＝a/(a+c)
特異度 specificty：疾病のない人のうち陰性と判定される人の割合＝d/(b+d)
陽性反応的中度 positive predictive value：陽性と判定された人のうち疾病のある人の割合＝a/(a+b)
陰性反応的中度 negative predictive value：陰性と判定された人のうち疾病のない人の割合＝d/(c+d)
偽陰性率＝1－感度，偽陽性率＝1－特異度，有効度＝(a+d)/n，(時点)有病率＝(a+c)/n

① **スクリーニング検査法の有効性の評価**（表2-10）

　スクリーニング検査法の有効性 efficacy には，信頼性 reliability や正確性 accuracy などがある．信頼性は再現性とほぼ同じ概念で，同一人に短間隔で2回検査をした場合に同じ判定が得られること，判定をする人や試薬のロットによって判定が異ならないことである．正確性には，疾患のある人のうち検査で正しく陽性と判定される割合である感度 sensitivity（敏感度ともいう）と，疾患のない人のうち検査で正しく陰性と判定される割合である特異度 specificity がある．いずれも一般に百分率（％）で表す．また，検査で陽性と判定された人のうち真に疾患がある人の割合である陽性反応的中度 positive predictive value，検査で陰性と判定された人のうち真に疾患がない人の割合である陰性反応的中度 negative predictive value などがある．

　陽性反応的中度は，感度，特異度，有病率（厳密には未診断の有病者の率）と下式の関係があり，対象集団の有病率にほぼ比例するという性質をもつ．

$$陽性反応的中度 ≒ 有病率 \times 感度 / (1 - 特異度)$$

【例題1】500人の対象者に対し，スクリーニング検査として6.0％をカット・オフとしてHbA$_{1c}$検査を実施した後，糖負荷試験を全員に行って日本糖尿病学会の基準で糖尿病の有無を判定した．40人がHbA$_{1c}$検査陽性で糖尿病，50人がHbA$_{1c}$検査陽性だが糖尿病でなく，10人がHbA$_{1c}$検査陰性で糖尿病，残り400人はHbA$_{1c}$検査陰性で糖尿病でなかった．
【解答】HbA$_{1c}$検査の糖尿病のスクリーニング検査としての各指標は次のようになる．感度は40/(40+10)＝80.0％，陽性反応適中度は40/(40+50)＝44.4％，特異度は400/(50+400)＝88.9％，陰性反応適中度は400/(10+400)＝97.6％，有効度は(40+400)/500＝88.0％，有病率は(40+10)/500＝10.0％となる．

② **感度，特異度，カット・オフ値の相互関係**

　❶に挙げた血清クレアチニンの例のように，カット・オフ値を1.3から1.5（mg/dL）に変えると1.3～1.5の間の腎疾患者，健常者はともにスクリーニング陽性群となり，感度は上昇するかわりに，特異度は低下する．逆にこのカット・オフ値を1.3から1.0（mg/dL）に下げると，1.0～1.3の間の腎疾患者，健常者はともにスクリーニング陰性群となり，感度は低下するかわりに，特異度は上昇する．このように，感度と特異度は片方を上昇させるともう一方は低下するという関係にある．この両者の関係をグラフで表したのがROC曲線 receiver operating characteristics curve（図2-17）である．ROC

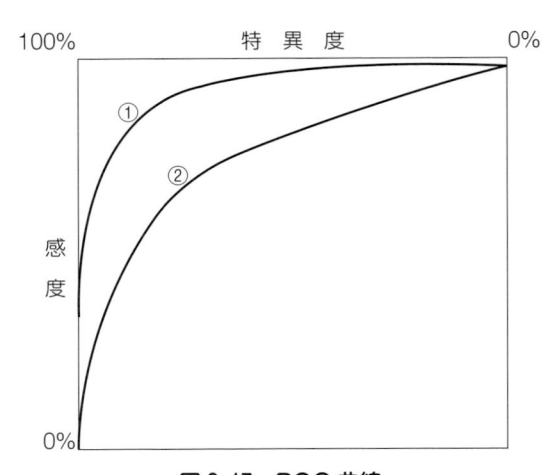

図 2-17　ROC 曲線
①と②の2つの検査法を比較した場合，左上の（敏）感度100％，特異度100％の点に近い①のほうが精度がよいことを示す．

曲線においては，左上が感度，特異度ともに100％の点であるので，一般にはこの点に最も距離が近いROC曲線上の点に対応するカット・オフ値が最適のカット・オフ値とされている．また，2つのスクリーニング方法を比較した場合，この点に近い曲線を示す方法のほうがスクリーニングの有効性が優れていることを示す．

　③ **検査前確率と検査後確率** pretest likelihood & posttest likelihood (of the target disease)

　スクリーニングを行うことで，検査前よりも疾患の有無の予測が正確にならなければ意味がない．検査前確率は，検査前にある対象者が目的とする疾病をもつ確率である．表2-10では有病率（a+c）/nがこれにあたり，同じ指標を有病率とも，検査前確率とも呼ぶ．検査後は，判定が陽性だった場合に疾病がある確率は陽性反応的中度で，a/（a+b）であり，判定が陰性だった場合に疾病がある確率はc/（c+d）である（1－陰性反応的中度に等しい）．【例題1】では，検査前確率は（40+10）/500＝10.0％であり，判定陽性の場合の検査後確率は陽性反応的中度の44.4％，判定陰性の場合の陽性の検査後確率は1.0から陰性反応的中度を引き算した2.4％となる．この例では，検査前確率に比べて陽性の検査後確率は高く，陰性の検査後確率は低くなり，HbA_{1c}検査によって，検査前よりも疾患の有無の予測の正確さが増している．

　④ **検査前オッズ** pretest odds，**検査後オッズ** posttest odds **と尤度比** likelihood ratio

　①～③では，対象者から四分表が作成できた．しかし，実際には四分表ができないが検査の感度，特異度はわかっていることが多い．この場合に用いるのが尤度比とオッズの考え方である．オッズはあることが起こる確率を起こらない確率で割ったものなので，

　検査前オッズ，検査後オッズは

　　　検査前オッズ＝検査前確率/（1－検査前確率）

　　　検査後オッズ＝検査後確率/（1－検査後確率）　である．

　検査陽性尤度比，検査陰性尤度比は，

　　　検査陽性尤度比＝感度/（1－特異度）

　　　検査陰性尤度比＝（1－感度）/特異度　である．

検査前後のオッズには

　　　検査が陽性だった場合　　検査後オッズ＝検査前オッズ×検査陽性尤度比
　　　検査が陰性だった場合　　検査後オッズ＝検査前オッズ×検査陰性尤度比
　　　　　　　　　　　　　　　　　　　　　　　　の関係が成立する．

検査後確率は

　　　検査後確率＝検査後オッズ／（1＋検査後オッズ）　　から計算する．

【例題2】ある患者が膵がんである確率は，年齢から考えて，検査前で0.2であるという．この患者に検査Aを実施した場合に，陽性だった場合と陰性だった場合に，この患者が膵がんである確率を計算せよ．検査Aの感度と特異度は，それぞれ80％，75％とする．

【解答】検査前確率0.25から，検査前オッズ＝0.2／（1－0.2）＝0.25，感度0.8で特異度0.75から，検査陽性尤度比は0.8／（1－0.75）＝3.20，検査陰性尤度比は（1－0.8）／0.75＝0.27，検査後オッズは，検査が陽性だった場合0.80，陰性だった場合0.07である．検査後確率は，検査陽性だった場合0.44，陰性だった場合0.06となる．

ⓑ 治療効果の指標

絶対リスク減少率 absolute risk reduction（ARR）や相対リスク減少率 relative risk reduction（RRR）という用語がある．ARRは対照群のイベント発生（罹患）率から，治療などの介入を行った群のイベント発生（罹患）率を引き算したもので，寄与危険と同じものである．寄与危険を正の値にするため，通常とは逆に，対照群の発生率から介入群の発生率を引いている．RRRはARRを対照群のイベント発生率で割り算したもので，寄与危険割合と同じものである．number need to treat（NNT）は介入や治療によって効果があるのは何人に1人かを示す指標で，ARRの逆数（に観察年数を掛けたもの）である．

ⓒ 経時的変化に関する分析

相対危険は，コホート研究などで観察開始後一定の時期までの間のイベントの発生を合計して計算する．この場合，観察期間中の前半や後半に罹患や死亡が集中しても均等であっても結果は同じになってしまう．これに対して，累積生存率曲線による分析は，経時的な変化を考慮した解析方法で，イベント発生の状況を相対危険よりもよく反映する．集団の生存率を縦軸に，時間を横軸にとって，時間経過による生存率がどのように減少するかを表現する．通常は2つ以上の群の比較に用いるが，単一の群の観察に用いることもある．罹患率などの分析では，累積生存率のかわりに累積イベント発生率を縦軸にとることがある．

図2-18に例を示す．累積生存率はカプラン・マイヤー Kaplan-Meier 法によって計算することが多い．カプラン・マイヤー法は，死亡の発生ごとに時間を区間分けし，前の区間の生存者数で，その区間の生存者数を割ったものを，順次前区間の生存率に掛けていくものである．AとBのように，2群の生存率を比較する場合，6か月というような一時点の累積生存率を比較するときにはZ検定を用いる．図2-18では6か月時点ではB群のほうが累積生存率は高いが，12か月時点では差がない．平均生存期間を考慮した全体としての比較には，一般化ウィルコクソン検定 generalized Wilcoxon test，ログ・ランク検定 log-rank test などが用いられ，Bのほうがよいという結果となる．どちらの方法でも同様の結果が得られることが多いが，追跡期間が短い場合や例数が少ない場合には，前者を用いるほうがよいと

累積生存率のグラフ

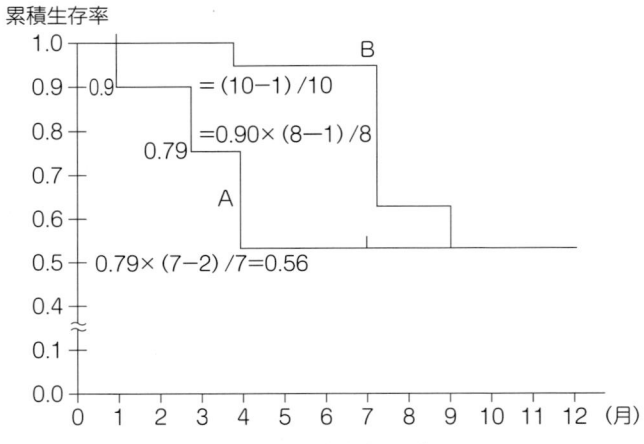

図2-18 累積生存率のグラフ
下記の患者10人の生存率曲線を図のAに示す．AとBで1年生存率は等しいが，Bのほうが平均生存期間は長い．1か月と7か月の上向きのヒゲは追跡不能となったことを示す．

患者a	1か月	死亡	患者f	7か月	追跡不能
患者b	1か月	追跡不能	患者g	12か月で追跡終了	
患者c	3か月	死亡	患者i	12か月で追跡終了	
患者d	4か月	死亡	患者j	12か月で追跡終了	
患者e	4か月	死亡	患者k	12か月で追跡終了	

されている．これらは単変量で分けた2つのグループを比較するものである．多変量解析としては，イベントまでの時間を考慮した比例ハザードモデル proportional hazard model を用いることが多く，コホート研究の形で収集されたデータは，観察疫学でも実験疫学でもこの方法で分析されることが多い．発生までの時間を考慮したイベントのリスクに，各変数（性，年齢，治療法など）がどのように影響するかを計算する方法である．

d 判断樹による医療判断

患者に対して，ある時点で最良の治療を選ぶ場合に，最長の生存期間もしくは質調整生存期間の得られる可能性が高いものを既存のデータから選ぶべきである．こうした選択に用いられるのが判断樹 decision tree と呼ばれるものである．判断樹を用いるには，判断樹の枝（選択肢）ごとの生存率（あるいは質的生存率）の信頼できるデータが必要である．このようなデータを得るには前項のような分析が不可欠である．

【例題3】 患者XはCがんで進行度Sである．Cがんの進行度Sでは手術と放射線療法，2つの治療が行われている．患者Xやその家族に治療法の選択のための説明は優先順位をつけて行うこととなった．これまでのデータで，患者Xの性・年齢では手術した場合の5年生存率は80％だが，20％の確率で5年以内に死亡する．放射線療法では，腫瘍の放射線感受性が強い確率が70％で，この場合には5年生存率は90％であるが，放射線感受性が弱い確率が30％で，その場合の5年生存率は10％である．

いずれの治療法でも，5年生存後は後遺症や再発の心配はないが，5年生存に至らなかったケースでは病悩などの面から，結果として治療前後に死亡した場合と同じ程度の生活の質 quality of life（QOL）しか得られないことが知られている．

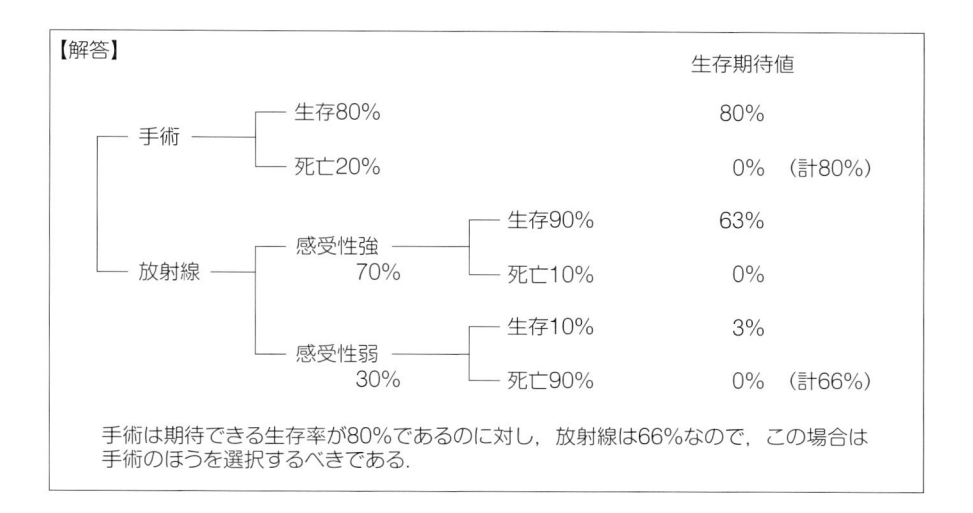

```
【解答】                                    生存期待値
        ┌─ 生存80%              80%
    ┌手術┤
    │   └─ 死亡20%              0%   （計80%）
    │        ┌─ 生存90%          63%
    │   ┌感受性強
    │   │ 70% └─ 死亡10%          0%
    └放射線┤
        │   ┌─ 生存10%           3%
        └感受性弱
          30% └─ 死亡90%          0%   （計66%）
```

手術は期待できる生存率が80%であるのに対し，放射線は66%なので，この場合は手術のほうを選択するべきである．

C. 環　境

1．実験室での分析（法）

　わが国は不名誉ながら公害先進国あるいは公害病博物館などと呼ばれていた．戦後の復興期に経済発展を重視し，環境の汚染に注意を払わなかった結果として，環境汚染にとどまらず地域住民の健康障害を招いた．水俣病，イタイイタイ病などがよく知られている例である．当初は原因がわからないことから「奇病」といわれた．薬害であるスモン subacute myero-optico-neuropathy（SMON：亜急性脊髄視神経症）も，はじめは「戸田の奇病」（患者が現在の埼玉県戸田市に多かった）といわれた．これらは臨床および疫学調査，実験的検証によって原因はそれぞれメチル水銀，カドミウム，キノホルムであると解明された．原因物質の追究，同定には実験室で行う分析技術が大きな役割を果たす．疫学調査は疾病，事故，健康状態について，地域，職域などの多数集団を対象とし，その原因や発生条件を統計的に明らかにする．その過程で現れてきた原因として疑いのある物質あるいは状況から感染性であるのか，化学物質の毒性であるのかなど，実験室で機器を使って検証する必要がある．

　スモンを例に調査過程をみてみると臨床グループは臨床症状，どんな異常が起きているかを明確にする．腹部症状（腹痛，下痢），末梢神経障害，両側性視野障害など神経症状を呈することを明らかにした．疫学グループは患者の好発年齢，性別，職業などに明らかな特徴は認めず，居住地域に偏在性を認めた．感染性（スモンウイルス）であると考えられた時期もあった．分析グループは臨床情報，疫学情報をもとに原因を追及するが，スモン患者の緑舌，緑尿に注目して分析した結果，この緑色は整腸剤であるキノホルムの鉄キレート物質であることを明らかにした．臨床グループは各患者のキノホルム摂取状況を調査し，患者の 97 ％ がキノホルム剤の投薬を受けていたことが明らかとなった．キノホルムの販売が禁止（1970 年 9 月）されてから新発生患者は激減し，現在は新発生患者はいない．

　わが国では比較的最近になってシックハウス症候群や化学物質過敏症が問題となった．これらは非常

に低濃度の化学物質で発症するため，実験室における高い分析精度が要求され，検出限界値が sub-μg/g（ppm 以下）の濃度の分析が必要とされている．

実験室における分析は，化学的，物理的，微生物学的，免疫・遺伝子学的方法などに分類できる．近年，より少量の試料量で，より多くの情報を得たいという要求にかなり応じた測定法が開発されてきている．

1）化学的方法

ⓐ 原子吸光法 atomic absorption spectrometry（AAS）と原子発光法 atomic emission spectrometry（AES）

元素は高温下で原子化される．その原子がエネルギーを獲得して励起状態になるとき，吸収する光エネルギーを測定するのが原子吸光法で，励起状態から基底状態に戻るとき放出する光エネルギーを測定するのが原子発光法である．原子を対象とした分析法であることから特異性が高く，感度もよい．

元素により原子特有の吸収または発光波長（共鳴線）がある．波長により元素の同定ができ，吸収または発光強度から濃度が算定できる．原子吸光法では高温をかける方式に炎（フレーム）と黒鉛炉（フレームレス）があり，後者のほうが試料量が少なくてすみ，感度も高く，ng/mL（ppb）レベルの測定が可能である．原子発光法ではスパーク，アーク，グロー放電，プラズマ放電などで励起する．感度はフレーム原子吸光と同程度で，μg/mL（ppm）レベルかそれ以下である．

ⓑ 誘導結合プラズマ-発光分析法 inductively coupled plasma-atomic emission spectrometry（ICP-AES）

原子発光分析の励起源として誘導結合プラズマを用いたもの．40〜50 Hz の高周波電流を流したコイル中にアルゴンガスを流し，形成されたプラズマ炎に液体試料をネブライザーで導入し，検出器として発光分析計を使用する．

ⓒ 誘導結合プラズマ-質量分析法 inductively coupled plasma-mass spectrometry（ICP-MS）

ICP で発生させたプラズマをイオン化源とし，元素をイオン化し，質量分析計へ導入し，質量数から元素を同定し，カウント数から濃度を算定する方法．

ICP-AES も ICP-MS も高感度，高精度で，多元素同時測定ができ，分析濃度範囲が広いことから最近，低濃度試料の分析に広く使われるようになってきた．ICP-MS のほうが感度が良く，sub-ng/mL（ppb 以下）レベルの分析が可能である．検出器として質量分析計を使用するので，安定同位体が存在する元素についてはトレーサー実験ができる利点がある．ラジオアイソトープと違い，特別な施設を必要とせず，半減期もないことから，いつでもどこでもでき，今後ますます汎用されるようになるであろう．

ⓓ ガスクロマトグラフィ-質量分析計 gas chromatography-mass spectrometry（GC-MS）

従来のガスクロマトグラフィに質量分析計を接続したもので，化学物質過敏症の原因追及など，低濃度の揮発性有機化合物の検査に使われる．

ⓔ 高速液体クロマトグラフィ high performance liquid chromatography（HPLC）

カラムクロマトの一種である．移動相として高圧に加圧した液体を使用して試料中物質の分離を図り，蛍光検出器，紫外部吸収検出器など，目的物質に応じた検出器を接続して濃度を測定する．

最近の傾向として化学種分析の必要性が高まっている．同一元素であっても化学形態により生体影響が大きくことなること，体内で代謝される過程で化学形態が変化し，中間代謝物が毒性を発揮することがあるなどの理由からである．

2）微生物学的方法

微生物検査の特徴は肉眼でみえない微小な生きものを対象にすること，この生きものは私たちの生活のあらゆる場に生息しているが，ときに死滅したり，あるいは増殖したり，変化していることである．したがって検査を開始するに先立って使用器材の滅菌処理を行う．また培養には通常 37℃ で 24 時間（環境微生物の場合は 20℃，3〜10 日間）かけるので，結果はすぐには入手できない．高病原性鳥インフルエンザ，豚インフルエンザ，SARS（severe acute respiratory syndrome）の病原体はウイルスである．ウイルスは生きた細胞の中でしか増殖しない．培養にあたってそのウイルスと感受性の高い細胞を選ぶことが必要である．そのほか細菌（赤痢菌，コレラ菌など）を培養する際には目的とする細菌が増殖できる組成の培地を選ぶ．

一般に食中毒が発生した場合，原因物質が化学物質であれば上記の化学的分析法により原因物質を検索するが，微生物が原因と考える場合には微生物学検査を行う．予防的見地からは一般細菌と大腸菌群または大腸菌の検査を行う．

ⓐ 一般細菌の検査法

一般細菌とは一定条件のもとで標準寒天培地にコロニーを形成できる生菌をいう．標準寒天培地の組成はペプトン，酵母エキス，ブドウ糖および寒天末で pH を 7.1 に調整したもの．試料を培地上にのせ，36±1℃ で 24±2 時間培養後，肉眼的にコロニー数を数える．生菌数が多すぎる場合は，滅菌精製水または滅菌生理食塩水で希釈して培養をやり直す．

ⓑ 大腸菌群推定試験

大腸菌ファミリーに属す細菌は糖を分解して酸を形成し，炭酸ガスを発生する性質がある．発酵管または中試験管にダーラム管を伏せて入れたものにラクトース・ブイヨン（LB）培地を注入して高圧蒸気滅菌する．ダーラム管中のガスは追い出されて沈む．冷えてから試験液を注入し，36±1℃ で 24±2 時間培養する．大腸菌群の細菌が存在していれば培養中に形成された酸により，LB 培地中に含まれる pH 指示薬が緑→黄に変色する．ガス発生があればダーラム管の中にガスがたまり浮上してくる．発酵管の場合は頭頂部分にガスがたまる．両者を認めた場合，大腸菌群推定試験は陽性であり，確認試験，確定試験へ進み，最終的にグラム染色をして，顕微鏡下で既知大腸菌と比較して判定する．大腸菌群の細菌が検出されるということは，糞便による汚染が疑われ，ほかの病原性腸内細菌も存在する可能性を示唆する．しかし，大腸菌群推定試験が陽性であっても，さらに検査を進めている段階で陰性になる例が多いことから，はじめから大腸菌を検査する方法にかわってきている．

ⓒ 大腸菌試験法

大腸菌 *Escherichia coli* はヒトや動物の新しい糞便 1 g 中に約 10^9 個存在する．大腸菌は β-グルクロニダーゼをもっていることを利用して検査する．特定酵素基質培地に 4-メチルウンベリフェル β-D-グルクロニド（MUG）を含ませておき，試料とともに 36±1℃ で 24 時間培養する．大腸菌が存在すれば大腸菌に特異的に存在する β-グルクロニダーゼが MUD に作用して 4-メチルウンベリフェロンを遊離する．このものの蛍光強度を測定する．

> **大腸菌群の最確数（MPN）の検査**：海水浴シーズンが近づくと海水浴場の清潔さの程度を大腸菌群の最確数（most probable number, MPN）で表す．統計学的に最も確からしい数値とされる．検査する海水を滅菌精製水で3段階希釈液を作製する．たとえば×1, ×10, ×100, かなり汚い試料であれば×10, ×1,000, ×100,000 などのように試料の3連続希釈系列をつくり，1つの濃度につき5本準備する．そこにLB培地を加える．36±1℃で24時間培養後に各試料濃度の陽性発現率から試料中の菌数を最も確からしい数値として確率論的に推計する方法．かなり古くから使われている指標である．

3）免疫・遺伝子学的方法

最近，とくに遺伝子の研究が急速に進み，遺伝子の性質や特異性を利用した分析方法の進歩が著しい．現在も広く使われているウェスタンブロット法，PCR法，エライザ法について解説する．

ⓐ ウェスタンブロット法

無数にあるタンパク質の中から特定タンパク質だけを検出する方法である．まずゲル状の板の上に試料を載せ，電気泳動によりタンパク質を大きさにより分離する．分離されたゲル中のタンパク質をメンブレン（ウェスタンブロット用の紙）に移す．電気を流してタンパク質を移動させ，完全に分離させる．目的とするタンパク質に対する抗体で反応させると，抗体は目的タンパク質のある部分に付着する．この段階で目的タンパク質にのみ抗体があることになる．次にその抗体に対する抗体と反応させる．この時に使う抗体は発光するように特別な処理がなされている．最終的に目的とするタンパク質のある所だけが光る．抗体は2種類使用する．

ⓑ PCR（polymerase chain reaction：ポリメラーゼ連鎖反応，複製連鎖反応）法

遺伝子検査法の一つである．DNA鎖の特定部位のみを反復複製する反応で，微量のDNAを100万倍程度増幅できる．反応は，① DAN二本鎖の解離，②オリゴヌクレオチドとのアニーリング，③ DNAポリメラーゼによる相補鎖合成，の三反応の20〜30回の繰り返しからなる．生命科学のほとんどすべての分野で応用されている．

> 豚インフルエンザの場合にPCRの利用を考えてみよう．検体として鼻水を使い，目的ウイルスがいるかどうかを調べたい．検体中に目的ウイルスがいたとしてもわずかで直接測れない．PCRでウイルスの遺伝子を増幅すれば検査が可能となる．増幅を起こす酵素がポリメラーゼで，豚インフルエンザにしかない遺伝子配列（豚インフルエンザ特異的プライマー）で増幅し，陽性なら豚インフルエンザウイルスが検体中にあったことの証明になる．

ⓒ エライザ法 enzyme-linked immunosorbent assay（ELISA）

酵素標識免疫吸着法ともいわれる．特異性の高い抗原抗体反応を利用して，酵素反応に基づく発色・発光を指標として特定のタンパク質を検出・定量する方法．微量タンパク質や感染性微生物抗原の検出・定量に広く使われている．方法としては，①試料溶液を固相に接触させ，吸着させる．固相としてはプラスチックチューブ，マイクロプレート，ガラスビーズなどが使われる．②抗原抗体反応および酵素反応に関与しないタンパク質（スキンミルク，アルブミンなど）を固相に吸着させ，ブロッキングを行う．③目的タンパク質に特異的な抗体を固相に接触させ，抗原抗体反応を起こさせる．④反応しな

かった余分な抗体を洗い流す．⑤ステップ③で加えた抗体に酵素が標識していない場合，③の抗体（一次抗体）と特異的に反応する抗体（酵素標識済み，二次抗体）を作用させる．その後余分な二次抗体を洗い流す．⑥酵素の基質（通常，発色または発光試薬）を加え，酵素反応の生成物を検出する．

> BSE（bovine spongiform encephalopathy，狂牛病）の牛の検査は免疫反応を使う方法と脳を顕微鏡で観察する方法がある．免疫反応を使う方法はエライザ法とウェスタンブロット法が使われている．食肉衛生検査所では一次検査にエライザ法を，二次検査にウェスタンブロット法を採用している．エライザ法は結果が出るのが早く，感受性が非常に高い．そのため偽陽性を含む確率が高い．一次検査で陽性牛が出た場合，二次検査でウェスタンブロットと顕微鏡で空胞を観察する．二次検査で陽性と判断されたものは BSE であると診断される．

2．毒性試験

有害物のリスクを評価することは重要である．有害物を摂取した場合，その生体影響は個体の遺伝的要因，環境要因，あるいは社会的要因により異なる．生体負荷量の増加と集団の生体反応の関係，量―反応関係は図2-19 に示すようにS字状カーブを描く．このS字状の立ち上がりの量を閾値 threshold という．毒性試験によりある程度以下であればヒトに障害を起こさないと考えられる量，すなわち悪影響の発現率が非投与群と有意差がない最大の量を最大無作用量 no observed adverse effect level（NOAEL）という．これは動物実験で得られたデータをもとにしているので，ヒトに応用する場合，安全係数を掛ける．安全係数は化学物質ごとに決められるが，多くの場合1/100，発がん性，催奇形性などが疑われる場合は 1/1,000 とすることが多い．NOAEL に安全係数を乗じてヒトの許容1日摂取量 acceptable daily intake（ADI），mg/kg 体重/日が求められる．

毒性試験はヒトに対するリスクを知るためのものであるが，人体実験は不可能であるため動物実験を

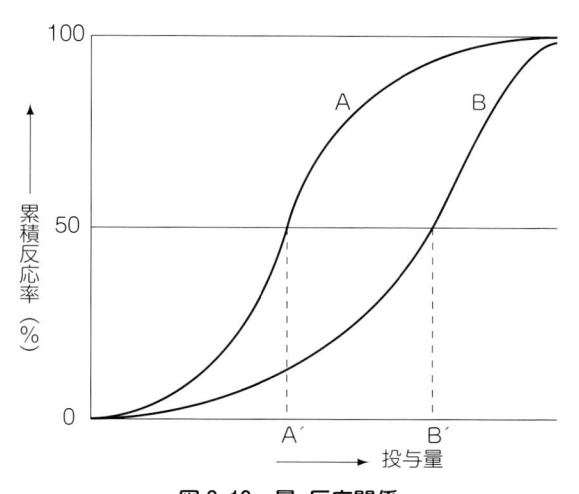

図 2-19 量―反応関係
母集団に A，B の化学物質を投与した場合
A'：累積反応率を死亡率とした場合の化学部質 A の LD_{50}

行う．毒性試験は一般毒性と特殊毒性に大別できる．通常，マウス，ラット，モルモット，ハムスターなど小動物を使って行うが，ラットまたはマウスが繁用されている．特殊毒性試験には細胞を使う試験方法もある．

1）一般毒性試験
ⓐ 急性試験
比較的多量を投与して，投与直後から1週間程度観察をする．指標として半数致死量 50 % lethal dose（LD_{50}）がよく知られている．投与量を mg/kg 体重で示す．毒物，劇物の判定基準にも使われる．経口投与の場合，LD_{50} が 30 mg/kg 以下の化学物質は毒物，300 mg/kg までは劇物である．

ⓑ 慢性試験
供試動物の寿命相当期間，雌雄動物に被験化学物質を複数濃度投与し観察する．通常，慢性試験に入る前に，数か月間の亜急性試験を行い，投与量，観察項目を決める．

2）特殊毒性試験
ⓐ 発がん性試験
長期間投与し，各臓器のがんの発生率を病理学的に観察する．

ⓑ 生殖毒性試験
生殖機能への毒性を観察するため時間がかかる．数世代にわたり，仔の数，性比，遺伝的影響を観察する．

ⓒ 催奇形性試験
妊娠動物に投与し，奇形の発生率，発生部位を観察する．化学物質により在胎期間（マウス，ラットの場合は3週間）のいつ投与したかで結果は異なる．

ⓓ 突然変異試験
遺伝子の突然変異は発がんと関係あると考えられる．よく使われる方法にエームス（Ames）試験がある．細菌（ネズミチフス菌の変異株を使うことが多い）を使用する．この菌はヒスチジンがないと生育できない．ヒスチジンを含まない寒天平板培地にこの菌を培養するとき被験化学物質を加える．もし菌が生育すれば，加えた化学物質により突然変異が起き，ヒスチジンなしで生育できる菌株に変異したことになる．

3．物理学的要因と測定

1）温　熱
環境の温熱条件は，気温，気湿，気流，輻射熱の4つの温熱因子（温熱要素）の組み合わせによって総合的に決定される．温熱条件を表す尺度としての数量的表現を温熱指数 thermal index と呼び，これまでに，いくつかの方式が提案されている．主な温熱指数を以下に示す．

ⓐ 感覚温度（実効温度）effective temperature（ET）
感覚温度は，乾球温，湿球温，気流を実測し，3つの測定値から感覚温度図表（図2-20 左図）の上で求める．

感覚温度 t℃の環境とは，気湿 100 % で気流 0 m/sec の条件における気温 t℃のときに感ずるのと同じ温感の環境という意味である．感覚温度 t℃を与える環境状態は，気温，気湿，気流の組み合わせに

よって無数に存在しうる．気湿と気流を一定にすることにより，感覚温度 t ℃は求められる．値の大きいほど暑い環境であり，小さいほど寒い環境である．

最も多数の人が快適と感じる感覚温度（快感帯）は，夏季は 71 ℉ET（F），冬季は 68 ℉ET（F）とされている（American Society of Heating, Refrigerating and Air-conditioning Engineers）．[F と C の換算式：$C=(F-32)\times\frac{5}{9}$]

ⓑ 修正感覚温度（修正実効温度）corrected effective temperature（CET）

ET に輻射熱の影響を加味したもので，乾球温度の代わりに黒球温度を用いる．図 2-20 右図から求められる．

ⓒ 湿球黒球温度指標 wet-bulb globe temperature index（WBGT）

温熱指標として頻用される ET に欠けている輻射を補ったものである．湿球温（tw），乾球温（td），黒球温（tg）から次式で求められる．暑熱環境下での労働および作業時の熱ストレス評価やスポーツ活動における暑熱障害予防の指標として用いられる．

WBGT＝0.7 tw＋0.2 tg＋0.1 td（屋外）
WBGT＝0.7 tw＋0.3 tg（室内および日陰の屋外）

環境省は「暑さ指数」と呼び，表 2-11 に示すように熱中症予防情報を出している．黒球温度計で tg を，アウグスト乾湿度計で tw と td を求めて WBGT 温度を計算できるが，直読式の WBGT 計が市販され，近年汎用されるようになってきた．アウグスト乾湿計で求めた tw は気流の影響を受けているので温熱 4 要因のすべてを加味した値となる．

ⓓ 不快指数 discomfort index（DI）

暑さによる不快度を示す指数．次式により計算する．

DI＝0.4（td＋tw）＋15　　　（t：℉）
DI＝0.72（td＋tw）＋40.6　　（t：℃）
　　td：乾球温度　　tw：湿球温度

日本人では，DI 85 で 93 ％の人が不快を訴えるという．

2）測定法

以上の温熱指数を算出するための各因子とその測定法を簡単に述べる（図 2-21）．

表 2-11　日常生活に関する暑さ指数の指針

温度基準（WBGT）	注意すべき生活活動の目安	注意事項
危険（31℃ 以上）	すべての生活活動で起こる危険性	高齢者においては安静状態でも発生する危険性が大きい．外出はなるべく避け，涼しい室内に移動する．
厳重警戒（28～31℃*）		外出時は炎天下を避け，室内では室温の上昇に注意する．
警戒（25～28℃*）	中等度以上の生活活動で起こる危険性	運動や激しい作業をする際は定期的に十分に休息を取り入れる．
注意（25℃ 未満）	強い生活活動で起こる危険性	一般に危険性は少ないが激しい運動や重労働時には発生する危険性がある．

＊（28～31℃）および（25～28℃）については，それぞれ 28℃ 以上 31℃ 未満，25℃ 以上 28℃ 未満を示す．

図 2-20　感覚温度図表

（新労働衛生ハンドブックより）

アウグスト乾湿球温度計　　アスマン通風温湿度計　　黒球温度計　　カタ寒暖計

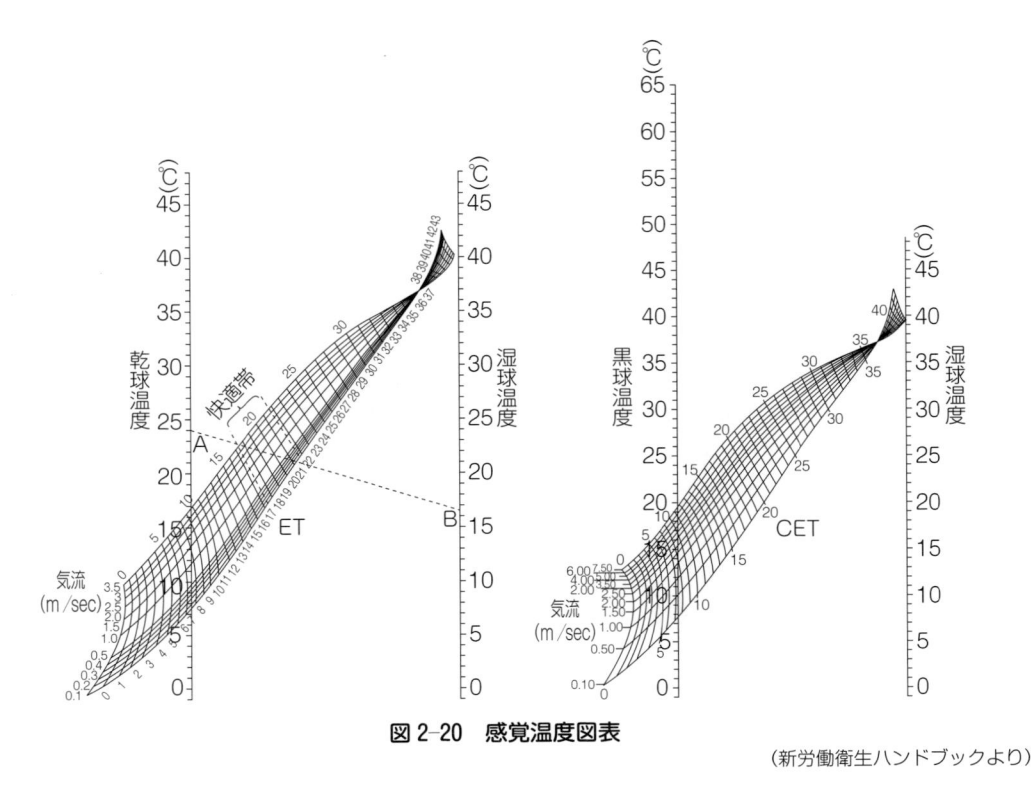

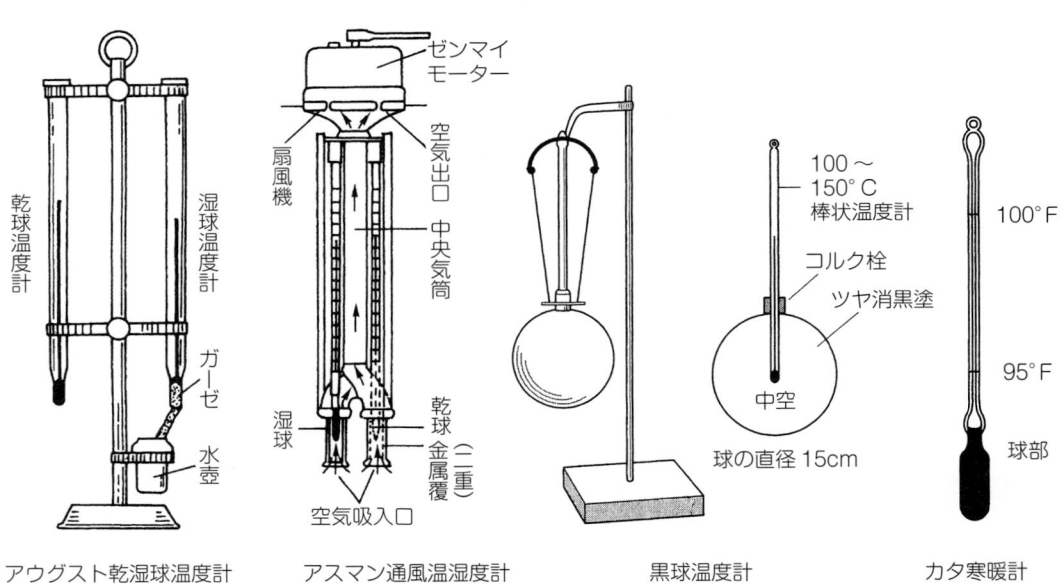

図 2-21　温熱因子の測定器

気温と気湿は乾湿 2 本の温度計を組み合わせたアウグスト乾湿計またはアスマン通風温湿度計（通風量 3.7 m/s）が頻用される．

相対湿度 relative humidity（RH）はその空気が含みうる最大限度の水蒸気量（飽和湿度）に対する現在含まれている水蒸気量を％で示したもの．

絶対湿度 absolute humidity は空気中に存在する水蒸気の絶対量であり，g/m^3 または水蒸気圧 mmHg で表す．空調の計算には飽和湿差（飽差）deficiency of saturation または saturation deficit が頻用される．これは飽和湿度と絶対湿度の差である．

気流の測定は現在では熱線風速計 hot-wire anemometer，wheatstone bridge の原理を使った直読式の気流計が市販されており，室内の微気流（通常 0.5 m/s 以下の方向不定の不感気流が多い）から屋外のかなり強い気流まで測定可能である．屋内ではカタ寒暖計で測定することもある．このほか屋外では風車風速計が使われる．

輻射熱は直読式で熱輻射量（mW/cm^2）を読みとるものもあるが，直径 6 インチの黒球温度計 globe thermometer を使い黒球温を測定することが多い．黒球温と付近の気温との差を実効輻射温と呼び，輻射の目安として有効である．

3）気　圧

1 気圧は 760 mmHg，1,013 hPa（ヘクトパスカル），10^6 dyne/cm^2 である．人体への負荷量として使われるゲージ圧（kg/cm^2）は現気圧－1 気圧で，水深 10 m に均衡する気圧を 1 ゲージ圧としている．

気圧の測定は水銀気圧計 Fortin-type barometer またはアネロイド気圧計 aneroid barometer が一般的に普及している．

第 3 章
生物学的基盤

A. 感染症と予防

1. 感染の成立

1）感染と発病

微生物は宿主（ヒトや動植物）に侵入すると図3-1のような転帰をとり，多くの場合マクロファージ macrophage や好中球 neutrocyte を中心とする多形核白血球 polymorphonuclear leucocyte，血管壁や肝・脾・肺などにある網内系細胞により貪食・殺菌され除去されるが，ときには体内で増殖する．これを感染 infection という．また，微生物が宿主に付着しているだけの状態を汚染という．

感染は宿主に何ら症状を示さない不顕性感染と明らかな臨床症状を示す顕性感染に分類されるが，顕性感染の場合を発病 attack または発症という．このように宿主が感染によって引き起こされた疾患を感染症という．なお，伝染病という語は感染症とほぼ同義語に使用されるが，とくに感受性のある宿主か

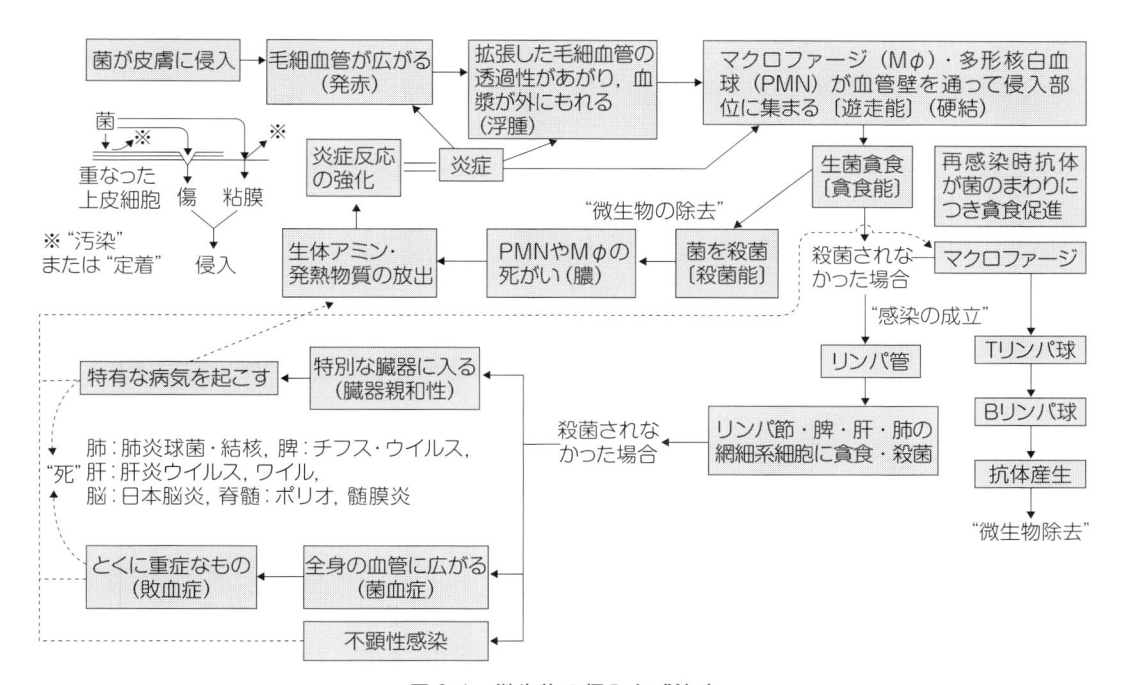

図 3-1 微生物の侵入と感染症

ら直接的，あるいは間接的に伝播していくことを強調した表現である．不顕性感染，顕性感染のどちらでも，通常感染が生じるとそれらの微生物をマクロファージが異物と認定し，その情報がTリンパ球 T lymphocyte を経てBリンパ球 B lymphocyte に伝えられ，抗体が産生される．こうして，増殖した微生物も排除されるばかりでなく，再度侵入した場合にはすぐに微生物を排除する態勢が整えられることになる．これらの微生物の侵入と感染症との関係を図3-1に示す．

2）病原微生物とその特徴

病原性をもつ微生物としてはウイルス，細菌，リケッチア，クラミジア，原虫，真菌が知られる．なお微生物でなく感染症のあるタンパク質としてプリオンがある．

このうちリケッチアは細菌よりも小さな微生物で，動物に寄生しているものが多いが，ツツガムシ病，発疹チフスのように人間にも感染し，発病する．

クラミジアは大型のウイルスに近い大きさであるが，DNA，RNA両方の核酸をもち，化学療法剤も効くことから分離された．間質性肺炎を起こすオウム病，重症な結膜炎を起こすトラコーマの原因菌として知られていたが，近年ではむしろ性病として知られている．

原虫は単細胞動物であり，病原性のあるものとしてマラリア，トキソプラズマ，赤痢アメーバが昔からよく知られていたが，近年水道水による下痢症を引き起こすクリプトスポリジウムや，エイズの主症状であるカリニ肺炎も原虫の一種であるニューモシスチス・カリニであるとされた．

真菌の多くは人の常在菌であるが，化学療法剤の多用や免疫能の低下による日和見感染の主要な病原体として知られる．その中でも昔から知られていたのはカンジダ症やアスペルギルス症である．カンジダは表在性としては皮膚，口腔粘膜，外陰・腟，深在性としては消化管，血液のほか各種臓器に炎症をもたらし，アスペルギルスは広く環境中に常在している菌であるが，主に呼吸器を侵し，さらに血行性に各種臓器にも病巣をつくる．そのほかハトなど鳥が保有しているクリプトコッカスは，肺炎や髄膜炎を起こすことが知られている．

ⓐ 不顕性感染 inapparent infection，latent infection

病原体が感染しても，宿主が発病しない状態を不顕性感染といい，血清学的検査や特異的皮膚反応により確認される．発病する人の割合は病原体により，ほぼ一定である．これを感染発症指数（感染者に対する発病者の百分率）でみると，麻疹，水痘，狂犬病は95％以上，風疹，ムンプス，インフルエンザは50〜60％，日本脳炎，ポリオは1％以下といわれる．

ⓑ 潜伏期 incubation period，latent period

感染から発病までの期間を潜伏期という．この期間は病原体のタイプ，侵入した量，毒力，宿主の感受性などにより多少変化するが，病原微生物の種類によってほぼ一定している．ブドウ球菌食中毒の30分〜4時間，B型肝炎の数か月，らいの数年などの特殊な例を除くと通常数日〜10日間くらいが多い（各疾病ごとの潜伏期は p.68 表3-4 参照）．

2．感染症の診断と治療

感染症は多彩な病原体により引き起こされ，その原因微生物により治療方針が全く異なり，さらにその同定に緊急性を要することも少なくない．それらの病原微生物を的確に，しかもできるだけ早く同定することは，感染症治療の基本である．

従来は各病原微生物の生物・化学的症状をもとにした細菌学的診断が用いられていたが，免疫学の発達から，細菌学診断ではわからなかった同一微生物の中の詳細な亜種（型）の鑑別のできる血清学的診断が用いられるようになってきた．この方法による鑑別は同一病原体の異なる症状（疾病）の同定を可能にした．さらに近年の遺伝子操作の進歩により，感染症のDNA診断が可能となった．この方法により少量の感染量で，迅速に，しかも的確な診断が可能になり，現在耐性菌，性感染症，肝炎，エイズの同定などに用いられるようになってきている．また，従来長時間の培養に頼らなくてはならなかった結核菌の同定が迅速に的確になされるようになった（p.52参照）．

　19世紀末ごろから病原微生物の性状が明らかになるに従い，化学療法剤 chemotherapeutics が開発されるようになってきた．1909（明治42）年のサルバルサン，1935（昭和10）年のサルファ剤を経て，1929（昭和4）年のペニシリンの発見は，その後に続く抗生物質の発見として特筆される．現在では細菌，リケッチア，クラミジア，真菌，原虫のほとんどは化学療法剤により治療が可能になってきたが，耐性菌との戦いは今なお続いている．ウイルスに対しては長らく有効な化学療法剤はみつからなかったが，近年ヘルペスやインフルエンザに対して有効なものが認可されるようになってきた．また，エイズに対しても有効な薬物が開発され，長期の延命が可能になった．

　ある感染症に対して長期にわたり高域なスペクトルの抗菌薬を使用していると，目的とする菌は減少するが，その抗菌薬に耐性な菌の異常増殖をみる．その現象を菌交代現象 microbial substitution といい，それにより起こる新しい疾病を菌交代症という．しかし，近年このような，通常みられない特殊な病原微生物（緑膿菌，真菌，原虫など）による疾病は，抗菌薬の使用以外でも各種医療行為や高齢による免疫力の低下した宿主でもみられることが多い．このような，通常は無害であったり，弱毒であったりする菌により起こされる感染を日和見感染 opportunistic infection というようになった（p.73 院内感染症参照）．

　有効な抗菌薬がない時代にはブドウ球菌，レンサ球菌，大腸菌，緑膿菌などの起炎菌が感染巣から血中に侵入し，全身に移行し，新たな重篤な細菌感染を引き起こす敗血症 sepsis は最も恐ろしい疾病の一つであった．しかし，適切な抗菌薬の使用，副腎皮質ステロイド剤の投与，補液，抗凝固剤の投与などの処置により多剤耐性菌によるもの以外は重篤ではなくなった．同様な全身反応は外傷，火傷，膵炎，手術後感染などの感染を伴わない場合にもみられ，また早期から抗菌薬を投与すると起炎菌の陽性率が低く敗血症の確定診断ができないこともあり，新しい炎症の概念として両者を統一した全身性炎症反応症候群 systemic inflammatory response syndrome（SIRS）が用いられるようになった．

3．感染症の発生要因

　疾病が成立するためには，病原要因，環境要因，宿主要因の3要因が必須であるが，感染症の場合にも感染源，感染経路，感受性をもつ宿主の3要因が必須である．

1）感染源 source of infection

　感染症の原因となる病原微生物や寄生虫が自然界で生活している場所を病原巣 reservoir of infection といい，ヒト，動物，土壌などである．感染源は，実際の感染がどこに由来したかを示すもので，病原巣と一致する場合が多いが，間接的に媒体となった水，器物，動物などの場合もある．

ⓐ ヒトを病原巣とする感染

ヒトの呼吸器，消化器，皮膚，血液などを生活の場としている結核，麻疹，赤痢，ポリオ，らい，性病，B・C型肝炎，エイズウイルスなどの微生物の起こす感染がある．通常，排菌量の多い患者 patient（感染して発症した状態の人）が最も感染源として大きいが，保菌者 carrier（無症状の特定病原の感染者）の役割も大きい．保菌者は健康保菌者（不顕性の状態で感染源となる宿主：患者よりも多く，感染していることが本人も含めわからないため見過ごしやすく，感染症予防上注意を要する．ジフテリア，ポリオ），潜伏期保菌者（発病前に感染源となる者．風疹，麻疹，ムンプス），病後（回復期）保菌者（臨床症状がなくなっても感染源となる者．赤痢，腸チフス）に分かれる．

ⓑ 動物を病原巣とする感染

病原微生物は種特有なものが多いが，中にはヒトと動物が共通の宿主となる感染症もある．これを人獣共通感染症 zoonosis という．

ⓒ 無生物を病原巣とする感染

土壌（破傷風，真菌症）と水（A型肝炎，レジオネラ症）が病原巣になりうる．

2）感染経路 route of infection

病原体が病原巣を出て宿主に伝播される経路を感染経路といい，どのような経路をたどるかを伝播様式 mode of transmission という．

感染経路は宿主への侵入場所により，経気道感染（呼吸器系感染，空気感染 airborne infection：直接飛沫感染，飛沫核感染，飛塵感染），経口感染 oral infection（消化器系感染：食物による感染，水による感染，牛乳による感染），経皮感染（接触感染 contact infection：皮膚および表在粘膜から侵入する直接接触感染と媒介動物，輸血・注射・はり治療などの間接接触感染），経胎盤感染 transplacental infection の4つに分類される．なお別な分け方として胎盤，産道，母乳などによる母から子への感染を垂直感染 vertical infection，それ以外の感染を水平感染 horizontal infection と呼ぶこともある．

3）宿主の感受性

病原微生物に対する宿主の感染の受けやすさ（感受性 susceptibility）は，その微生物の量や毒力の強さ，宿主の遺伝的素因，性，年齢，栄養，体力，休養，ストレス，ほかの疾病の存在などの個人個人の諸条件に影響される．その程度は免疫力 immunity の差にもよる．

4．感染症の流行

特定の集団に通常の頻度を超えて疾病が発生することを流行 epidemic という．このうち，時間的経過が急速な場合を点流行 point epidemic（単一曝露流行）といい，水系流行や食中毒時にみられる．普通の伝染病のように局限された地域に繰り返される流行を地方病的流行（局地流行）endemic といい，インフルエンザ，コレラ，エイズのように短時間に世界中をまわる大規模な流行を世界的流行（汎流行）pandemic という．なお，時間的にも場所的にも少数の患者発生にとどまる流行を散発的流行 sporadic epidemic という．

これらの流行は病原体の感染発症指数，病原体の抗原変異，宿主の感受性，地理的要因（都市と農村，緯度，地理的条件），社会環境（住環境，社会・経済状態，職業，文化・教育），感染経路，時間的要因（経年変化，季節変動）などに影響される．

5．感染症の予防

感染症の予防対策は，原則的には感染を成立させている3要素（感染源，感染経路，感受性のある宿主）の1つを完全にコントロールすれば感染阻止の目的は達成させられるが，現実には各疾病ごとの疫学的特性をよく吟味し，最適な実施可能な対策をいくつか組み合わせて用いられている．

1）外来伝染病の予防，検疫

検疫 quarantine とは，国内に常在しない外来伝染病の国内への侵入を防ぐ目的で，伝染病に曝露した健康接触者をその潜伏期間中行動制限を行うことである．"検疫法"により全国83か所の海港と15か所の空港に検疫所が設置されている．検疫感染症としてエボラ出血熱，クリミア・コンゴ出血熱，マールブルグ病，ラッサ熱，ペスト，インフルエンザ（H5N1），の6疾病が規定され，その発生時には入国停止（外国人は入国拒否），停留，消毒などの措置が行われる．

2）国内における感染症の予防

ⓐ 届出感染症 reported infectious disease

1897（明治30）年の"伝染病予防法"公布以来，各種感染源および感染経路対策がたてられる一方，"種痘法"や"予防接種法"の制定，保健教育の実施により感受性者対策がたてられてきた．"伝染病予防法"は今から100年も前にできた法律で，この法律の届出義務と消毒法の徹底が，わが国の感染症対策に大きな役割を果たしてきたことは評価される．しかし，多くの疾病は現在の日本ではあまり問題のないものになる一方で，新しく出現してきた，より危険性の高いウイルス性疾患に対しては無力であるばかりでなく，患者・保菌者に対する強制隔離や強い就業規則などは，現代社会には馴染まないものになってきた．そこで1999（平成11）年4月1日より新しい感染症対策を担うものとして"感染症の予防及び感染症の患者に対する医療に関する法律"（感染症法）が施行されるようになった．この法律は2003（平成15）年と2007（平成19）年に大きな改正が行われ，表3-1のようになった．

ⓑ 感染症サーベイランス surveillance

抗菌薬の出現，予防接種の普及，生活環境の改善などは，従来の届出を必要とする疾病の減少のみならず届出率の減少も招いた．一方，小児のウイルス性疾患は多様化し，まれに重篤な合併症や後遺症をもたらすことがあり，新たな対策が必要となった．そこで1962（昭和37）年より急性灰白髄炎，日本脳炎，風疹，インフルエンザ，百日咳，ジフテリア，麻疹の7疾患を対象とし，患者からの病原体分離や，一般住民の抗体保有状況を明らかにする感受性調査を主体とする伝染病流行予測事業が始められた．

1981（昭和56）年からは17の小児ウイルス疾患を中心とした感染症サーベイランス事業（発生動向調査事業）をスタートさせ，さらに1987（昭和62）年より結核，肝炎，性病などを加えた27疾患を対象とした図3-2のような結核・感染症発生動向調査事業が実地された．これは全国約3,000か所の協力医療機関（患者定点）の毎週の患者発生数をコンピュータに入力し，情報収集・還元のスピードアップと詳細な情報分析を行うことにより，総合的な感染症の予防対策を目指してきた．1999年4月から感染症新法の施行に伴い抜本的にシステムが改正され，さらに2003年11月からその見直しにより，"感染症法"が対象とする一類から四類および五類の一部は全数把握疾患，残りの五類は定点把握疾患として，一元的に発生情報の収集，分析および提供・公開をしていくことになった．

ⓒ 消毒 disinfection と 滅菌 sterilization

消毒は感染源および感染経路対策の一つとして重要である．一般に，ある環境中のすべての微生物を

表3-1 感染症の予防及び感染症の患者に対する医療に関する法律

(2008年5月施行)

感染症		性格	主な対応・措置
感染症類型	一類	感染力，罹患した場合の重篤性などに基づく総合的な観点からみた危険性が極めて高い感染症	原則入院 消毒などの対物措置 (例外的に，建物への措置，通行制限などの措置も適用対象とする)
	二類	感染力，罹患した場合の重篤性などに基づく総合的な観点からみた危険性が高い感染症	状況に応じて入院 消毒などの対物措置
	三類	感染力，罹患した場合の重篤性などに基づく総合的な観点からみた危険性が高くないが，特定な職業への就業によって感染症の集団発生を起こし得る感染症	特定疾患への就業制限 消毒などの対物措置
	四類	既に知られている感染症の疾病であって，動物またはその死体，飲食物，衣類，寝具，そのほかの物件を介して人に感染し，国民の健康に影響を与えるものとして政令で定めるもの	汚染された場所の消毒，ネズミ・昆虫などの駆除，汚染された物件の排気，動物の輸入禁止，輸入検疫
	五類	既に知られている感染症（四類感染症をのぞく）であって，国民の健康に影響を与える恐れのあるものとして厚生労働省で定めるものをいう	感染症発生状況の収集，分析とその結果の公開・提供
新型インフルエンザ等感染症	新型インフルエンザ	新たに人から人に伝染する能力を有することとなったウイルスを病原体とするインフルエンザ	
	再興型インフルエンザ	かつて，世界的規模で流行したインフルエンザであって，その後流行することなく長期間が経過しているものとして厚生労働大臣が定めるものが再興した感染症 両型ともに，全国的かつ急速なまん延により国民の生命・健康に重大な影響を与えるおそれがあると認められるもの	
指定感染症		既知の感染症の中で上記一～三類に分類されない感染症において一～三類に準じた対応の必要性が生じた感染症（政令で指定，1年限定）	一～三類感染症に準じた入院対応や消毒などの対物措置を実施（適用する規定は政令で規定する）
		感染症名など：政令で1年間に限定して指定された感染症	
新感染症		人から人へと伝染すると認められる疾病であって，既知の感染症と症状などが明らかに異なり，その伝染力および罹患した場合の重篤性から判断した危険性が極めて高い感染症	厚生労働大臣が公衆衛生審議会の意見を聴いたうえで，対応を個別に指示する
		感染症名など：[当初] 都道府県知事が厚生大臣の指示を得て個別に応急対応する感染症	
			一類感染症に準じた対応を行う
		感染症名など：[要件指定後] 政令で症状などの要件指定をした後に一類感染症と同様な扱いをする感染症	

　医師は，次に掲げる者を診断したときは，厚生労働省令で定める場合を除き，第一号に掲げる者については直ちにその者の氏名，年齢，性別その他厚生労働省令で定める事項を，第二号に掲げる者については七日以内にその者の年齢，性別その他厚生労働省令で定める事項を最寄りの保健所長を経由して都道府県知事に届け出なければならない．
　第1号　一類感染症の患者，二類感染症，三類感染症又は四類感染症の患者又は無症状病原体保有者及び新感染症にかかっていると疑われる者．第2号　厚生労働省令で定める五類感染症の患者（厚生労働省令で定める五類感染症の無症状病原体保有者を含む）．
　獣医師は，一類感染症，二類感染症，三類感染症又は四類感染症のうちエボラ出血熱，マールブルグ病その他の政令で定める感染症ごとに当該感染症を人に感染させるおそれが高いものとして政令で定めるサルその他の動物について，当該動物が当該感染症にかかり，又はかかっている疑いがあると診断したときは，直ちに，当該動物の所有者（所有者以外の者が管理する場合においては，その者．以下この条において同じ）の氏名その他厚生労働省令で定める事項を最寄りの保健所長を経由して都道府県知事に届け出なければならない．

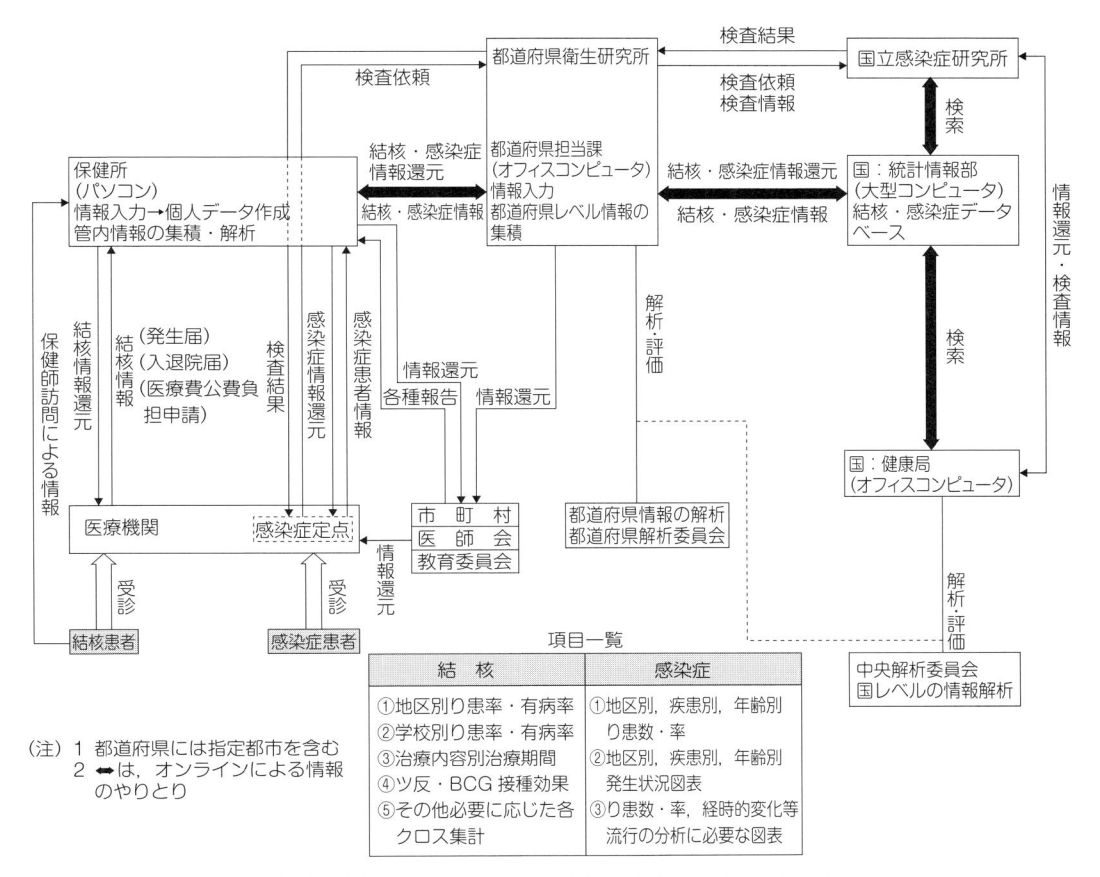

図3-2　結核・感染症発生動向調査事業のフローチャート

(国民衛生の動向，2009)

死滅させることを滅菌といい，その中の病原微生物だけを殺すことを消毒という．通常，病原微生物だけを殺すためには消毒で十分なことが多いが，芽胞菌やある種の微生物には不十分なこともある．旧"伝染病予防法施行規則"では消毒方法として，焼却，蒸気消毒，煮沸消毒，薬物消毒，日光消毒が決められていたが，手軽にできる滅菌法や法定消毒より消毒効果の強い代用消毒薬が多く用いられるようになっている．化学的消毒法はよく使用されているが，以下の点に留意しなくてはならない．

①対象に合わせて方法を選択．②適切な濃度，時間，温度で使用．③微生物と薬品が完全に接触するよう気泡や有機物の存在に注意．④菌種・菌株により，感受性が異なる．⑤使用器具への影響に注意．⑥消毒薬は毒性も強いので誤用に注意．表3-2に主な消毒・滅菌方法を示す．

表 3-2 消毒・滅菌方法

	方法・薬品名	効　果	短所・（長所）	用　途
理学的方法	乾熱滅菌（180℃30分），焼却	全微生物に有効	熱に弱いものは不適	金属・ガラス器具
	高圧滅菌（120℃20分）	〃	熱・湿気に弱いものは不適	器具，溶液
	放射線滅菌（Co^{60} の γ 線）	〃	特殊な装置が必要	熱や湿気に弱い器具
	ろ過滅菌（0.5 μm 以下の穴）	ウイルス（ウ）以外に有効	（簡便に無菌溶液が得られる）	気体，液体
	紫外線消毒（2700 Å前後の波長）	芽細胞（芽）以外に有効	人体に有害，確実な殺菌法でない 熱，湿気に弱いものは不適	変質しない器具・気体
	蒸気消毒，煮沸消毒	〃		器具（蒸気：ガーゼ）
化学的方法	クレゾール（1～3% 石炭酸）	（ウ），（芽）以外に有効	臭気が強い，低温で効力低下	手指，器具
	焼性石灰（生石灰・粉末）	〃	消毒力強，大量に必要	尿尿他汚物
	クロール石灰水（さらし粉）	結核菌（結）以外に有効	刺激臭，日光・熱に弱く不安定	井戸水，プール，器具，汚物
	次亜塩素酸ナトリウム	〃	〃	
	ホルマリン（3%）	全微生物に有効	刺激臭，低温で効力低下，タンパク含量の多いもの不適，金属腐蝕	器具，施設
	ホルマリンガス	〃		熱や湿気に弱い用品や器具
	エチレンオキサイドガス	〃	特殊な器具が必要（臭気なし）	
	界面活性剤（逆性石鹸）	（ウ），（芽），（結）以外に有効	刺激臭や金属腐蝕なし，石鹸との併用不可（毒性少ない）	手指，器具
	クロルヘキシジン（ヒビテン）	〃（緑膿菌に有効）		手指，創傷部位
	ヨードチンキ，イソジン液	ほとんどの微生物に有効	表皮細胞の壊死	創傷，手術部位
	エタノール（70～80%）	（芽）以外に有効	消毒力弱いが，副作用が少ない	手指，皮膚，器具

❹ 予防接種 vaccination*

　予防接種は感受性者対策として最も重要なものである．とくに有効な特効薬の少ないウイルス性疾患の死亡率の減少に大きな役割を果たしている．予防接種の目的として，従来は集団免疫を上昇させることにより感染症の発生と流行を阻止することに重点がおかれていたが，近年，破傷風や風疹のように個人の予防にも重点がおかれるようになった．

　一方，公衆衛生の向上や治療法の進歩により，感染症の対策も変化し，予防接種の意義も総合的評価（ワクチンの有効性と副作用，感染症の流行の規模と治療の難易など）により実施ワクチンを検討する必要がある．

　わが国でも 1976（昭和 51）年に"予防接種法"を大幅に改定し，対象疾病を整理するとともに，強制接種による健康被害の法的救済制度が創設された．さらに，1994（平成 6）年の改正で，予防接種に関する義務規定を，予防接種を「受けなければならない」から予防接種を「受けるように努めなければならない」に緩和するとともに，表 3-3 の疾病について定期接種とし，流行性耳下腺炎（おたふくかぜ），A

＊：予防接種の手順は"予防接種実施規則"に詳細に規定されているが，予防接種をしてはならない条件（禁忌）の要約は次のようである．①発熱者，著しい栄養障害者，②心臓病，肝臓病，腎臓病にかかっている者，③接種成分に対しアレルギーを呈する者，④同じワクチンで異常な副反応を呈した既往者，⑤1年以内にけいれんの症状を呈した者，⑥妊娠中の者，⑦生ワクチン接種後1か月以内の者への生ワクチン接種，⑧その他，接種に不適当な状態の者．
　麻疹，風疹，ムンプスの3種混合ワクチンとしてMMRワクチンが1989（平成元）年4月より麻疹の定期接種時に使用できるようになったが，その後ワクチン接種後に1,000人に1人くらいの無菌性髄膜炎が発症することがわかり，1993（平成5）年4月に接種中止となった．これにより，麻疹ワクチンの接種率の減少と流行の再燃が心配されていたが，2007（平成19）年春に大学生の麻疹が流行し，麻疹のための学校閉鎖が相次いだ．

表 3-3 定期の予防接種

(平成 20 年 5 月)

	対象疾病 (ワクチン)		接種		回数
			対象年齢等	標準的な接種年齢等[2]	
一類疾病[1]	ジフテリア 百日せき 破傷風	沈降精製[3][4] DPT 混合 ワクチン	1期初回　生後 3〜90 月未満	生後 3〜12 月	3 回
			1期追加　生後 3〜90 月未満 (1期初回接種 (3回) 終了後, 6 か月以上の間隔をおく)	1 期 初 回 接 触 (3回) 後 12〜18 月	1 回
		沈降 DT 混合 ワクチン	2期　　　11〜13 歳未満	11〜12 歳	1 回
	ポリオ		生後 3〜90 月未満	生後 3〜18 月	2 回
	麻しん 風しん	乾燥弱毒生麻しん風 しん混合ワクチン, 乾燥弱毒生麻しんワ クチン, 乾燥弱毒生 風しんワクチン	1期　　　生後 12〜24 月未満		1 回
			2期　　　5 歳以上 7 歳未満の者であって, 小学校就学の始期に達する日の 1 年前の日から当該始期に達する日 の前日までの間にある者		1 回
	日本脳炎		1期初回　生後 6〜90 月未満	3〜4 歳	2 回
			1期追加　生後 6〜90 月未満 (1期初回終了後概ね 1 年をおく)	4〜5 歳	1 回
			2期　　　9〜13 歳未満	9〜10 歳	1 回
	結核	BCG ワクチン	生後 6 か月未満 (地理的条件, 交通事情, 災害 の発生その他の特別な事情によりやむを得ない と認められる場合においては, 1 歳未満)		1 回
二類疾病[1]	インフルエンザ		① 65 歳以上 ② 60 歳以上 65 歳未満であって, 心臓, じん臓 もしくは呼吸器の機能またはヒト免疫不全ウ イルスによる免疫機能に障害を有するものと して厚生労働省令に定める者	インフルエンザの流行 シーズンに間に合うよ うに通常, 12 月中旬 まで	毎年度 1 回

資料　厚生労働省健康局調べ

注　1) 平成 13 年の"予防接種法"の改正により, 対象疾病が「一類疾病」「二類疾病」に類型化された. 両者は国民が予防接種を受けるよう努める義務 (努力義務) の有無, 法に基づく予防接種による健康被害が生じた場合の救済の内容などに違いがある.
　　2) 標準的な接種年齢とは, 「予防接種 (一類疾病) 実施要領」「インフルエンザ予防接種実施要領」(いずれも厚生労働省健康局長通知) の規定による.
　　3) ジフテリア, 百日せき, 破傷風の予防接種の第 1 期は, 原則として, 沈降精製百日せきジフテリア破傷風混合ワクチンを使用する.
　　4) DPT 混合ワクチンの接種部位は上腕伸側で, かつ同一接種部位に反復して接種することはできるだけ避け, 左右の腕を交代で接種する.

(国民衛生の動向, 2008)

型肝炎, B 型肝炎, 水痘 (みずぼうそう), インフルエンザ, ワイル病, 狂犬病, 黄熱, 肺炎球菌感染症, コレラを, 予防接種法の対象以外の予防接種可能な疾病とした.

B. 主要な感染症

1. "感染症の予防及び感染症の患者に対する医療に関する法律"で指定されている感染症

　1897（明治30）年に施行された"伝染病予防法"は，それらの疾患が指定された当時はいずれも重症で，致命率の高い疾病であったため，強制隔離や交通遮断など強い強制力で患者あるいは保菌者対策を実施する必要があった．19世紀の後半に細菌の存在が，20世紀に入るとウイルスの存在が明らかになるとともに，それらの性状，病原巣，伝染経路，さらにそれらの微生物に対する生体側の反応も明らかにされるにつれて"伝染病予防法"に盛られた各種対策が効を奏し，多くの伝染病が激減するようになった．さらに19世紀のはじめにつくられたサルバルサンやサルファ剤は抗菌薬の道を開き，第2次世界大戦中に使われるようになったペニシリンとそれに続いてつくられた多くの抗生物質や各種治療法は，ウイルス以外の病原微生物による死亡者をほとんどなくすまでにもなった．ウイルスに対しても多くの有効なワクチンがつくられるとともに，対症療法が確立され，ほとんどの法定伝染病に指定されていた疾患は，日本では死亡者がいなくなったばかりでなく，患者数も激減した．

　このような"伝染病予防法"に指定された疾病がわれわれに脅威を与えなくなった一方で，新興感染症（後述の表3-7参照）で代表されるような，当時は未知であった病原体の脅威もいわれるようになってきた．そこで近年の保健医療を取り巻く環境の変化，国際化の進展に伴う新たな感染症などへの事前対応と，従来の一律的な隔離政策から，患者の人権尊重に配慮した入院制度を整備し，総合的な感染症対策の推進を図るため"感染症の予防および感染症の患者に対する医療に関する法律"（以下"感染症法"という）が1999（平成11）年4月1日から施行された（2003（平成15）年11月改正）．この法律では感染症をその性格から表3-4のように分類し，一類，二類のものについては入院勧告も含めた強い処置を，また三類，四類も含めたものについては氏名，年齢，性別ほか"厚生労働省令"で定める事項を，

表3-4　"感染症法"で指定された感染症

病名・病原体		疫学的特徴	臨床・予防
一類感染症	エボラ出血熱 Ebola H.F. （ウイルス）	潜2〜21日．1976, 77, 79, 95年スーダン，ザイールで多発．1996年ガボンでも発生．今までに917人が発病し，その70％が死亡している．空気感染はしないといわれているが，サルのエボラ出血熱ではその可能性が指摘されている	血液や体液により感染．インフルエンザ様症状，各部位の痛みをへて全身の激しい出血．予防法なく，対症療法のみ
	クリミア・コンゴ出血熱 Crimean Congo H.F. （ウイルス）	潜3〜12日．ダニの刺咬による．中国西部，西アジア，バルカン半島，熱帯アフリカの牧畜家や医療従事者に多発．感染者の発病率20％，致命率20％	発症はインフルエンザ様．重症化すると出血，血管虚脱．予防法なく，対症療法のみ
	マールブルグ病 Marburg disease （ウイルス）	潜3〜9日．1967年西独，ユーゴでアフリカミドリザル腎細胞実験中に31人感染し，7人死亡．その後東アフリカで流行確認．とくに2000年以後集団発生（致命率60〜90％）．感染経路不明．ウイルス学的にはエボラウイルスと同じフィロウイルスに属す	突発的に発熱，頭痛，筋肉痛，皮膚粘膜発疹，咽頭結膜炎．重症化すると全身の出血．予防法なく，対症療法のみ

B. 主要な感染症　69

一類感染症	ラッサ熱 Lassa fever （ウイルス）	潜6～21日．1969年ナイジェリアではじめて知られる．西・中央アフリカで風土病的に存在．感染源はマストミス（多乳房ネズミ）の糞，尿，唾液の創傷感染と性交感染．年間20～30万人の感染と推定されるが，不顕性感染も多い	初発は腸チフス様→リンパ節腫脹，口腔潰瘍，顔面腫脹，出血疹→ショック，心不全，腎不全．リバビリンが有効．初期の投与で致命率が数十%から1%に減少
	ペスト pest, plague （菌）	潜2～6日．日本では1929年以降発生なし．現在はザイールやインドで流行．放置すると致命率50%以上．黒死病と呼ばれ，中世ヨーロッパで頻回流行．とくに14世紀半ばの流行は当時の人口の約30%の死者を出した	腺ペストはネズミのもつノミにより経皮感染し，リンパ節腫脹，出血．肺ペストは人から人への経気道感染で肺炎を起こす
	痘瘡 small pox （ウイルス）	潜7～16日．有史以来人類を悩ます．人のみ発病で，不顕性感染がない．種痘により1977年10月のソマリアの患者以降発病者なくWHOにより1980年5月痘瘡根絶宣言．しかし，生物兵器としての使用が危惧され，2003年の改正で一類感染症に指定	急性の全身性，熱性，発疹性疾患で，伝染力，致命力高い．皮膚，粘膜の紅斑・丘疹・水疱・膿疱後結痂，落屑を生じる
	南米出血熱 South American hemorrhagic fever （ウイルス）中南米の特定区域にある出血熱の総称	潜数日～数週間．中南米で流行しているアルゼンチン出血熱（フニンウイルス），ボリビア出血熱（マチュポウイルス），ベネズエラ出血熱（グアナリトウイルス），ブラジル出血熱（サビアウイルス）などサビアウイルスに属するウイルスが起こす出血熱の総称．流行地に生息するげっ歯類の唾液や排泄物との接触やそれに汚染された食物や物を介しての感染，汚染された粉塵の吸入，患者との接触などにより感染	発熱，筋肉痛，頭痛などの非特異症状に続き，紅斑，紫斑，全身のリンパ腫大などをきたした後，中枢神経の障害などにより死亡．特異療法はなく，対症療法のみ．流行地に立ち入らないことが予防の基本
二類感染症	急性灰白髄炎 polio myelitis （ウイルス）	潜3～12日．大部分不顕性感染．20世紀に入って欧米で流行．ポリオ．小児麻痺の別名．1950年代多発（患者2～3千，死者150～600人）．生ワクチン投与で激減．患者届出もまれ	経口感染が主．上気道・胃腸症状→随意筋麻痺．致命率2～10%．3価経口弱毒生ワクチン
	ジフテリア diphtheria （菌）	潜2～5日．1962年までは200～3,000人の死者．以後激減．死者はまれ．届出患者も5人以下．不顕性感染が多い．病原は外毒素による中毒（抗血清療法）．寒冷地で重症	経気道感染．ときに牛乳感染．咽頭痛，発熱→咽頭に偽膜，頸部リンパ節炎→呼吸困難．トキソイド
	重症急性肺呼吸症候群 severe acute respiratory syndrome （SARSウイルス）	潜2～10日．2002年11月中国広東省で原因不明の重症肺炎例の初発患者（ハクビシンなどの野生動物の摂食が疑われている）．2003年2月に300例の患者．3月に香港，ベトナムで多発．7月4日の終息宣言までに32か国で8,439人の患者と812人の死者を出した．24歳未満の死亡率が1%未満なのに対し，高齢者は50%にもなる．予防は手指の消毒とうがい，患者に接する人はマスクも有効．2004年の流行は実験室感染者らからの散発例のみに終わった	38℃以上の発熱，頭痛，筋肉痛，寒気などの症状に続き，3～7日して肺炎や呼吸困難などの重篤な呼吸器症状を併発．通常飛沫感染であるが，多くの感染者の原因になるスーパースプレッダーの存在が注目されている．ワクチンや有効な抗菌薬はなく，院内感染対策や隔離が有効
	結核 tuberculosis （菌）	潜伏期（慢性疾患のため急性疾患のような潜伏期の概念は当てはまらない）感染からツベルクリン反応陽転まで4～6週間．肺結核が起こるのは感染6か月以降から2年間ぐらいに多く，その後は散発的に一生涯起こる可能性．肺結核が結核の85%を占めるが，血管系（粟粒結核，結核性髄膜炎），胸膜・腹膜，骨，腎・膀胱，大腸など多くの臓器でも起こる可能性がある	肺結核は咳，痰，2週間以上の発熱で初発する．喀痰培養，胸部X線撮影により早期診断，早期治療を行えば現在はほとんど軽快．しかし，進行すると全身倦怠感，血痰，喀血，胸痛の症状とともに肺の組織破壊が進行する
	鳥インフルエンザ (H5N1)	p.74参照	

（つづく）

	病名・病原体	疫学的特徴	臨床・予防
三類感染症	腸管出血性大腸菌感染症 （ベロ毒素産生性大腸菌） enterohemorrhagic *Eschericia coli* (EHEC) （大腸菌 O157 ほか）	潜1～10日．1982年アメリカではじめて確認．日本では1996年に患者9,000人以上，死者12人の発生．日本では焼肉以外感染源が特定されることが少ないが，アメリカではハンバーグ，リンゴサイダー，アルファルファなど多くが特定されている	激しい腹痛と腸管出血を伴う特異的な大腸炎を主訴とするが，溶血性尿毒症（HUS）や脳炎を併発すると重症化する
	コレラ cholera （菌）	潜1～3日．昔は重症型のアジア型：19世紀6回のパンデミー．1961年100万人の感染者推定．日本でも1977年有田事件以降毎年発生．大量迅速な輸液により死亡者はまれ	経口感染（水・食品），アジア型：大量の下痢・嘔吐→脱水．エルトール型：軽症，死菌ワクチン
	細菌性赤痢 dysentery （菌）	潜1～5日．1954年までは1万人前後の死者．現在は数人．4種のうちゾンネ菌（軽症）とフレキシネリ菌が流行．輸入例が70％前後．集団発生もある	経口感染．腹痛，下痢，粘血便，発熱，テネスムス（しぶり）．幼児の特異的な型である疫痢（中枢神経・循環障害）の致命率は30％
	腸チフス typhoid fever （菌）	潜1～3週間．1955年までは100人以上の死者．以後激減．死亡はまれ，患者の2～3％は健康保菌者（胆嚢に保菌）の便や尿が感染源に．輸入例（40％），耐性菌が増加・サルモネラ菌の1種	経口感染（水，カキ）．階段状発熱．バラ疹，脾腫→腸出血，腸穿孔→意識障害．1976年ワクチン削除
	パラチフス paratyphoid fever （菌）	潜1～10日．1949年数百人以上の死者．以後激減．1980年以降死者なし．患者も50人以下でほとんどが輸入例．低開発国では蔓延	経口感染．腸チフスと菌の種類，病原性はかなり一致するが，軽症例が多い
四類感染症	診断後直ちに届出	主に飲食物や土壌によるもの（A型肝炎，E型肝炎，コクシジオイデス症，ハンタウイルス肺症候群（表3-9），ボツリヌス症，レジオネラ症（表3-9），レプトスピラ症，類鼻疽）	
		主に昆虫によるもの（ウェストナイル熱）（ウェストナイル脳炎を含む），黄熱，回帰熱，Q熱，ツツガムシ病，デング熱，日本紅斑熱，日本脳炎，発疹チフス，マラリア，ライム病，オムスク出血熱，キャサヌル森林病，西部ウマ脳炎，ダニ媒介脳炎，東部ウマ脳炎，ベネズエラウマ脳炎，ロッキー山紅斑熱）	
		主に動物によるもの（エキノコックス症，オウム病，狂犬病，高病原性鳥インフルエンザ（H5N1は除く），サル痘，腎症候性出血熱（表3-9），炭疽，ハパウイルス感染症，Bウイルス病，ブルセラ症，野兎病，リッサウイルス感染症，鼻疽，ヘンドラウイルス感染症，リフトバレー熱）	
五類感染症	全数把握疾患 （診断から7日以内に届出）	アメーバ赤痢，ウイルス性肝炎（A型肝炎及びE型肝炎を除く，表3-12），急性脳炎（ウエストナイル脳炎および日本脳炎を除く），クリプトスポリジウム症（表3-7），クロイツフェルト・ヤコブ病（表3-9），劇症型溶血性レンサ球菌感染症，後天性免疫不全症候群（表3-9），ジアルジア症，髄膜炎菌性髄膜炎，先天性風疹症候群，梅毒，破傷風，バンコマイシン耐性黄色ブドウ球菌感染症，バンコマイシン耐性腸球菌感染症（F）	
	定点把握疾患	**インフルエンザ定点（週単位で報告）**：インフルエンザ（高病原性鳥インフルエンザを除く） **小児科定点（週単位で報告）**：RSウイルス，咽頭結膜熱，A群溶血性レンサ球菌咽頭炎（H3），感染性胃腸炎，水痘，手足口病，伝染性紅斑，突発性発疹，百日咳，風疹，ヘルパンギーナ，麻疹（成人麻疹を除く），流行性耳下腺炎 **眼科定点（週単位で報告）**：急性出血性結膜炎，流行性角結膜炎 **性感染症定点（月単位で報告）**：性器クラミジア感染症，性器ヘルペスウイルス感染症，尖圭コンジローマ，淋菌感染症 **基幹定点（週単位で報告）**：クラミジア肺炎（オウム病を除く），細菌性髄膜炎，マイコプラズマ肺炎，成人麻疹，無菌性髄膜炎 **基幹定点（月単位で報告）**：ペニシリン耐性肺球菌感染症（F），メチシリン耐性黄色ブドウ球菌感染症（F），薬剤耐性緑膿菌感染症（F）	

注　潜は潜伏期．

（町田和彦：感染症ワールド―免疫力・健康・環境― 第2版．第3章，早稲田大学出版部，2007）

直ちに最寄の保健所を経由して都道府県知事に届けなければならないとした．また，五類については全数把握疾患と定点把握疾患の2つに分け（表3-4），従来の届出伝染病と異なり氏名を省いて，年齢，性別，その他の項目を7日以内（週単位．ただし性感染症定点の感染症のみ月単位）に保健所長経由での届出とした．2007（平成19）年4月に大きな改正が行われ，重症急性肺呼吸症候群（SARS）を一類から二類に変え，一類に南米出血熱を加えた．二類感染症にあったコレラ，赤痢，腸チフス，パラチフスを三類に変えるとともに結核を二類に加えた．生物テロ対策から，四類感染症に新たに11の感染症を加えた（表3-4）．

2．ハンセン病 Hansen disease（らい leprosy，ライ菌）

有病者は世界中で1,200万人と推定される．日本には約7,000人の患者がいるが，その約90％は全国16か所の療養所に入所しており，その平均年齢は70歳を超えている．隔離は世界のほとんどの国で廃止されているか，採用されていない．最近の新届出患者は毎年20人以下であり，リファンピシンほか多くの化学療法剤で治療し得る疾患となった．わが国では1907（明治40）年の"癩予防に関する件"の制定に始まり，1953年の"らい予防法"のもとに，患者の隔離による予防が主な対策であった．治療可能となった後も長くこの法律による差別が行われてきたことを反省し，患者の人権を十分に配慮して1996（平成8）年に"らい予防法"は廃止された．今後，ハンセン病は「一般の疾患」として扱われるが，これまでの差別や偏見を払拭するための運動は，まだ継続する必要がある．

3．食中毒と"食品衛生法"

食中毒は今なお"食品衛生法"により届出が義務づけられているが，"感染症法"でも小児科定点の五類感染症として感染性胃腸炎として届け出られている．表3-5に2006（平成18）年の食中毒の件数，届出患者数，死亡者数を示した．従来日本の食中毒はサルモネラ菌，腸炎ビブリオ菌，カンピロバクター菌によるものが多かったが，近年，ウイルス性のノロウイルスが極端に増加してきている．なお各病原体の特徴は，表3-6に示した．

4．性病 venereal diseases および性感染症 sexually transmitted disease（STD）

性病とは，旧"性病予防法"の対象となっていた梅毒，淋病，軟性下疳，鼠径リンパ肉芽腫症をいう．届出，健康診断，治療命令などの対策が実施されてきたが，最近では淋病を除き激減した．現在，性行為により感染する疾病は多様化しており，それらをまとめて性感染症（STD）といわれるようになった．これら性行為によって伝播する疾患のうち，クラミジア性器ヘルペス，尖圭コンジローマ，HIV感染症など非細菌性のものが現在問題となっており，とくに10代，20代の女性には，男性より多くみられることが多い．

表 3-5　食品衛生法により届けられた食中毒

	原因物質	2006 年		
		件数	患者数	死者数
細菌	サルモネラ菌	124	2,053	1
	ブドウ球菌	61	1,220	0
	ボツリヌス菌	1	1	0
	腸炎ビブリオ	71	1,236	0
	腸管出血性大腸炎（VT産生）	24	179	0
	その他の腸管大腸菌	19	902	0
	ウェルシュ菌	35	1,545	1
	セレウス菌	18	200	0
	カンピロバクター	416	2,297	0
	その他の細菌（赤痢を含む）	6	33	0
ウイルス	ノロウイルス	504	27,616	0
	その他のウイルス	5	80	0
化学物質		15	172	
自然毒	植物性自然毒	103	446	3
	動物性食中毒	35	65	1
その他		7	23	0
不明		―	―	―

（国民衛生の動向，2007）

表 3-6　食中毒を起こす病原微生物の特徴

病原微生物	特　徴
サルモネラ菌	し尿により汚染された飲食物より感染．急性胃腸炎，発熱，菌血症，痙攣，意識障害　㊐6～48時間，腸チフス菌と同じ仲間
ブドウ球菌	化膿巣からのエンテロトキシンによる毒素型中毒，100℃30分に耐熱．急性胃腸炎，発熱は少ない　㊐30分～6時間．死亡はまれ
腸炎ビブリオ	魚介類からの感染．2～5％食塩に耐える．腹痛，下痢，発熱が主　㊐10～20時間（ときに2～3時間）
腸管出血性大腸炎	表3-4 三類感染症参照
ウェルシュ菌	嫌気性菌．土壌に汚染された食品により感染．下痢，腹痛が主　㊐8～22時間．エンテロトキシンは酸性化で失活
セレウス菌	日本では主に嘔吐型．悪心，嘔吐を主とし，後下痢　㊐1～6時間
カンピロバクター	急性胃腸炎．通常1週間以内に回復．人獣共通感染症　㊐1～7日．脱水対策が重要（補液，輸液）
ボツリヌス菌	嫌気性で，極めて致命率が高い（25％）毒素型食中毒（眼障害，麻痺障害，分泌障害）．いずしや真空パック（1984年熊本のからしレンコン事件36人の患者，11人の死亡）による．加熱すれば問題ない．抗毒素血清注射が有効
ノロウイルス	従来ノーウォークウイルス，小型球形ウイルスと呼ばれていたが，2002年以降この名になった．食中毒の原因菌といわれるが，食品中で増殖するわけでなく，人の空腸の細胞内のみで増殖．加熱不十分の貝により食中毒を起こすが，浮遊したウイルスの経口感染による集団中毒の発生が知られる
その他のウイルス	ロタウイルス：乳児嘔吐下痢症，仮性コレラともいわれ，冬に乳幼児に白色便性下痢症を起こす　㊐1～3日．脱水症に注意

注　急性胃腸炎：吐き気，嘔吐，下痢，腹痛，ときに血液の混じる便
　　細菌性のものは抗生物質により排菌期間を短縮するが，除菌の効果が不定のものもあり，対症療法を優先する．ウイルス性のものは対症療法．㊐は潜伏期．

（町田和彦：感染症ワールド「免疫力・健康・環境」第2版，早稲田大学出版部，2007）

5．母子感染症

母体の感染症が胎児や新生児に感染するルートには胎盤・産道・母乳の3つの方法が考えられる．とくに頭文字（下線部分）をとって総称される TORCHES 症候群（トキソプラズマ Toxoplasma，風疹ウイルス Rubella virus，サイトメガロウイルス Cytomegaro virus，単純ヘルペスウイルス Herpes simplex virus，梅毒トレポネーマ Syphilis treponema（*Treponema pallidum*））が重要である．このほかに水痘，麻疹，インフルエンザほか，かぜの原因となる各種ウイルス性疾患も胎児に影響を与え，流産や死産の原因にもなる．また，不顕性感染や生ワクチン接種でも胎児や新生児に影響を与える可能性もあり，妊娠中はとくに感染予防に注意する必要がある．

6．院内感染症

医療施設内で起こった感染を院内感染という．その原因には，①結核や B 型肝炎の集団発生のように，通常の伝染病として認知されている病原微生物が病院関係者や使用器具を通して感染・発病した場合，②未熟児，高年齢者，衰弱患者など抵抗力の弱い患者，悪性腫瘍，糖尿病，膠原病，外傷，火傷などの免疫力の低下した患者，免疫不全を起こすステロイド剤，免疫抑制剤の使用や放射線療法中の患者などが日和見感染 opportunistic infection（通常，病原性を示さない常在微生物が身体の抵抗力の低下とともに病原性を発揮すること）を起こす場合．通常の化学療法剤に抵抗性をもつ真菌や原虫，あるいは通常は弱毒な不感受性菌が多い．③ブドウ球菌，大腸菌，緑膿菌のように多剤耐性菌になりやすい菌が病院内に広く定着した場合，とくに MRSA（メチシリン耐性黄色ブドウ球菌 methicyllin resistant *Staphylococcus aureus*）の深部感染（手術後患者，火傷，深い外傷，肺炎，敗血症などの患者およびそのほかの抵抗力の弱い患者）に対する対策が重要である．

そのほか，現在，薬剤耐性菌として問題になっているものとして，薬剤耐性緑膿菌感染症（ペニシリン剤，β-ラクタム剤など多くの薬剤に耐性を示す．敗血症や骨髄，気道，尿路，皮膚，軟部組織，耳，眼などにさまざまな感染症を起こす），ペニシリン耐性肺炎球菌感染症（近年肺炎球菌に対して MIC 16 μ/mL を示すペニシリン高濃度耐性株が知られるようになった．とくにこの中には抗菌薬 antimicrobial のほとんどに対しても同時に耐性を示す多剤耐性株もみられる），バンコマイシン耐性腸球菌感染症（耐性菌に対して最後の切り札といわれるバンコマイシンに耐性の腸球菌．腸球菌自体は日和見感染時以外は致命的な菌ではないが，この遺伝子がブドウ球菌に移って耐性を獲得することが知られ，危惧されている）が知られている．

院内感染の予防のために，①院内感染の実態把握，発生時の疫学調査，②病院職員に対する健康管理および教育，職員からの保菌者の発見，③適正な滅菌・消毒，④院内環境の清潔保持，⑤外来者の面会制限，⑥適切な抗菌薬の選択などの処置が必要とされる．

7．最近注目されている感染症

人口増加や経済の発展による乱開発や抗生物質の乱用，さらには航空機の発達による大量な人々の世界的移動などにより，従来知られていなかった病原微生物の出現，治療の難しい耐性菌の出現，遺伝子

表 3-7　病原微生物の新発見新興感染症の一部

1970 年代
クリプトスポリジウム （水道水に混入し激しい下痢を起こす原虫）
エボラウイルス（エボラ出血熱）
レジオネラ菌（在郷軍人病）
ハンタウイルス（腎症候性出血熱・肺炎）
1980 年代
HTLV-1 ウイルス（成人 T 細胞白血病）
腸管出血性大腸菌（O157：H7）
ライム病ボレリア
HIV ウイルス（エイズ）
ヘリコバクターピロリ菌（胃炎，胃潰瘍，胃がん）
HHV6（突発性発疹のウイルス）
E 型肝炎ウイルス
C 型肝炎ウイルス
1990 年代
ガナリトウイルス（ベネズエラ出血熱）
コレラ菌 O136（新型コレラ菌）
バルトネラ菌（猫ひっかき病）
サビアウイルス（ブラジル出血熱）
G 型肝炎ウイルス
H5N1 型インフルエンザウイルス

表 3-8　代表的な再興感染症

1．ペスト	12．耐性菌感染症
2．ジフテリア	a）メチシリン耐性黄色ブドウ球菌
3．コレラ	b）多剤耐性肺炎球菌
4．劇症型 A 群レンサ球菌感染症	c）バンコマイシン耐性腸球菌
5．百日咳	d）基質拡張型 β ラクタマーゼ産生グラム陰性桿菌
6．サルモネラ症	
7．炭疽病	
8．結核	e）多剤耐性結核菌
9．デング熱（中南米，オーストラリア）	f）真菌
10．黄熱病（アフリカ，南アメリカ）	g）マラリア
11．狂犬病	

の変化による変異株の出現など，近年，再び感染症が注目されるようになった（新興感染症：**表 3-7**，再興感染症：**表 3-8**）．一類感染症に示した各種出血熱以外でとくに注目される感染症を**表 3-9**に示す．

新型のインフルエンザについて

　・鳥インフルエンザ avian influenza

　発症するとほとんどの鶏を数日のうちに死亡させるほどの強毒な鳥インフルエンザウイルス（H5N1）は，1997（平成 9）年に起こった香港での鶏からヒトへの感染により 18 人の患者と 6 人の死亡者を出して注目された．これだけの大きな抗原変異は 1918（大正 7）年に起こったスペインかぜ（鶏に対しては弱毒であった）以来であった．その後この鳥インフルエンザは東アジアや東南アジアの養鶏場で多発し，何百万もの鶏が処分されてきた．2003 年になるとそれまでと状況が変わり，主に東南アジアで人への感染・死亡が続くようになり，ヒトの場合には新型インフルエンザといわれるようになった．鶏からヒトに感染する鳥インフルエンザは東南アジアから日本からヨーロッパまでのユーラシア大陸の諸国，中近東や西アフリカの諸国に蔓延し，2008（平成 20）年 7 月現在 385 人の患者と 243 人の死亡者を出し，その致命率は 63.1％ にもなっている．なお，イギリス，カナダ，アメリカ，南部アフリカでは H5N1 以外の鳥インフルエンザウイルス（H7N2，H7N3，H5N2 など）の流行がみられるが，イギリスとカナダでの発症者 6 人に死亡者は出ていない．

　2008 年現在，ほとんどの高病原性鳥インフルエンザは，鶏に濃厚に接触したヒトだけが感染しているにすぎないが，ほとんどの鶏が死亡し，鶏からヒトへの感染でも 60％ の致命率をもつこのようなインフルエンザ・ウイルスがさらにヒトに蔓延していくと，従来の鳥→豚→ヒトの伝播でなく，鳥→ヒトの伝播は今までのヒトインフルエンザとは異なった強毒な抗原性をもつことにもなる．これがヒトからヒトへのパンデミックになるようなウイルスに変異したら，スペインかぜどころか，当時の人口の何倍にも

表 3-9 最近注目されている感染症

病名・病原体	疫学的特徴	臨床・予防
後天性免疫不全症候群 acquired immuno-deficiency syndrome (AIDS)（ヒト免疫不全ウイルス I，II 型）	潜 2～10 年以上，1959 年ザイールの保存血液で抗体検出．1970 年代アフリカで日和見感染多発（スリム病）．1981 年アメリカで患者報告．ホモ，麻薬静注者，血友病患者，売春婦，母子感染で多発．国連感染者推計：2006 年末の世界の HIV 陽性者は 4 千万人，累積 AIDS 死亡者は 3 千万人．日本の HIV 感染者は 1 万人，AIDS 患者は 4,000 人，累積死亡者は 1,414 人	直接接触・血液・垂直感染．かぜ様症状→2 週～3 か月後抗体陽性→20～50％ ARC→10～30％ AIDS．AZT，ddI 延命効果，ワクチンなし
E 型肝炎（E 型肝炎ウイルス）	妊娠後期に感染すると 20％の致命率．南アジアで流行．近年日本でも散発的に報告	水系感染，A 型肝炎類似
レジオネラ症 Legionellosis	潜 2～10 日．レジオネラ菌による肺炎，集団発生が多く，致命率高い．在郷軍人病の別名	空調水，ジャグジーなど空気の経気道感染
腎症候性出血熱 hemorrhagic fever with renal syndrome（ハンタウイルス）	潜 5～42 日．旧満州の発生と朝鮮戦争時の北朝鮮からの発生が有名だが中国から北欧まで広く分布．中国の流行は致命率 10％前後で高いが，ほかは低い．セスジネズミほか多くのネズミが媒介．日本では梅田周辺で 100 余人の発生のほか，実験室内感染が知られる	感染ネズミの排泄物からのエアロゾール感染．低血圧，発熱，乏尿，人工透析，リバビリン投与が有効
ハンタウイルス肺症候群 Hantavirus pulmonary syndrome	潜 1993 年アメリカ西南部で急性の呼吸器不全を起こす原因不明の疾患で 53 人の罹患者中 32 人死亡，その後カナダや南米でも報告	上記に同じ．突然の高熱，筋肉痛，頭痛と咳に始まり，急激な呼吸器不全に．2 日以内に死亡
クロイツフェルト・ヤコブ病 Creutzfeldt-Jakob disease（プリオン）	本疾患は 1920 年代より知られ，100 万人に 1 人の発生．食肉の風習から感染するクールーと似ている．原因は不明であるが，プリオンに感染した角膜や硬膜，脳下垂体から抽出したホルモン製剤などからも感染する．1996 年にはこの疾患と同じプリオンにより発生するスクレイピーより感染した牛海綿状脳症（狂牛病）が話題に	プリオンタンパク質の変性により感染．認知症症状が主でアルツハイマー病と似ている．プリオンは通常のオートクレーブ滅菌や薬剤では無効であるが，3％SOD で失活
伝染性単核症 infectious mononucleosis EB（Epstein-Barr）（ウイルス）	ヘルペス群ウイルスの 1 種．従来日本では乳幼児期の唾液感染より感染し，軽症であった．近年欧米ではキッス病ともいわれる思春期以降の感染増加．潜伏感染し，シェーグレン症候群，ホジキン病，バーキットリンパ肉芽腫の原因に．リケッチア感染症の腺熱やサイトメガロウイルス感染症との鑑別が重要	発熱，咽頭扁桃炎，リンパ節腫脹，軽度な肝・脾腫．乳幼児期は発疹が多い．リンパ球 B 細胞のほか T，NK 細胞にも感染

膨れ上がった人類（しかも，エイズで免疫不全になっているような発展途上国の人々や，人口の 20％もの高齢者を抱えている先進諸国の人々がいる）にとって中世のペスト以来のパニックになる可能性が指摘されている．

各国政府は，現在，最も有効な抗インフルエンザ薬であるリン酸オセルタミビル（タミフル®）の大量備蓄のほか，現在東南アジアで発症した人から採取した H5N1 株からつくられたワクチンを「プレパンデミックワクチン」として備蓄しつつあるが，タミフル®には耐性菌や異常行動の恐れが指摘される一方，新型インフルエンザのパンデミック時にいち早く使用される目的でつくられているプレパンデミックワクチン（現在の鶏からヒトへの感染で採取された新型インフルエンザ抗原でつくられている）の有効性も，実際にパンデミックが起こった場合の抗原と必ずしも一致する保証もなく，その効果は疑問視されており，今後の動向が注目される．

・新型インフルエンザ A（H1N1）：豚インフルエンザ swine influenza

前項で示したように，新型インフルエンザの恐怖は鳥インフルエンザ（H5N1）がヒトからヒトに感染するようになり多くの人に発症させ，多数の死傷者を出すと予想されてきた．しかし，2009（平成 21）

年4月に突然メキシコで豚から起こった新型インフルエンザ（H1N1）の流行が世界中の関係者に注目されるようになった．メキシコでの流行が発表されてからわずか2週間ばかりの間にメキシコで2,282人の発病に対して，56人の死亡，米国でも3,009人の発病に対して3人の死亡（2009年5月13日）が発表され，社会問題になった．

　このウイルスは従来のH1N1型インフルエンザウイルス（スペインかぜ，ロシアかぜ）とウイルス表面の遺伝子型（H：赤血球凝集素やN：ノイラミニダーゼ）は同じであるが，ウイルス粒子の中にある遺伝子型が異なり，それにより作られるタンパク質（PB2）の毒性の免疫が従来型のインフルエンザに対しては無効であり，パンデミックになったと思われる．当初メキシコでの死亡率が高かったこともあり，スペイン風邪の再来かとも思われ，WHOも日本政府もその危機を強調するような対応をしてきたが，パンデミックになった現状（2009年10月）ではむしろ感染は拡大しているが，先進国では従来型インフルエンザと比べてとくにその毒性が強いということもなく（国民皆保険制度のない米国や中南米諸国を除き），喘息などの慢性呼吸器疾患，糖尿病などの代謝性疾患，腎機能障害，慢性心疾患，妊婦，ステロイド全身投与などの免疫機能に問題のある人などのリスクをもつ人に対して適切な医療を行えば従来型インフルエンザと変わらない対応でよいということになってきつつある．

　しかし，2009年秋になり，その感染力は春以上に強くなり，わが国では9月のはじめの1週間で15万人と推定された患者数は，10月はじめには1週間で33万人，10月下旬にはついに1週間で114万人に達した．それに対し，死者は2009年8月15日に国内初の死者が出た後，10月中旬までは1週間に数人だったのが，10月の最後の1週間は8人にもなった．感染者の推定はほかの国では行われていないため不明であるが，死者の数は2009年10月17日現在で比較すると，米国とブラジルが1,000人以上と突出し，次いでアルゼンチンの500人以上，インド450人，メキシコ260人と続き，アメリカ大陸で死亡者が多いことが注目される一方，英国とスペインを除く欧州各国はほとんど10人以下で，医療機関にアクセスしやすい国では極めて低いことが示された．その理由の一つは抗インフルエンザ薬であるオセルタミビル（タミフル®）の適切な使用によるものと思われる．今のところ耐性菌の出現は極めて少ないが，ソ連型インフルエンザのように急に耐性菌がまん延する可能性もあるので今後の動向が注目されるが，新薬の認可も期待されている．

　わが国における新型インフルエンザの特徴として，高齢者の罹患が少ないこと，大人では肺疾患，腎疾患，高血圧，糖尿病，妊婦などのリスク要因をもつ人に重傷者が多いこと，10代以下の若い人に重傷者が多く，とくに幼児ではタミフル®を投与されているにも関わらず重症脳症になる率が高いことなどがあげられる．そのため早急なワクチンによる予防が当初から叫ばれたが，2009年10月19日になり，新型インフルエンザのワクチン接種が開始された．このワクチンは必ずしも感染防止の効果は保証されてはいないが，重症化防止は期待できるもので，医療関係者から順次，基礎疾患をもつ人や妊婦，1歳から小学校3年生までの小児，身体上の理由で接種ができない1歳未満の子どもなどの保護者などが優先されたのち，10代や65歳以上の高齢者にも接種が予定されている（2009年10月末現在）．

　現在，この新型インフルエンザは今までの新型インフルエンザ（スペインかぜ，アジアかぜなど）と比べると弱毒であり，今後も強毒に変化する可能性は低いといわれている．しかし，スペインかぜも初年度は呼吸器疾患に限局されていたが，翌年には抗原変異し，サイトカインストームや多臓器不全の症状が見られるようになり，世界中で4,000万人以上の死者を出すまでになったことを考えると，今後数年は注意が必要であると思われる．

表3-10 動物が起こす主な感染症

	病名	病原体保有動物	症状
ペット	イヌ回虫症 トキソプラズマ症 オウム病*	子犬の糞 子猫, 食肉 鳥類	肝肥大・失明 流産, 死産, 中絶, 神経障害 高熱, 肺炎
家畜	サルモネラ症 炭疽* ブルセラ症* 日本脳炎* カンピロバクター腸炎 牛海綿状脳症(狂牛病, プリオン病)	カメ, ニワトリの卵, ネズミ ウマ, ウシ, ヤギ, ヒツジ ウシ, ヤギ, ブタ ブタ 食肉 ウシ, ヒツジ	小児下痢症 皮膚炭疽, 肺炭疽, 急性敗血症 波状熱・衰弱感 高熱, 項部硬直, ケルニッヒ徴候 発熱, 腹痛, 粘液便 進行性認知症, ミオクローヌス
野生動物	狂犬病* 腎症候性出血熱* ワイル病 野兎病 ペスト* エキノコックス(包虫症)*	イヌ, 野生動物 ネズミ ネズミ, ウシ ウサギ ネズミ, 野生動物 キタキツネ	恐水病, 発症後は100%死 出血熱, 腎不全 黄疸, 出血, 神経症状 リンパ節腫脹, 肺炎 肺炎, 胸膜炎, 骨折

*"感染症法"で届出が義務づけられているもの

8. 人獣共通感染症 zoonosis

自然状態で動物からヒトに伝播される感染症を人獣共通感染症という．これらの疾患の中には症状の出ていない不顕性感染した動物も含まれていること，野生動物が病原巣となっている場合には徹底的な対策が困難なことなど，今後とも注意を要するものも少なくない．

動物が起こす主な感染症を表3-10に示す．

9. 衛生動物

ヒトの健康は，微生物をも含めた生物的環境によって大きな影響を受けている．ことに微生物にはヒトや動物に感染して病原性を示すものが多い．

環境の生体圏は，家屋内 domestic，都市 urban，田園 rural および森林 sylvan に分けられる．それぞれ棲む動物が異なり，微生物も異なっている．河川，湖沼，海洋などの水域においても特有の生態系がある．

家屋内には，ヒトのほかにイヌやネコが飼われ，ネズミが棲み，ノミやシラミやゴキブリも生息する．蚊やハエも発生する．都市は，ヒトとこれらの動物が混在し，互いに接触する場となる．田園には家畜や野ネズミがいて，ダニなどが寄生するほか，ハエや蚊は豊富に発生し，これが都市や家屋内にまで侵入する．ヒトは田園で，節足動物を介するなどしてこれらの動物のもつ病原微生物に感染する機会が多い．危険な野生動物のほとんどいない日本であっても，ときには毒蛇に咬まれたり，ハチに刺されショック状態になったりと致命的な場合もある．

森林には野獣や野鳥，コウモリなどが棲み，蚊やダニも多く，それらが保有している微生物が，侵入したヒトやイヌに感染する．人口の急激な増加によりヒトの生活圏が拡大し，従来は森林の生態圏の間にのみ常在していた微生物が都市にも侵入して，新しい伝染病の発生をきたす例がある．一方，野獣や

表 3-11　主な衛生動物と疾病

1．ヒトに直接痛みや毒素を与える動物 　1）蛇毒（咬傷）：日本各地ではマムシ（致命率 0.1％，溶血毒，神経毒，毎年数千），ウミヘビ（神経毒），沖縄ではハブ（致命率 1～5％，溶血毒）．外国ではコブラ，ガラガラヘビ（いずれも神経毒）．抗蛇毒素血清を用いる 　2）ハチ毒（刺虫傷）：スズメバチ（ときには致命的．年間の毒蛇咬傷による死亡数が 10 人前後なのに対し，30 人前後）他，アブ（痛みと発赤）
2．ヒトに不快な症状を与える動物 　毒蛾：皮膚炎，ダニ：疥癬症（ヒゼンダニ：人体に寄生），瘙痒症（コナダニ：食品や畳），気管支喘息（ヒョウダニ：室内塵），シラミ：不快感（アタマジラミ，コロモジラミ，ケジラミ），ノミ，カ，ブユ（かゆみ），ナンキンムシ（吸血）
3．ヒトに寄生していろいろな病気の原因となるもの（寄生虫） 　1）日本住血吸虫症：中国大陸，フィリピン．日本では筑後川流域，甲府盆地などに存在したが，現在流行はなくなった（マンソン住血吸虫は中南米，エジプト住血吸虫はアフリカ・中近東に分布） 　2）肝吸虫症（肝ジストマ）：東アジア．ヒト，家畜の糞便中虫卵→巻貝→淡水魚，生食により肝臓寄生，肝・胆嚢炎→肝硬変 　3）横川吸虫症：アジア・東欧．上記と同じ機序，軽い腸カタルが主で，ときに心臓や中枢神経の血管に栓塞 　4）肺吸虫症（肺ジストマ）：アジア・アフリカ・南米．動物の肺で増殖（喀痰・糞便）→巻貝→淡水産カニ，肺，脳，泌尿生殖器に寄生 　5）条虫症：無鉤条虫は牛肉，有鉤条虫は豚肉から感染．消化器症状で発症．心臓，眼，中枢神経に寄生 　6）回虫症：全世界．ヒト糞便→野菜→体内（小腸）で発育，2 か月で成虫に．無症状または軽症，栄養不良 　7）鉤虫症：熱帯・亜熱帯．上記と同じ機序，感染後 6 週間で糞便中に．著明な貧血を起こす 　8）蟯虫症：全世界．肛門周囲の虫卵→手・衣類・食物→口→消化器→50 日で肛門，肛門瘙痒症を起こす 　9）アニサキス症：アニサキス属線虫の幼虫→海産物（サバ・アジ・ニシン・イカ）→生食→胃・腸粘膜．激しい腹痛，イレウス様症状
4．節足動物のもっている病原微生物によりヒトが感染症に罹患 　1）蚊：コガタアカイエカ（日本脳炎，表 3-10 参照），アカイエカ（フィラリア（糸状虫をもつ蚊による経皮感染→陰嚢水腫，世界中で 1 億人以上が感染，日本ではまれ）・日本脳炎），トウゴウヤブカ（フィラリア），ハマダラカ（マラリア），ネッタイシマカ（黄熱・デング熱），ヒトスジシマカ（デング熱） 　2）ダニ：ツツガ虫病，回帰熱，野兎病，クリミア・コンゴ出血熱（表 3-4 参照），ライム病 　3）ノミ：ペスト（表 3-4 参照），発疹熱（イエネズミのノミがもつリケッチア→皮膚傷口または吸入．発疹チフスより軽症） 　4）シラミ：発疹チフス，回帰熱 　5）ハエ，ゴキブリ：各種食中毒（表 3-5 参照），各種経口感染（赤痢，腸・パラチフス，ポリオなど）
5．ヒトに感染症を伝播する動物（表 3-9 参照） 　ネズミ，ネコ，イヌ，鳥類，は虫類，ウシ，ヤギ，ブタ，ウマ，野ウサギ，キタキツネなど野生動物

野鳥は田園に侵入して，直接に，または節足動物を介して間接に，ヒトや家畜に病原微生物を伝播する．もともと家畜や野生動物の間で流行を続けているような感染症が，ヒトにも感染する場合は，人獣共通感染症といわれ，根絶することが難しい．水域には魚類や両生類が棲み，微生物や寄生虫も多い．

衛生動物によって起こる主な疾病を**表 3-11** に示す．

C. 感染症と慢性疾患

1960 年代まで，感染症と成人病との関係ははっきり指摘されてはいなかった．1964 年にブルームバーグ Blumberg らによりオーストラリア抗原と呼ばれた B 型肝炎ウイルスの抗原性をもつ粒子が発見されたのを契機として，肝炎と感染症の関係が明らかになった．当初は，経口感染による A 型肝炎と血液感染を起こす B 型肝炎の 2 つのウイルスが，急性および慢性肝炎を起こすウイルスとして知られていた．現在では経口感染を起こすものとして E 型肝炎が，血清肝炎を起こすウイルスとして C 型，D 型，G 型

がみつかっている．この中でB型とC型肝炎ウイルスは慢性肝炎，肝硬変からさらには肝がんにも移行することがわかってきた．とくにC型肝炎は，わが国の肝がん患者の多くが感染しているともいわれている．C型肝炎についてはインターフェロン療法という治療法があり，欧米人においてはかなりの成果が上げられているものの，日本人の肝がんはウイルス量の多いⅡ型のため，残念ながら治癒率は数十％しかないといわれている．

現在では，肝炎のほかにも表3-12にみられるように，近年若年者に発生が顕著な子宮頸がんや陰茎がんの原因とパピローマウイルス（型により悪性か良性か異なるが，子宮頸がんの原因ウイルス），世界的でとくに中国人に多発する鼻咽頭がんとEBウイルス，九州・沖縄地方で多発している成人T細胞白血病とHTLV-Ⅰなど，ウイルスと疾患の関係の多くが明らかになった．その中でもとくに注目されているのは1983（昭和58）年にオーストラリアのWarrenとMarshallにより胃粘膜から分離されたヘリコバクター・ピロリ菌である．この細菌は強酸性の胃の中で自らの周囲だけをアンモニアを産生することにより守り，周囲の粘膜に炎症を与え，胃潰瘍や十二指腸潰瘍の発症の原因となっていたばかりか，胃がんとの関係も指摘されるようになった．とくに，この菌の罹患率は発展途上国で高く，日本でも戦前から戦後にかけての衛生条件の悪い時期を体験した高齢者になるほど高い傾向がみられ，大きな問題を投げかけた．

がん以外の慢性疾患と感染症の関係で最も注目されるのはクラミジア *Chlamydia pneumoniae* と動脈硬化病変との関係で，冠動脈や大動脈の硬化病変からのこのウイルスの検出率が50％以上にもなっていることがわかった．また従来から知られている溶血性レンサ球菌や各種微生物により引き起こされることがわかっている糸球体腎炎やⅠ型糖尿病に加え，心筋が傷害され心臓に致命的障害をもつことになる心筋症の原因として，コクサッキーウイルスやC型肝炎ウイルスの関与も明らかになりつつあり，

表3-12 ヒト悪性腫瘍に関連する感染症

B型肝炎ウイルス	疫学	日本人の肝がんによる死亡の25％（アジア人，黒人に多い）．母子感染，性行為，輸血による．幼児期以降免疫力が十分な人の感染は慢性化しないのでがんにならない
	治療	有効なワクチンができているため，今後母子感染がなくなるためキャリアーは激減する
C型肝炎ウイルス	疫学	日本人の肝がんによる死亡の57％（アジア人，黒人に多い．輸血，性行為など成人の感染でもがんを発症
	治療	インターフェロン療法
EB（Epstein-Barr）ウイルス	疫学	鼻咽頭がん(世界中の中国人に多い)，喉頭がん，食道がんの原因．日本人の胃がんの10％の原因．悪性リンパ腫やアフリカの子供のバーキットリンパ腫の原因
	治療	特効薬はない
パピローマウイルス（ヘルペスウイルスのの1種）	疫学	子宮頸部がん・陰茎がんの発症に関与．人種差というより清潔度に比例．インド，南米が最も多く，次いで東南アジア，東アジア，ヨーロッパの順．早婚，喫煙，早期の性行為も原因
	治療	免疫刺激剤imiquimodが有効
成人T細胞白血病ウイルス．HTLV-Ⅰ virus (human T-lymphotropic virus Ⅰ)	疫学	成人T細胞白血病，慢性脊髄症（HAM）の発症に関与．日本（沖縄，九州，一部港湾都市），アフリカ，オセアニア，中南米に多い．感染は母乳と性行為（発症に至ることはない）．感染細胞を必要とするため，一度冷凍して細胞を壊した母乳からは感染しないことがわかったため，今後は激減すると思われる
	治療	HIV治療薬が有効
ヘリコバクター・ピロリ（Helicobacter pylori）菌	疫学	グラム陰性桿菌．胃潰瘍，十二指腸潰瘍，胃がんの原因菌．糞便を介しての経口感染．この菌は低開発国で陽性率が高く，日本でも高齢者ほど陽性率が高い
	治療	抗生物質により除菌

（町田和彦：感染症ワールド「免疫力・健康・環境」第2版．早稲田大学出版部，2007．）

心疾患でも感染症の関与が知られるようになった．さらに近年，慢性状態で感染している各種ウイルスや細菌の熱ストレスタンパク質に対する免疫反応が，動脈硬化を促進させる可能性も指摘されるようになり，感染症が心疾患や脳疾患に大きな影響を与える動脈硬化を引き起こす可能性も明らかになりつつある．

D. 生活習慣病と慢性疾患

昔は加齢とともに増加してくる慢性疾患は成人病といわれ，避けられないものと思われていた．たとえば血圧は90＋年齢が普通と考えられて加齢によると考えられていた．しかし，1950年代以降，非感染症の疫学の発展とともに多要因によって引き起こされる慢性疾患の原因が徐々に明らかになってきた．食塩の過剰摂取が問題にされ，減塩運動が展開されると，高齢者の血圧の低下をみるようになった．さらに，近年の栄養学，スポーツ科学，心理学などの基礎科学の医学領域への研究の発展とともに，それぞれ別の要因によると思われていた多くの慢性疾患が毎日の生活習慣と大きな関わりのあることが明らかになり，生活習慣病といわれるようになった．ここでは予防医学領域で問題にされる慢性疾患を引き起こす要因について述べる（p.139参照）．

1．加齢と活性酸素

昔は150歳以上生きたヒトがいたようなことが各国でいわれてきたが，現在ではそれらのほとんどが虚偽であることが実証されてきて，正しい戸籍をもとに実証されている最高齢者は1997（平成9）年に122歳でなくなったフランス人のカルマンさんといわれている．胎内環境，出産時の状況，各種事故・自殺・他殺，遺伝的疾患，感染症，さらに生活習慣病などから免れ，ヒトが生き延びるとしても現状では120歳を超えることができないのが現状である．人生わずか50年といわれた第2次世界大戦前の人々にとって感染症は寿命を決める最も大きな要因であった．しかし，昔から70歳，80歳と長寿をまっとうした人も少なくない．50代以降の死亡の多くの原因は，成人病といわれる加齢に伴って必然的に起こる疾病によるものと思われてきた．しかし，近年の科学の発展により加齢が必然的に起こるものでなく，生物学的な仕組みにより起こることが実証されるようになってきた．

それではヒトの老化はどのようにして起こるのであろうか．現在，テロメア説と活性酸素産生説の2つの説が有力になってきている．テロメア説は遺伝子の末端に連なる個々の生物特有な塩基配列（テロメア）に原因があり，生物の増殖時にこのテロメアが1つずつ消失し，細胞特有な回数（多くのヒトの細胞では50数回）の分裂を繰り返すとその塩基配列はなくなり，その次にある遺伝子がアポトーシスといわれる細胞死を誘発することによって死亡するという説である．これは個体の生が永続的に続くと種の保存に不都合な遺伝子が堆積し，種の生存に必ずしもプラスにならないために起こると考えられている．しかし，実際には，テロメアの枯渇が早老症のような短命な遺伝子をもつヒトの寿命を左右するとしても，通常のヒトの場合には120歳程度ではテロメアはなくならないことが明らかにされており，現状の寿命の説明にはならない．

それでは何がヒトの寿命を左右するのかについて，近年では活性酸素産生説が生物の死亡の原因の有力な説となりつつある．活性酸素はもともと汚染された土や水の中で生息してきた下等動物の貪食細胞

表 3-13 活性酸素（フリーラジカル）の生体への影響

活性酸素の要因	
生物学的要因	感染，炎症，運動，虚血再還流，ストレス
化学的要因	金属イオン，タバコの成分，農薬，大気汚染（O_3，NO_x，オキシダント）
物理学的要因	紫外線，放射線，やけど
活性酸素の種類	
スーパーオキサイド（O_2^-）→過酸化水素（H_2O_2）→ヒドロキシラジカル（・OH） 過酸化脂質（LO・，LOOH・），窒素酸化物（NO，NO_2）	
生体影響→老化の進行	
脂　質	脂質の過酸化→動脈硬化
タンパク質	酵素の変異，失活→各種生体機能に影響
DNA	遺伝子の損傷，切断→発がん
その他	活性酸素による各組織への炎症：発がん，脳梗塞，心筋梗塞，糖尿病，白内障，痛風，潰瘍，肺気腫，関節炎など

表 3-14 生活習慣から起こる慢性疾患とその増加要因と減少要因

慢性疾患	主な要因	
	増加要因	減少要因
悪性新生物	脂肪過剰摂取，喫煙，食塩過剰摂取，過剰な飲酒，ストレス，紫外線，運動不足，遺伝	抗酸化物質（βカロテン，ビタミンC，ビタミンE，ポリフェノール）食物繊維，野菜・果物，禁煙
心疾患	動脈硬化，脂質異常症，高血圧，肥満，飽和脂肪酸，喫煙，ストレス，A型性格，身体活動量低下，遺伝，糖尿病	不飽和脂肪酸，運動，禁煙，休養
脳血管疾患		
糖尿病	肥満，ストレス，遺伝	栄養療法，運動療法
肺疾患	喫煙，加齢	禁煙
骨粗鬆症	栄養不足，運動不足，ダイエット	運動，カルシウム摂取，ビタミンD，日光浴
脂肪肝	過剰な飲酒，肥満，薬物，糖類	運動，禁酒，カロリー制限

（高等生物の白血球の中の好中球やマクロファージがそれと同じ役割をもつ）が病原微生物を殺菌するために産出するものであった．しかし，常時，病原微生物と関わりをもたなくなった高等動物では，呼吸により吸入した酸素のうちの1～2％を酸化力の強い活性酸素に変える機構を維持し続けることになった．その証拠にヒト以外の動物の代謝速度（酸素消費量と相関）と寿命はほぼ負の相関を示す．したがって代謝速度の遅い身体の大きな動物ほど長生きし（ゾウの限界寿命は約80歳），小さい動物ほど短命（ネズミは2～3年）である．しかし，ヒトは例外で，活性酸素産生に寿命は比例しない．むしろ活性酸素を消去する物質（スカベンジャー）を多量に保有することにより活性酸素の害を打ち消し，本来なら30歳程度のはずの寿命を100歳まで延長することになった．

　スカベンジャーには生体自らがつくるSOD（superoxide dismutase），カタラーゼ，尿酸などのほかに外部から摂取して抗酸化物質として働くβカロテン，ビタミンC，ビタミンEなどのほか各種植物に広く含まれるポリフェノール類が含まれ，ヒトの各種細胞内に蓄積され，活性酸素の消去に大きな役割を演じている．

　活性酸素は**表3-13**のようにいろいろな原因により生体内に蓄積され，多様な種類がつくられる．ヒト

の生命活動に最も大きな影響を与える脂質，タンパク質，核酸や各種細胞，組織，臓器にその強い酸化力で炎症を起こすことでさまざまな疾病の原因になり，それらの蓄積が知らず知らずに慢性疾患をもたらし，ヒトの寿命に大きな影響を与えると考えられている．

2．生活習慣と健康増進

　ヒトの死はさまざまな段階で起こる．遺伝的な因子による死，胎内あるいは出生時の何らかの環境要因による死，不慮の事故による死，自然災害や人工災害による死，自殺・他殺による死，感染症による死などの，ある面では本人が予期し得ない死もある．しかし，現代では最も多くのヒトの死の原因は，長年の毎日の生活の積み重ねが徐々に生体機能を低下させ，やがては生活習慣病といわれる慢性疾患であると思われる．

　生活習慣が原因で起こると思われる慢性疾患をその要因とともに表3-14に示す．これからわかることは不慮の事故，自殺，老衰を除いた死因の上位疾患のほとんどすべてが，生活習慣がその疾患の増加・減少に大きな影響を与えているということである．生活習慣病の進行を止めるためには適切な栄養，運動習慣，休養・ストレス回避が重要になる．

1）栄　養

　従来の適切な栄養素摂取の考え方は，炭水化物（糖質），タンパク質，脂質，無機質（必須元素），ビタミンといった身体の構成成分と，円滑な代謝に重要な役割を果たす栄養素の過剰と不足が問題にされてきた．しかし現在の日本では経済的に十分な栄養が摂れないという人はほとんどいなくなったため，最も大きな問題として脂質の過剰摂取とダイエットによる各栄養素の不足が挙げられる．カロリーの高い脂質の過剰摂取は肥満を招くばかりでなく，乳がん，前立腺がん，大腸がんなどの発生率を増加させる．また単にそれらの栄養素の多少が問題にされるより，それらの質が問われることが多くなっている．

　その中で最も問題になるのは主に哺乳動物の肉類から摂取されている脂質で，この中の多くは飽和脂肪酸（二重結合をもたないパルミチン酸やステアリン酸）が多く，体内でタンパク質と結合し，低比重リポタンパク質（LDL）となる．これは血管壁に沈着しやすくアテローマ（粥状硬化巣）による動脈硬化を引き起こす．一方，植物に含まれている脂質（オレイン酸，リノール酸）や魚の脂質（EPA：エイコサペンタ塩酸，DHA：ドコサヘキサエン酸）の多くは体内でタンパク質と結合し，高比重リポタンパク質（HDL）となり，血管壁に付着したLDLを除去し，動脈硬化を予防する．EPA，DHAはこれらの不飽和脂肪酸としての働きのほかに，血小板凝集抑制作用（抗血栓作用）をもち，またDHAにはこのほか抗炎症作用，抗がん作用，脳神経作用（記憶機能改善）などの効果もあるといわれる．

　糖尿病で問題になる血糖値への炭水化物の影響は，糖質の量が同じであってもその利用のしやすさから血糖に与える影響は食品ごとに異なり，ブドウ糖で摂取したときと比べ，米では70～79％，リンゴでは30～39％というように影響力（血糖指数）が異なる．さらに同じ炭水化物でも体内で消化されないためエネルギー源にはならないセルロースのような食物繊維は，糖尿病食としての利用，便秘の予防，大腸がんの発生抑制などの面で利用価値が増している．

　ミネラルやビタミンも，従来いわれてきたような不足による代謝疾患への影響より，ビタミンA，C，Eのもつ抗酸化・抗腫瘍作用やビタミンB_1のもつ疲労回復作用，活性酸素消去系に及ぼす銅や亜鉛（スーパーオキシドジスムターゼの含有元素）やセレン（グルタチオンペルオキシダーゼの含有元素），

カルシウム／マグネシウムと虚血性疾患の関係など，それぞれの栄養素のもつ特性に注目が集まっている．

近年，とくに注目されてきている機能性食品の中でもポリフェノール（ほとんどの植物に含まれている色素や渋み・苦味の成分）は，必ずしもすべてが実証されているわけではないが，注目されている．それらの植物の成分に共通しているのは生活習慣病や老化の原因と思われる抗酸化作用のほかに，たとえばカテキン（お茶に含有）の抗菌作用・抗腫瘍作用，アントシアニン（ブドウ，ブルーベリー）の眼精疲労抑制・肝機能向上，プロアンドシアニン（赤ワイン）の心疾患抑制，イソフラボン（大豆）の女性ホルモンの調節作用などいろいろな作用のあることがいわれるようになり，今後の研究が待たれる．これらは従来の食品成分表では量れない成分であり，いろいろな食品に含まれている．したがって栄養学的な視点からは，健康の維持増進のためにはバランスの良い食生活（1日30品目目標）が推奨される．さらに豊かな食生活に加え，家族そろった規則正しい食事は，ストレスからの開放効果も期待できるため，それを忘れかけた現代人にはとくに必要であると思われる．

2）運　動

運動には子どもの成長時に必要とされる行動体力（筋力，持久力，反応能力，バランス能力など）の育成と，物理化学的ストレス（温熱，振動，化学物質による），生物的ストレス（微生物や異種タンパクによる），生理的ストレス（運動，空腹，疲労，睡眠など），精神的ストレス（苦痛，不快，恐怖など）に対する抵抗性を増すといわれる防衛体力の2つがある．

行動体力の養成は人が行動的で，しっかりした体力を維持するために重要であるが，中高年以降には強度が低く（少しきついと思われる程度），持続的な運動が効果的である．とくに閉経以降の女性に顕著な骨粗しょう症予防のため，さらには寝たきりにならないためにもその持続は必要である．また，ストレスに対する抵抗力を高める防衛体力の養成も，慢性疾患予防のためには必要である．速歩のような身体に負担のかからない持続的運動は，慢性疾患の予防や軽度の疾患をもった人の回復のために重要で，高血圧や糖尿病の運動療法は広く知られているが，適度な運動によるストレス抑制効果は，活性酸素産生能を効率化し老化を防ぐ働きもあるといわれる．実際に高齢者で運動習慣をもつ人ともたない人での死亡率を観察した調査では，運動習慣をもった人は有意に寿命が長いという結果も出ている．

3）休養・ストレス回避

1980年代から多くの知見が出されるようになった精神神経免疫学の成果は，それまで，神経系や内分泌系と関係をもたないと思われていた免疫系がお互いに協調して働くことを示すことを明らかにした．人の情動反応と免疫などの生体防御機能は連動し，ストレス状態や負の情動反応や喫煙など，生体にとって好ましくない行動により生体防御機能（円滑な活性酸素産生能やナチュラルキラー細胞活性）が低下し，逆に適度な運動や笑いなどの好ましい情動反応は，生体防御機能を亢進させる働きのあることが明らかになってきた．

第 4 章
環境と人間

A. 主体環境系 host-environment system

　環境とは人間を含め，生物を取り囲む条件のすべてであり，それらは相互に影響しあうものである．したがって人間を中心として考えたとき，人間は自分たちを取り巻く環境の中で生活しているので，人間と環境をワンセットとして捉えて，はじめて人間の生活の全体的な把握が可能となる．

　人間は自分という存在の認識からまずは出発する．われわれ自身を見直すと，自分自身（主体：host）とそれを取り囲む環境 environment との関係の中で生存していることがわかる．まず，個人と環境との関係を考えると，それぞれの個体の存在に対応した環境をもっている．

　われわれの身体を基本的につくり上げているのは，両親から半分ずつ受け継いだ遺伝子に基づく1つのセット（ゲノム）としての遺伝子型 genotype である．この生まれつき与えられた条件によって個体差が生じる．ある意味ではわれわれは最初から一定の幅をもって決定されているのである．

　変えることが可能なのは，その表現型 phenotype である．ヒトの表現型は遺伝子型そのままではなく，環境からのあらゆる影響に対して生体がさまざまな形で反応する，その過程で形成され変化していく．こうした過程では人体の生体防御機構としての免疫系がさまざまなレベルで関与している．また，外部からの刺激とそれに対する個体の反応によって表現型が形作られていくという現象は，身体的だけでなく精神的な側面でも同じように起きている考えることができる．

　われわれは生まれる前，母親の胎内にいるときからずっと環境による作用を受け（環境作用），生活活動や代謝活動により環境を変化（環境形成作用）させ続けている．人間との関係において，環境は**図4-1**のように分類することができる．外側の円で示されている環境は，大きく3つに分けられている．すなわち，非生物学的環境（物理的，化学的環境要因），生物学的環境，および人間の行動に関わる環境（政治・経済的，社会・文化的，習慣的環境要因）である．はじめの非生物学的環境には光，熱，水，音など，そして薬品や化学物質をはじめとするさまざまな要因が含まれる．次の生物学的環境には動物，植物が含まれる．とくに健康に関連のある要因としては，身近なほ乳類，昆虫類，細菌，ウイルスなどがある．たとえば，日本脳炎にかかった豚を刺した蚊が日本脳炎ウイルスを媒介して，ヒトを刺して日本脳炎に罹患させるというように，実際には複数の要因が絡み合って人に影響を与えている．そして，人間の行動に関わる環境は，法律や社会体制などから文化的な要因や経済状況や個人の生活習慣に関する事柄までが含まれる．喫煙習慣や飲酒習慣もその一例である．

　過去には物理的環境や化学的な環境が最重要視されたこともある．また，生物学的環境とくに細菌やウイルスが重要視された時代もある．しかし，近年では行動に関わる環境が人々の健康に与える影響がとても大きいことが認識され，環境中のモノ（物質や生物）よりも人々の生活のあり方が重視されるよ

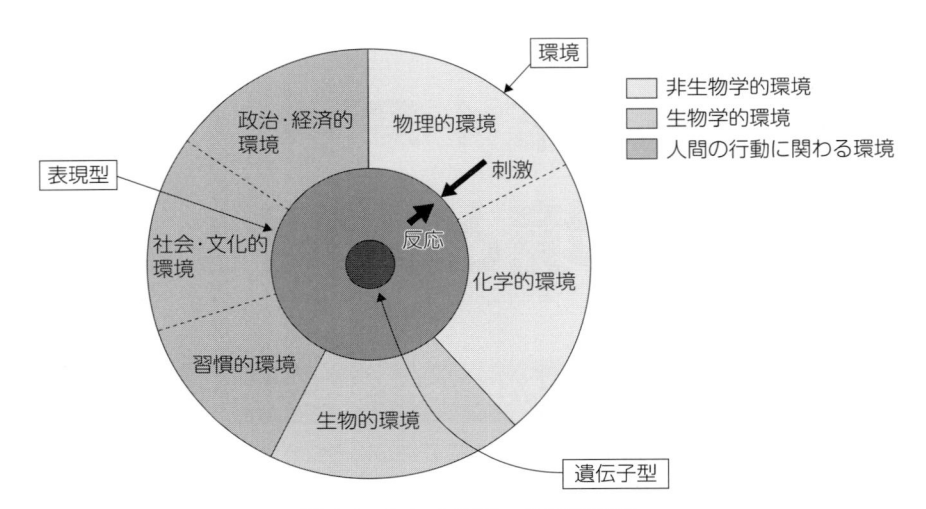

図4-1 ヒトと環境：主体環境系

うになってきている．

もちろん，食物は化学的環境要因としてヒトへの作用をもたらし，同時に生物学的要因としても作用するというように，複合した役割を果たしている．そして，人々の食生活は，人間の重要な行動要因としても位置づけられる．こうした関係の中で，環境要因同士あるいは環境と個体の間では，不断の相互作用が生じている．これがダイナミックな健康現象をつくり上げている．

本章で扱う自然環境は気圏（大気圏），水圏，地圏に大別できる．大気圏は地球表面から順に対流圏，成層圏，中間圏，熱圏と呼ばれ，その外側は外気圏となる．地上10km位までが対流圏であり，つねに大気の対流があり，地球上での成分はほぼ均一になっている．成層圏にはオゾン層があり，大部分の紫外線を吸収し，生物を保護していることは知られている．成層圏ではほとんど対流は起きない．水圏は地表近くの水占有部分で，海が大部分（約70％）であり，ほかには湖沼，河川，地下水がある．水は絶えず循環している．蒸発，降雨（雪），鉱物・生物資源の運搬をくりかえし，汚染物質も運搬されることになる．地圏は岩石圏ともいわれ，かなり深くまであるが，石油などの地質資源は地表から40km程度であると考えられている．地殻の表面から1m程度を土壌圏といい，生態系と密接な関わりをもっている．

このように，多くの生命あるものは環境と相互作用を営みながら，自立的システムを構築し，その環境中で生命を維持している．個体を中心とした主体環境系からさらに視野を広げていくと，生物の環境との関係すなわち相互依存関係の全体システムである生態系（eco-system）がみえてくる．

われわれが食料とし，栄養源とする源はすべて自然界にある．しかし，そのために，人間の生存のために生態系を破壊して食料を入手せざるを得ない運命にあることも事実である．人間の生存を確保しながら，生態系をどのように保持していくのか，あるいは復元していくかが将来にわたっての課題である．

B. 空気・水と健康

主として先進国の経済活動が高度化し，人口の都市集中化が進み，大気汚染，水質汚濁など環境汚染

が社会問題化し，ヒトの健康にも影響が及ぶに至り，環境保全に関する認識が高まった．空気も水も生命維持には不可欠である．肺におけるガス交換を能率よく行うには表面積が大きく，膜が薄いことが必要である．そのような条件下では空気中の汚染物質も肺胞膜を通過しやすく，血流に入ると全身を循環することになる．一方，水道水の味が悪くなり，ミネラルウォーター類の国産量も輸入量も増加している．1993（平成5）年に「"水道法"による水質基準」が大幅に改正され，農薬残留物などが検査項目に加えられた．空気も水もその汚染成分は単独ではなく，また非常に微量であるため，測定法もかなり高度化した．

1．空　気

1）性　状

清浄な空気の成分を，温度 0 ℃，気圧 760 mmHg における容量パーセントで示すと表 4-1 のとおりである．このほかに，水蒸気が 1～4 ％ 含まれている．空気の性状のヒトへの影響は化学・生物学的環境要因と物理的環境要因とに分けて考えられる．

2）化学・生物学的環境要因

前述の清浄空気の成分が何らかの原因で変動を生じた場合，有害な異常成分が混入した場合など，空気の組成の変化が人体に影響を与える．この変化は火山の爆発，黄砂，花粉，病原微生物など，自然環境下で生じることもあるが，産業現場からの排気や自動車排気ガス，タバコの煙など，ヒトの活動に伴って生じることも多い．

ⓐ 酸素（O_2）

清浄空気中に約 21 ％ 存在する．炭酸ガスや揮発性物質の混入，閉鎖室内で新鮮空気の供給不十分などの場合，酸素分圧が低下し，いわゆる酸欠状態となり，危険である．16 ％ 以下になると生体に異常を生じる．18 ％ を下回らないように注意する．30 ％ 以上になるとものが燃えやすく危険である．

ⓑ 一酸化炭素（CO）

猛毒ガスである．ヘモグロビンやシトクロム酵素との親和力が強いため，酸素の運搬に支障を来たし，組織呼吸を抑制する．炭素を含む物質の不完全燃焼時，自動車排気ガス，タバコの煙などにより環境下に排出される．

ⓒ 硫黄酸化物（SO_x）と窒素酸化物（NO_x）

主に SO_2 と SO_3，NO と NO_2 である．大気汚染物質として知られる．前者は工場の煙突（固定発生源），後者は自動車排気ガス（移動発生源）が主発生源である．SO_2 の自然大気中濃度は 0.0002 ppm 程度であるが，都市大気中では 0.01 ppm 程度である．NO_2 は光化学オキシダントの原因物質の一つで

表 4-1　空気の成分

成　分	体積百分比 ％
窒素　N_2	78.10
酸素　O_2	20.93
アルゴン　Ar	0.93
二酸化炭素　CO_2	0.03～0.04
ネオン　Ne	0.0018
ヘリウム　He	0.0005
クリプトン　Kr	0.0001

ある.

ⓓ 二酸化炭素（CO_2）（炭酸ガス）

毒性は低いが，CO_2 が増えることで総体的に酸素濃度の低下を来たす．換気の指標，換気回数の計算に使用する．

ⓔ 浮遊粒子状物質（SPM）

空気中に浮遊する粒径 10 μm 以下の微粒子を総称して浮遊粒子状物質 suspended particle matter (PM10) と呼ぶ．直径 10 μm 以上の粒子は，長時間空中を浮遊せずに沈降落下するか，呼吸器から上部気道に捕捉されても喀出される確率が高いので，生体影響の対象となるのは 10 μm 以下のものである．発生源から大気中に放出された状態の一次粒子と，ガス状で放出され，大気中で粒子状物質に変化する二次粒子がある．粒子の存在形態により，ダスト，ミスト，フューム，ヘイズに分けられる．ダストは燃料の煤塵，土石やセメントの粉塵，火山灰や黄砂などで，日光や紫外線を妨害することがある．アレルゲンの伝播（花粉症，ダニアレルギーなど），放射性粉塵の危険性も挙げられる．ミストは気体中に含まれる液体粒子の 10 μm 以下のものである．硫黄酸化物は空気中の水粒子に触れて硫酸ミストになると SO_2 の 10 倍くらい毒性が強いといわれる．ヒュームは加熱によって生じる蒸気のことだが，一般に金属，金属酸化物の 1 μm 以下の微粒子を指すことが多い．ヘイズは炭化水素（CmHn）の凝集粒子をいう．森林火災などで問題となる．最近，ディーゼル排気微粒子 diesel exhaust particulate（DEP），アスベストなどによる大気汚染と健康障害が問題となっている．SPM の呼吸器沈着率は粒径に依存し，直径 2.5 μm（PM 2.5）以下の SPM は肺の奥まで入り，喘息や気管支炎の原因となる確率が高いとされ，注目されている．

ⓕ その他の有害化学物質

石炭，石油の燃焼により水銀，ヒ素等が発生する．ガソリンにはベンゼンを含有するものがある．その量は産地に由来するが，使用することにより有害物質が環境中へ排出されることになる．そのほかにもフッ素化合物（フロン等），塩素化合物（ダイオキシン等）などがある．最近では，シックハウス症候群などとの関係から特定の揮発性有機化合物（ホルムアルデヒド，トルエン，キシレン，パラジクロロベンゼン，エチルベンゼン，スチレン，クロロピリホス，フタル酸ジ-n-ブチル，フタル酸ジ-2-エチルヘキシル，テトラデカン，ダイアジノン，アセトアルデヒド，フェノブカルブ等）の室内濃度指針値がある．

3）物理学的環境要因

気温，気湿（湿度），気流（気動），輻射熱は温熱 4 要因といわれ，生体と密接な関連をもつ．そのほか，気圧，照度，騒音，振動，輻射線（放射線，電離・非電離）が挙げられる．

4）空気の性状と健康

ⓐ 温 熱

温熱の人体影響レベルは健康影響，作業能率，快適性の 3 種がある．後 2 者は作業の労作，着衣の条件が関与する．好適温熱条件は個人差，民族差，時代差があるが，一般に冬 18 ℃，夏 23 ℃ が快適，冷暖房は 15～25 ℃ では不要，"建築物における衛生的環境の確保に関する法律"（通称 "ビル管理法"）では空調気温は 17～28 ℃ としている．裸体で快適でいられる温熱中間帯は 28～32 ℃ である．

体熱放散は対流，伝導，輻射（放射），水分蒸発（不感蒸泄）による．対流は体表面で加温された空気が移動すること，伝導は体表面が直接接しているものへ熱を移動すること，輻射は電磁波によって熱が移動すること，蒸発は汗および気道からの水分の蒸発することにより起こる．蒸発は体温より周囲の温

度が高い場合の唯一の熱放散経路である．

産熱は骨格筋の寄与率が最も大きい．物質代謝の過程でも熱は産生される．寒冷刺激によりACTH，副腎皮質ホルモン，甲状腺ホルモン，カテコールアミンなどの分泌が増加し，体内の状態は産熱に適した方向に変化する．

❺ 気　圧

気圧は空気の圧力であるから，高地ほど低くなる．海抜5kmで約1/2気圧となり，成分も希薄となる．そうなるとO_2分圧の低下が人体に対して問題となり，海抜3km位から酸素補給が必要となる．急性高山病や高所肺気腫が発生するのも3～4kmとされているが，個人差がある．高地居住民族では肺換気量や循環血液量の増加，赤血球数増多などの高地順化が進んでいる．

窒素は常温常圧では人体に不活性であるが，高圧下では窒素酔い現象が起きる．また人体への圧力負荷が急激に減じていくとき，窒素塞栓症（減圧症，潜水病，潜函病，ケイソン病ともいわれる）の原因となる．これは窒素が高圧状態では常圧時より多く脂肪組織へ移行するが，急激に減圧すると窒素の移行が［脂肪組織→血液］のほうが［血液→肺胞空気］よりも急速となり，血中窒素は溶存限界を超え，気泡の形で血中を流れ，毛細血管を閉塞し，障害を起こす．同じ理由で常圧から低圧に急変する環境下でも窒素塞栓症は生じる．症状は局在性疼痛（ベンズ），知覚障害，胸部圧迫感（チョークス）などである．

❻ 気象と気候

大気の状態とその変動，すなわち気象現象は大気圏内に生きるヒトや生物に影響を与える．大気性状の短期的変化を気象，長期的変化を気候という．

気象の短時間内変動により，発作が促されたり，病状が悪化する疾病を気象病（気象過敏症）という．リウマチ，神経痛，気管支喘息発作，瘢痕痛，外傷性てんかん発作，胆石・腎結石などの発作，狭心症，脳出血などの循環器疾患，肺結核の喀血などがこれに当たる．これらの誘因は前線通過，高気圧支配，低気圧支配など，その地域を覆う気団の状態によると考えられる．

気候はその土地に特有なものであり，大きく寒帯，温帯，熱帯に区分できる．寒帯には感染症は少ないが，凍傷，神経痛，リウマチ，貧血，ビタミン欠乏症が多い傾向があり，温帯にはヒトからヒトへ感染する型の感染症が比較的多く，熱帯には胃腸炎，マラリアなどの感染症，昆虫媒介感染症が多くみられる．

温帯には四季があり，季節によって，多発する疾患の種類や死亡の多少が影響を受ける．季節に関連した疾病の現象を季節変動という．日本では冬季にインフルエンザ，肺炎，気管支炎，脳卒中，心筋梗塞，ロタウイルスによる乳児嘔吐下痢症が，夏季には赤痢などの消化器系感染症，細菌性食中毒，コクサッキーウイルスやエコーウイルスによる髄膜炎，アデノウイルスによる風邪が多くみられる．しかし，室内空調機の普及により，季節変動は時代とともに変わってきている．

2．水

ヒトの体重の1/2以上を水が占める．生命の維持に水は不可欠である．衛生的な水を得るために上水道（水道水）の普及は必須であり，使用後の水を環境負荷が少ない形で処理するために下水道が必要である．日本の水道普及率は2012（平成24）年度末で97.7%である．

生命維持に必要な水の量は一人1日約2.5Lであるが，そのほかに炊事，入浴，洗濯，清掃，水洗便

所，散水など，日本人の1日平均使用量は約 350 L，都市部では 600 L である．

1）上水道

浄水し，有圧で配水するシステムが上水道であり，水道水の供給である．日本の上水普及率は 97 % を超えている．1893 年にミルスはアメリカで，ラインケはドイツで独自に「水道においてろ過給水を開始すると，給水地域ではチフスだけでなく，一般死亡率も低下する現象」を認めた．これを Mills-Reincke の現象という．水系感染症がチフスのみでないこと，小児の胃腸炎死亡率の低下を示すものである．

ⓐ 飲料水の判定基準

水道により供給される水の水質基準は"水道法"により定められている．水道水の水源の 70 % が地表水であることから，産業廃水，生活排水からの影響により原水の水質低下がみられるようになった．一方，国民の水道水に対するニーズも多様化し，より質の高い水道水の供給が求められている．水質基準は健康に悪影響がないこと，使用上不便，不快でないこと，おいしいことなどから全国一律の基準項目 51 項目が定められている．すなわち 2 種の細菌学的項目（一般細菌および大腸菌），44 種の化学項目，その他 5 項目（pH，味，臭気，色度，濁度）である．2012（平成 24）年 4 月 1 日から放射性セシウム（^{134}Cs と ^{137}Cs の合計）10Bq/kg が水道水中の放射性物質の目標値とされた．

ⓑ 浄水法

取水，導水，浄水（沈殿，ろ過），消毒，送水，配水の順に行われる．取水は河川・ダム・湖沼などの表層水が約 73 %，伏流水・井戸が約 27 % である．

浄水のろ過法には急速ろ過法と緩速ろ過法がある．人口密度の高いところでは大量の水を供給する必要があることから急速ろ過法が一般的であり，わが国の浄水場の多くはこの方法を採用している．急速ろ過法は薬品（ポリ塩化アルミニウムなどの凝集剤）を使って微粒子を沈殿させて取り除き，さらにろ過により微細粒子を除去する．緩速ろ過法は薬品を使用せず，時間をかけて沈殿させた後，緩速ろ過池へ導水する．緩速ろ過池では表面に好気性バクテリアが繁殖し，生物膜を形成する．この膜がろ過膜となり，良質な水が得られるが広大なスペースを必要とする．

ⓒ 消　毒

ろ過により水は浄化されるが，細菌学的完全性を確実にするために消毒を行う．日本では塩素消毒を採用している．給水栓末端における遊離残留塩素が 0.1 mg/L（結合残留塩素の場合は 0.4 mg/L）以上になるように加える．

塩素による消毒は次の機序による．

水に塩素を加えると一部は有機物と結合するが，結合しないものはほとんど完全に加水分解し，

$$Cl_2 + H_2O \rightleftharpoons HClO$$

の平衡が保たれる．HClO の一部は次のように解離する．

$$HClO \rightleftharpoons H^+ + ClO^-$$

水中の塩素は分子状塩素（Cl_2），次亜塩素酸（HClO），および次亜塩素酸イオン（ClO^-）の 3 形態をとる．これらはすべて遊離残留塩素と呼ばれ，次亜塩素酸が最も殺菌効果が強い．

次亜塩素酸は水中にアンモニア，アミン類，アミノ酸類があると結合して 3 種のクロラミン（NH_2Cl，$NHCl_2$，NCl_3）を形成する．前 2 者は再び加水分解して HClO を生じ，殺菌力を発揮するので結合型残留塩素と呼ばれる．NCl_3 はそのままで殺菌力はない．結合型残留塩素の殺菌作用は次亜塩素酸に比べるとはるかに弱く，遅い．

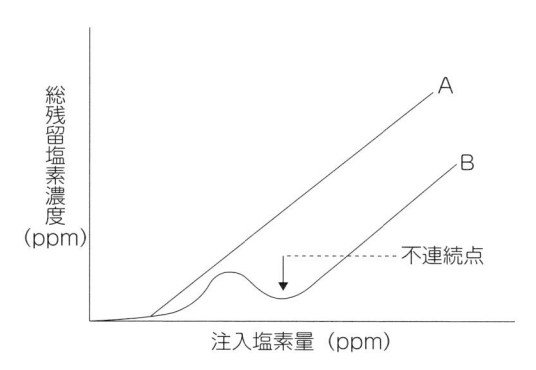

図4-2 塩素注入量と総残留塩素濃度

　水に塩素を注入すると，はじめ水中の有機・無機物質により塩素は消費され，さらに塩素を加えると遊離残留塩素が増える（図4-2のA）．アンモニアを含む水でははじめ種々のクロラミン体を形成し，結合型残留塩素が増加し，その後塩素濃度はゼロに近づく．この点を不連続点（ブレークポイント）という．さらに塩素を注入すると遊離残留塩素が増加する（図4-2のB）．この不連続点を越えて塩素消毒を行う方法を不連続点塩素処理法という．

　塩素消毒によりトリハロメタン類（メタンの3個の水素がハロゲンに置換したもの）を形成する可能性がある．トリハロメタン類の中には発がん性を疑われるものがあるので，水質基準では総トリハロメタン濃度を 0.1 mg/L 以下としている．トリハロメタン処理のために高度浄水処理施設（活性炭処理またはオゾン処理を行う）の整備が検討されている．

ⓓ 水系感染症

　水を介して経口感染する消化器系疾病で，細菌性（コレラ，赤痢，腸チフス，パラチフス等），ウイルス性（肝炎，ポリオ，コクサッキーウイルス等）および原生動物（アメーバ赤痢，クリプトスポリジウム，病原虫等）がある．

　水系感染症の特徴は，①季節によらず爆発的に患者が発生し，②患者の性別，職業，生活レベルと無関係で，③汚染された水系に発生が局限され，④若年層にやや多い．症状，潜伏期などから汚染源を特定できることが多く，菌型が同一である場合が多い．致命率は低い．

　水系感染症の例としては，1996（平成8）年埼玉県越生市で発生した 8,800 人の集団下痢症の原因がクリプトスポリジウムであった．クリプトスポリジウム原虫は塩素消毒が無効である．また，腸管出血性大腸菌（O157）による集団感染事例が 1990（平成2）年に埼玉県浦和市であった．約 270 人の患者のうち，幼児2人が死亡した．これは O157 に汚染された井戸水が原因であった．

　上下水道が整備されている地域では，水系感染症の蔓延は通常は起きる可能性が低いが，災害時，ライフラインの断絶時には起こる可能性がある．

2）下水道

　下水はヒトが利用した後の生活廃水，事業所排水，雨水からなる．これらの不要水をそのまま環境中へ放出すると環境汚染を引き起こすのみならず，ヒトの健康や生態系へも影響を及ぼす危険性がある．下水道は使用済みの水を単に水域に還元するだけでなく，取水されたときの状態に近い水質にまで処理できれば水資源の保全に重要な役割を果たす．水需要量の増大に対処するため処理下水の再利用（中水

道）や下水処理で発生する汚泥を緑・農地へ還元することによって下水処理のプロセスを自然のサイクルに組み込み，資源やエネルギーを節約することが求められている．2012（平成24）年度末の下水道普及率は 76.3 %，汚水処理人口普及率 87.6 % である．

下水道は"下水道法"により公共下水道，流域下水道，都市下水路に区分されている．公共下水道は地方公共団体の管理下にあり，末端に水再生センター（下水処理場）を有するか，流域下水道に接続するもの，流域下水道は 2 つ以上の地方公共団体が行政区域にとらわれずにその管内の下水を排除し，処理し，末端に必ず水再生センターが設置されているもの，都市下水路は主として市街地の雨雪水の排除を目的とし，無処理で放流するものである．

廃水と雨雪水を一括して流す方式を合流式，両者を別々の管に集めて流す方式を分流式という．合流式は国内外で主流であったが，豪雨時に処理能力を超える欠点があり，最近は分流式が増えている．

ⓐ 下水処理法

① 自然浄化法（無処理）

土壌によるふるい分け，吸着，土壌細菌による分解，水による希釈，水中細菌による分解などによる自然自浄作用に依存する．古くは行われていたが，人口が増加した現在はほとんど行われていない．

② 人工浄化法

短期間に効率よく人工的に物理的，機械的に無機化，無毒化，安定化を図る．生物学的浄化法ともいわれる．

（a）好気的処理法：好気性菌により有機物を分解する方法．活性汚泥法，散水ろ床法，接触法がこれに当たる．現在，活性汚泥法が広く採用されている．

（b）嫌気的処理法：嫌気的に有機物を分解する方法．腐敗槽 septic tank，イムホッフ槽 Imhoff tank がこれに当たる．

ⓑ 汚水処理のプロセス

スクリーン→第 1 沈殿池（最初沈殿池）→曝気槽→第 2 沈殿池（最終沈殿池）→検査・消毒→放流の順に処理する．予備処理としてスクリーンで大型固形物を除去し，最初沈殿池で土砂などを除く．次に曝気槽で非病原性好気性バクテリアを含んだ汚泥状のものを加えてよく空気と攪拌する．その間にバクテリアが有機物を水と二酸化炭素に分解する．バクテリアは有機物を栄養源として増殖する．分解終了後に最終沈殿池で汚泥部分を沈殿させ上清を検査し，塩素消毒をして工業用水，雑用水に使用するか，あるいは放流する．放流先が閉鎖系水域の場合，リンや窒素を多く含む汚水の場合はさらに高級処理を行ってから放流する．富栄養化を防ぐためである．汚泥部分は再利用され，余剰部分は捨てられる．

ⓒ 下水の水質検査指標

下水処理された水は色，臭気，pH のほかに生物化学的酸素要求量（BOD：biochemical oxygen demand），化学的酸素要求量（COD：chemical oxygen demand），浮遊物質量（SS：suspended-solid），溶存酸素（DO：dissolved oxygen），アンモニア性窒素，大腸菌数などの検査をする．BOD はバクテリアを使って，COD は化学的手法でその下水中に含まれている有機物と被酸化性無機物が酸化剤によって酸化されるときに消費する酸化剤の量をそれに相当する酸素の量であらわしたもので，単位は mg/L で示す．値が大きいほど汚染度が高い．

その他，カドミウム，全シアン，鉛，六価クロム，ヒ素，総水銀，アルキル水銀，PCB，四塩化炭素などが，ヒトの健康に関する環境基準として基準値が示されている．

C. 食と健康

　ヒトが生きるためには栄養素供給源としての安全で十分な量の食料が必要なことはいうまでもない．戦後間もないころは，十分な量の食料確保が生存のために必要であったが，現在は量に加えてその中身が問われている．何を，いつ，だれと，どれくらい，どのように食べるかが肝要なのである．また，そのような個人の行動は，個人を取り巻く環境（食環境）の影響を受けており（図4-3），公衆衛生学的には，この個人を取り巻く食環境の整備が重要となる．

1．食品の安全確保

　太古の狩猟・採集という方法による食料生産が，農耕・牧畜・養殖によって安定化され，近年ではバイオテクノロジーの技術も含め，食料の生産・流通が工業化あるいは半工業化されている．その際には，食品の収量を確保する目的で農薬が使用されたり，食品の加工，保存などの目的で食品添加物が用いられたりしている（表4-2）．また，土地生産性の面から農作物の生産量を高めるために開発された遺伝子組換え食品なども流通している．さらに，食料自給率がエネルギーベースで40％前後であるわが国は，食料の多くを海外に依存している．

　2001（平成13）年9月には国内初の牛海綿状脳症 bovine spongiform encephalopathy（BSE）感染牛が発生するなど，食品安全をめぐるさまざまな問題が発生しており，食品の安全性に対する関心が高まっている．食品の安全性に不安を感じる者が40％前後おり，その関心事には，食品添加物，残留農薬，環境からの有害化学物質（カドミウム，メチル水銀，ダイオキシン類等），遺伝子組換え食品，食品

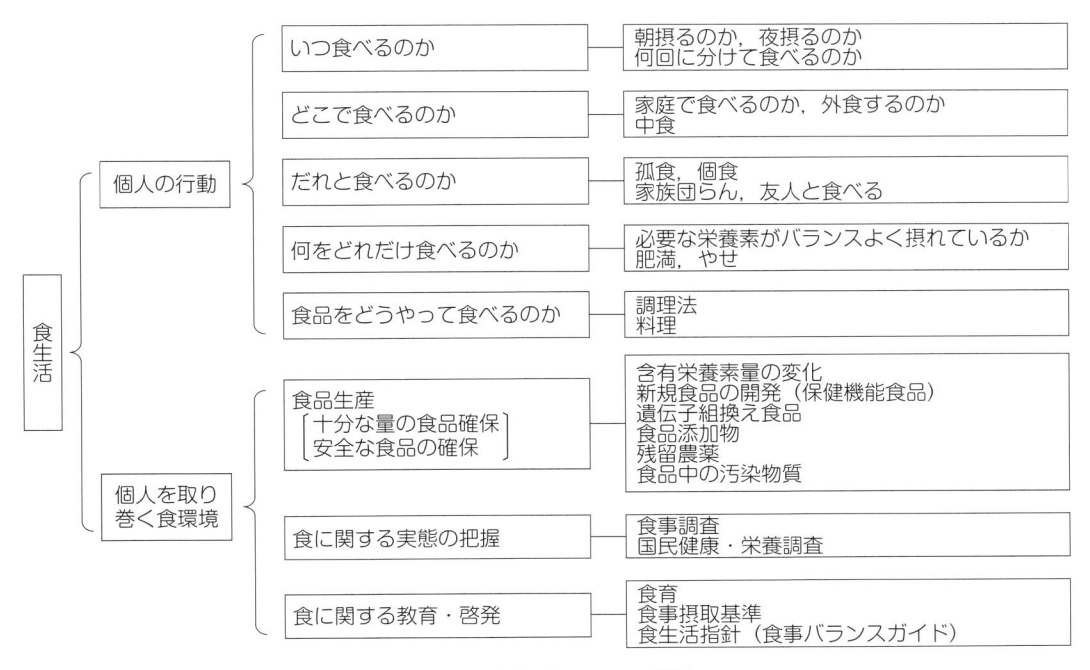

図 4-3　食生活に関わる要因

表 4-2 食品添加物の使用目的と用途

目的	用途	食品添加物例	目的	用途	食品添加物例
保存性を高める	保存料	安息香酸ナトリウム	風味や外観をよくする	発色剤	亜硝酸ナトリウム
	防かび剤	オルトフェニルフェノール		着色料	βカロテン
	殺菌料	次亜塩素酸ナトリウム		漂白剤	亜硫酸ナトリウム（結晶）
	酸化防止剤	ビタミンC		甘味料	アスパルテーム
	防虫剤	ピペロニルブトキシド		酸味料	クエン酸（結晶）
製造上不可欠	膨張剤	炭酸水素ナトリウム		調味料	L-グルタミン酸ナトリウム
	酵素	α-アミラーゼ		香料	l-メントール
	製造用剤	塩化マグネシウム		光沢剤	ミツロウ
品質向上	増粘安定剤	アルギン酸ナトリウム		苦味料	カフェイン（抽出物）
	乳化剤	グリセリン脂肪酸エステル	栄養価向上	栄養強化剤	ビタミンC, 焼成カルシウム
	ガムベース	エステルガム	その他		ph調整剤, イーストフードなど

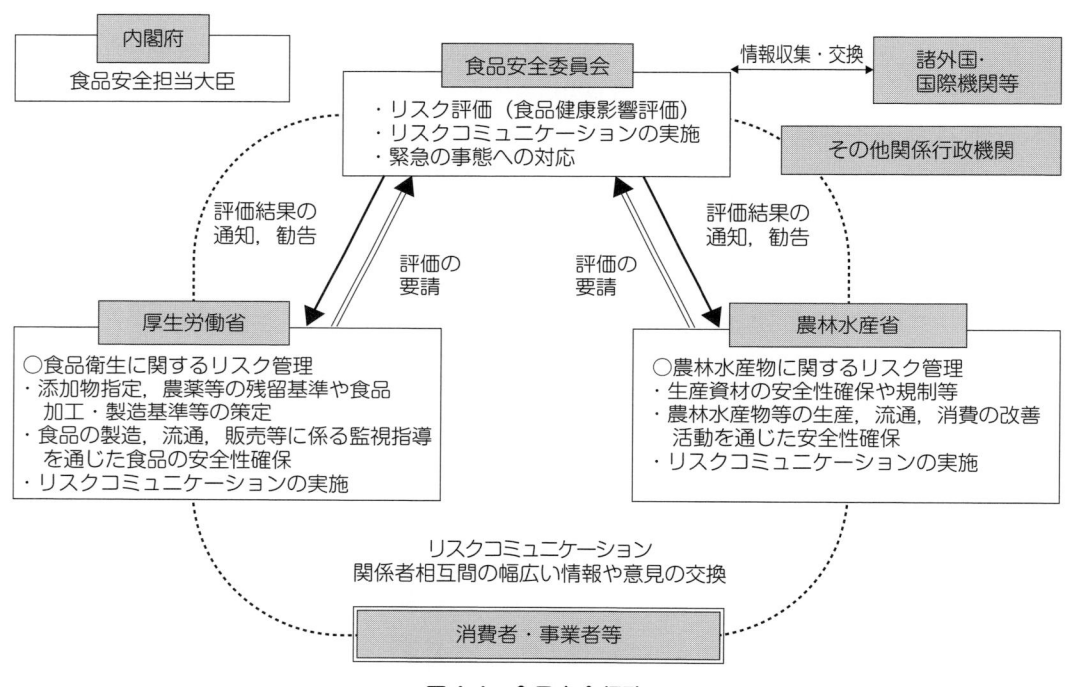

図 4-4 食品安全行政

表示，BSE，有害微生物（病原性大腸菌，サルモネラ菌，ノロウイルス等），加工中に生成する有害化学物質（アクリルアミド，トランス脂肪酸等）などがある（農林水産省安全・安心モニター調査）．

このような状況のもと，2005（平成17）年7月から"食品安全基本法"が施行されており，施策実施上の基本的方針として，リスク分析手法（リスク評価，リスク管理，リスクコミュニケーション）の導入によって食品安全の確保を図ろうとしている．また，内閣府に食品安全委員会が設置され，科学的知見に基づく食品健康影響評価を一元的に実施している．リスク管理についてはそれぞれの省庁が担当しており（図4-4, 5），規格・基準の見直し（農薬に関するポジティブリスト制，安全性に問題のある既存

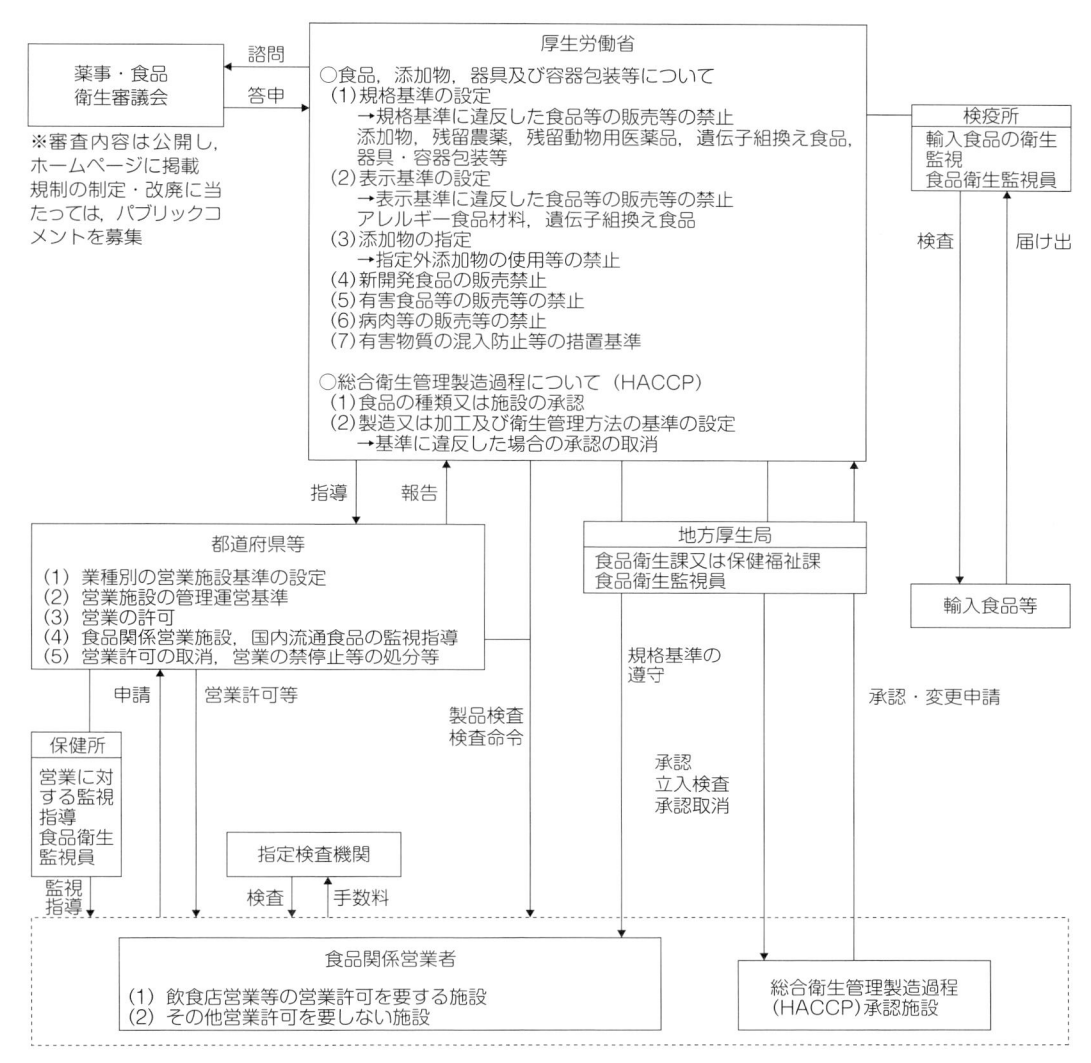

図 4-5　厚生労働省における食品安全行政の概要
資料　厚生労働省医薬食品局商品安全部調べ

添加物の使用禁止等），監視・検査体制の強化などが行われている．

また，販売される食品には，品質（原材料名，内容量，原産地等），安全性の確保（添加物，アレルギー食品等），品質及び安全性の確保（賞味・消費期限，保存方法，遺伝子組換え，製造者名等）に関する表示制度があるが，これら食品表示制度は複数の法令に分かれて規定されている．このように状況に対して，整合性の取れた表示基準の制定，消費者，事業者双方にとって分かりやすい表示，消費者の日々の栄養・食生活管理による健康増進に寄与，効果的・効率的な法執行を行うため，これらの表示に関する規定（食品衛生法，JAS 法，健康増進法）を統合して，食品の表示に関する包括的かつ一元的な制度として食品表示法を制定した（2013 年）が，現時点では未施行である．

食品の安全性に対する不安とは対照的に，食品の健康に関わる有用性への期待から，健康に関する効

表4-3 食品がもつ3つの機能

1次機能（栄養素補給）	生命維持
2次機能（味覚・嗜好）	食事を楽しむ
3次機能（生体調節）	体調の調節や疾病予防など

医薬品

食品

医薬品（医薬部外品を含む）

特別用途食品
　病者用
　妊産婦・授乳婦用
　乳児用
　高齢者用

特定保健用食品
　条件付き
　個別許可型
　（疾病リスク低減表示を含む）
　規格基準型

栄養機能食品（規格基準型）

保健機能食品

通常の食品

いわゆる健康食品

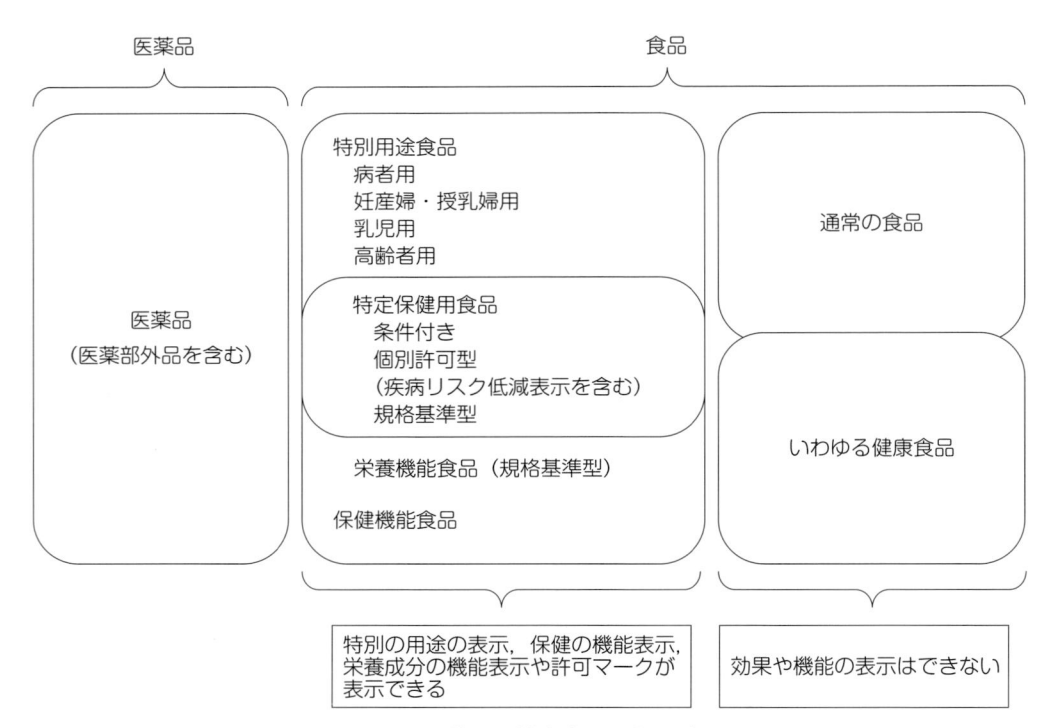

特別の用途の表示，保健の機能表示，栄養成分の機能表示や許可マークが表示できる

効果や機能の表示はできない

図4-6 医薬品，健康食品の位置づけ
広義の健康食品は特別用途食品，保健機能食品，いわゆる健康食品を指す

果や食品の機能等を表示して販売されている健康食品が流通している．そのような期待に反して，痩身目的の食品摂取後の肝機能障害発生など，いわゆる健康食品によると思われる健康障害の発生がみられる．そこで，そのような事故を防止するとともに，食品の第3次機能（表4-3）による健康の維持・増進を推進するため，健康食品のうち，医学・栄養学的証明に基づいて人の健康にある種の効果が期待できると認められた食品（特定保健用食品）と，栄養成分のもつ健康に関わる機能の表示をすることができる食品（栄養機能食品）の2つを合わせて保健機能食品とした制度が2001年に創設されている（図4-6）．

このように，食品の機能性表示は，特定保健用食品と栄養機能食品に認められている．しかし，栄養機能食品については対象成分が限定されていること，特定保健用食品については，食品ごとに安全性や有効性に係る臨床試験が必須であるとともに，許可手続きに時間と費用がかかるため，中小企業にとってハードルが高いこと等の課題が指摘された．そのため，規制改革実施計画（2013年6月14日閣議決定）において，特定保健用食品，栄養機能食品以外のいわゆる健康食品をはじめとする保健機能を有する成分を含む加工食品及び農林水産物について，機能性の表示を容認する新たな方策をそれぞれ検討した結果，2015年春を目途に，食品の新たな機能性表示制度が導入されることになった（2014年7月）．新制度の機能性表示は，商品ごとに保健効果などについて国の承認を得る特定保健用食品とは異なり，

表 4-4　健康づくりのための食生活指針

1）多様な食品で栄養バランスを
　○1日30食品を目標に
　○主食，主菜，副菜をそろえて
2）日常の生活活動に見合ったエネルギーを
　○食べすぎに気をつけて，肥満を予防
　○よくからだを動かし，食事内容にゆとりを
3）脂肪は量と質を考えて
　○脂肪はとりすぎないように
　○動物性の脂肪より植物性の油を多めに
4）食塩をとりすぎないように
　○食塩は1日10g以下を目標に
　○調理の工夫で，むりなく減塩
5）こころのふれあう楽しい食生活を
　○食卓を家族ふれあいの場に
　○家庭の味，手づくりのこころを大切に

（1985〔昭和60〕年5月，厚生省策定）

あくまでも企業の責任によって行われる．科学的根拠を人で立証した実験データや集めた論文を消費者庁に届け出ることで，健康の維持・増進の範囲に限って「機能性表示」が可能になり，「肝臓の働きを助けます」「目の健康をサポートします」「鼻の調子を整えます」といった表現ができるようになる．

2．何をどれだけ食べるのか

　安全な食品が確保できるという前提で，何をどれだけ食べたらいいかについては，現在も種々研究が行われているが，現在までにわかっていることを基にしたガイドラインとして，食事摂取基準，食生活指針，食事バランスガイドがある．

　食事摂取基準は，健康な個人または集団を対象として，国民の健康の維持・増進，エネルギー・栄養素欠乏症の予防，生活習慣病の予防，過剰摂取による健康障害の予防を目的として，エネルギーおよび栄養素の摂取量の基準を示したもので，5年ごとに改定することとなっている．

　食生活指針は，健康の保持増進のために，一人ひとりが食生活改善についての自覚をもってもらうことを目的として，1985（昭和60）年にはじめて厚生省（当時）によって策定された（表4-4）．1990（平成2）年には対象特性別の指針が発表された．2000（平成12）年には，厚生省（当時），農林水産省，文部省（当時）の3省で共同策定された（表4-5）が，それまでの縦割り行政が省庁合同の行政へと移行したことは特記すべきである．しかし，この食生活指針に対する国民の認知度が低く，食生活指針をより実効性のあるものにするための情報やツールの提供が十分でなかった．

　また，2005年6月には，国民が健全な心身を培い，豊かな人間性を育む食育を推進するため，食育に関する施策を総合的かつ計画的に推進することなどを目的として，"食育基本法" が成立し（表4-6），国に対しても「食」に関する施策の強化・充実が求められる状況となった．そのような状況のもとに，食生活指針を具体的な行動に結びつけるものとして，「何を」「どれだけ」食べたらよいかをわかりやすくイラストで示した日本版フードガイドとして，食事バランスガイドが2005年7月に策定された．イラストには，主食，副菜，主菜，牛乳・乳製品，果物の5群の料理区分において一日に摂る量の目安のサービング数と対応させて，ほぼ同じ数の料理・食品が示されている（図4-7）．

表 4-5　食生活指針

1. 食事を楽しみましょう．
   - 心とからだにおいしい食事を，味わって食べましょう．
   - 毎日の食事で，健康寿命をのばしましょう．
   - 家族の団らんや人との交流を大切に，また，食事づくりに参加しましょう．
2. 1 日の食事のリズムから，健やかな生活リズムを．
   - 朝食で，いきいきした1日を始めましょう．
   - 夜食や間食はとりすぎないようにしましょう．
   - 飲酒はほどほどにしましょう．
3. 主食，主菜，副菜を基本に，食事のバランスを．
   - 多様な食品を組み合わせましょう．
   - 調理方法が偏らないようにしましょう．
   - 手作りと外食や加工食品・調理食品を上手に組み合わせましょう．
4. ごはんなどの穀類をしっかりと．
   - 穀類を毎食とって，糖質からのエネルギー摂取を適正に保ちましょう．
   - 日本の気候・風土に適している米などの穀類を利用しましょう．
5. 野菜・果物，牛乳・乳製品，豆類，魚なども組み合わせて．
   - たっぷり野菜と毎日の果物で，ビタミン，ミネラル，食物繊維をとりましょう．
   - 牛乳・乳製品，緑黄色野菜，豆類，小魚などで，カルシウムを十分にとりましょう．
6. 食塩や脂肪は控えめに．
   - 塩辛い食品を控えめに，食塩は1日10g未満にしましょう．
   - 脂肪のとりすぎをやめ，動物，植物，魚由来の脂肪をバランスよくとりましょう．
   - 栄養成分表示を見て，食品や外食を選ぶ習慣を身につけましょう．
7. 適正体重を知り，日々の活動に見合った食事量を．
   - 太ってきたかなと感じたら，体重を量りましょう．
   - 普段から意識して身体を動かすようにしましょう．
   - 美しさは健康から．無理な減量はやめましょう．
   - しっかりかんで，ゆっくり食べましょう．
8. 食文化や地域の産物を活かし，ときには新しい料理も．
   - 地域の産物や旬の素材を使うとともに，行事食を取り入れながら，自然の恵みや四季の変化を楽しみましょう．
   - 食文化を大切にして，日々の食生活に活かしましょう．
   - 食材に関する知識や料理技術を身につけましょう．
   - ときには新しい料理を作ってみましょう．
9. 調理や保存を上手にして無駄や廃棄を少なく．
   - 買いすぎ，作りすぎに注意して，食べ残しのない適量を心がけましょう．
   - 賞味期限や消費期限を考えて利用しましょう．
   - 定期的に冷蔵庫の中身や家庭内の食材を点検し，献立を工夫して食べましょう．
10. 自分の食生活を見直してみましょう．
    - 自分の健康目標をつくり，食生活を点検する習慣を持ちましょう．
    - 家族や仲間と，食生活を考えたり，話し合ったりしてみましょう．
    - 学校や家庭で食生活の正しい理解や望ましい習慣を身につけましょう．
    - 子どものころから，食生活を大切にしましょう．

(2000〔平成12〕年2月，厚生省，農林水産省，文部省の合同策定)

3．食に関する実態把握

　食の問題点を明らかにする際や，食と健康の関連をさぐる際，まず，人が何をどれだけ食べているかを把握する食事調査が行われる（表 4-7）．摂取量の把握法には，食品重量を測定する秤量法と，りんご中1個などの目安量法がある．

　わが国において，秤量記録法（一部目安量）による食事調査を全国レベルで毎年展開しているのが，国民健康・栄養調査である．国民健康・栄養調査は 2003（平成 15）年 5 月より施行された"健康増進

表 4-6 "食育基本法"における基本的施策

①家庭における食育の推進
②学校,保育所等における食育の推進
③地域における食生活の改善のための取組の推進
④食育推進運動の展開
⑤生産者と消費者との交流の促進,環境と調和のとれた農林漁業の活性化
⑥食文化継承のための活動の支援等
⑦食品の安全性,栄養その他の食生活に関する調査,研究,情報の提供及び国際交流の推進

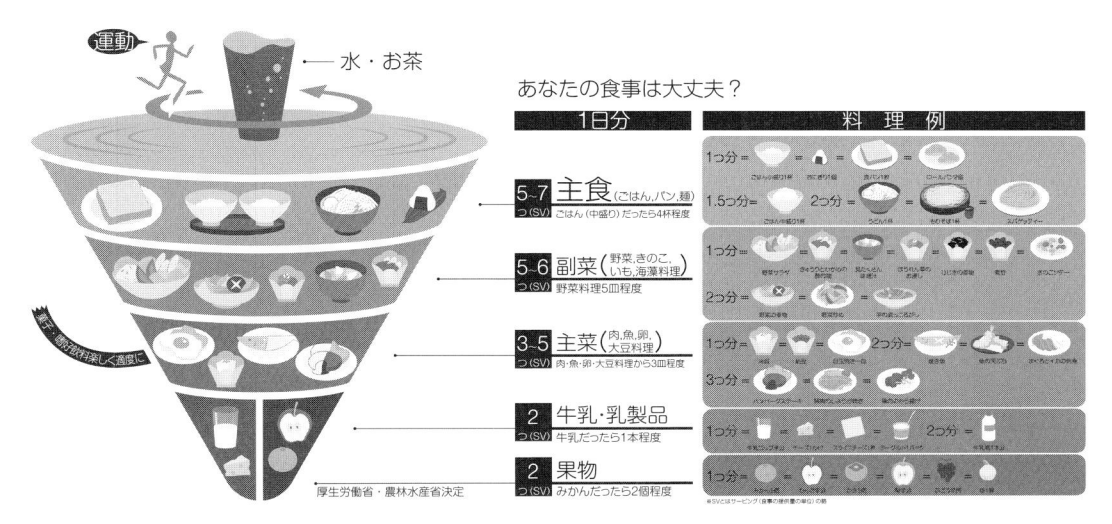

図 4-7 食事バランスガイド
(http://www.j-balanceguide.com/guideline/pdf/betsu02.pdf を参照)

法"によって規定されている調査である.これは従来,国民栄養調査と呼ばれていたもので,それまでは1952(昭和27)年に制定された"栄養改善法"に基づいて,国民の栄養状態,栄養摂取と経済負担との関係などを明らかにし,栄養改善の方途を講ずる基礎資料とする目的で始められた.しかし,食生活などの変化に伴い,今日においては,栄養素摂取などの実態の把握だけでなく,飲酒,喫煙等を含めた生活習慣全般について幅広く調査・把握することにより,広く健康増進対策に必要な資料を得ることを目的として,実態に合うよう名称も変更されたものである(表4-8).

食品添加物の摂取量については,市販食品の分析によるマーケットバスケット法を用いた調査が行われる.

4. 食に関する教育・啓発

食生活そのものは極めて個人的・家族的な営みであり,食に関する政策としては規制行政的なものではなく,むしろ健康教育・栄養教育や環境改善を中心としたものとなる.

健康教育・栄養教育を通した食生活改善のための人材として,管理栄養士・栄養士,栄養教諭,食生活改善普及員,保健機能食品に関するアドバイザリースタッフなどがある.

表 4-7 食事調査法の種類と特徴

調査方法	陰膳法 (dupilicate meal)	食事記録法 (diet record)	24 時間思い出し法 (24-hour recall)	食歴法 (dietary history)	食物摂取頻度調査法 (food frequency questionnaire)
方法の概要	対象者が摂取した食事と同じものをもう1セット作り，それを化学分析して栄養素摂取量を測定する	対象者が摂取した食物を記録する方法で，量については秤量法と目安量法がある	調査日の前日1日(24 時間)の食事を想起してもらい，調査員が食品名，目安量，調理法などを聞き取る	調査員が過去の食品摂取状況や調理法，食形態の特徴など食生活全般について聞き取る	過去の一定の期間について，特定の食品・料理の摂取頻度と平均的な摂取量を把握するもので，多くは自記式の調査票を用いる
栄養素摂取量の算出	直接測定	食品成分表	食品成分表	食品成分表	食品成分表または専用に開発された成分表
長 所	・対象者の記憶に依存しない ・食品成分表の精度に依存せず，成分表に未掲載の栄養素摂取量の測定が可能	・対象者の記憶に依存しない ・ほかの調査方法の精度を評価する際の基準法として使われることが多い	・対象者の負担が比較的少ない ・比較的高い回答率 ・食事内容が通常と異なる可能性が低い	・対象者の負担が比較的少ない ・比較的高い回答率 ・対象者の習慣的な食生活を把握できる	・簡便で費用が安い ・対象者の負担が比較的少ない ・比較的高い参加率が得られる ・対象者の習慣的な食生活を把握できる
短 所	・対象者の負担が大きい ・調査期間中の食事が通常と異なる可能性がある ・化学分析に時間と費用がかかる ・対象者の習慣的な食生活の把握が困難 ・多人数への適用が困難	・対象者の負担が大きい ・調査期間中の食事が通常と異なる可能性がある ・調査に手間がかかる ・栄養素摂取量の正確度が食品成分表の精度に依存する ・個人内変動の影響を受ける ・対象者の習慣的な食生活の把握が困難	・対象者の記憶に依存する ・熟練した調査員を要する ・コード化に時間がかかる ・栄養素摂取量の正確度が食品成分表の精度に依存する ・個人内変動の影響を受ける ・対象者の習慣的な食生活の把握が困難	・対象者の記憶に依存する ・熟練した調査員を要する ・コード化に時間がかかる ・栄養素摂取量の正確度が食品成分表の精度に依存する ・食生活の変化と疾病発生の時間的前後関係が明確でない	・対象者の記憶に依存する ・食品摂取量の定量の正確度が低い ・栄養素摂取量の正確度が食品成分表の精度に依存する ・調査票の精度を評価する（妥当性研究）必要がある

　佐伯矩博士が，栄養学研究と食生活改善の重要性を訴え，1914（大正3）年に私立の栄養研究所を設立し，1924（大正13）年には栄養指導者の養成に着手した．この指導者養成が，わが国における栄養士養成のはじまりである．1947（昭和22）年には"栄養士法"が制定され，栄養士は法制上の資格となった．その後の社会変化に伴い，管理栄養士の創設など，何度か法律改正が行われてきた．

　近年では，食生活を取り巻く社会環境が大きく変化し，とくに子どもの食生活の乱れが指摘されている．改善策として食に関する指導（学校における食育）の推進に中核的な役割を担う者として栄養教諭制度が創設され，2005年度から施行されている．栄養教諭の職務は，(1) 食に関する指導（①個別指導，②集団的な指導，③指導推進のための連絡・調整），(2) 学校給食の管理（栄養管理，衛生管理，検食，物資管理等）である．

　そのほかの人材として，法制上の資格ではないが，地域で展開されている保健ボランティアの一つである食生活改善普及員の養成や保健機能食品に関するアドバイザリースタッフの養成などがある．

表4-8 国民健康・栄養調査における調査項目の周期の考え方および調査内容の例

	毎年把握する項目	周期的に把握する項目
考え方	・年ごとの変化が大きいもの（短期間で変動しやすい項目） ・毎年実施される個別の政策の評価に利用できるもの ・国際比較等において必要なもの ・政策的に毎年重点的に普及啓発したいもの	・一定の期間をおいて施策・対策の効果として現れるもの ・中長期的な施策立案・評価のために詳細に把握すべきもの ・基準値，標準曲線等の作成に必要なもの
栄養・食生活	・身体計測（身長，体重，ウエスト周囲等） ・血液検査（RBC，Ht，Hb，TP） ・栄養素等摂取量，食品摂取量 ・食事の状況（欠食，外食等）	・血液検査（フェリチン，葉酸等栄養所要量策定に必要な栄養学的指標） ・尿検査 ・食生活に関する知識 ・食生活に関する態度（意識） ・食生活に関する行動（栄養成分表示の利用等） ・食生活指針の評価に関する項目
身体活動・運動	・歩行数 ・運動習慣（運動の頻度等）	・身体活動量 ・身体活動・運動に関する知識 ・身体活動・運動に関する態度（意識） ・身体活動・運動に関する行動
休養・こころの健康	・睡眠に関する事項	・ストレスを感じているかどうか ・休養・こころの健康に関する知識
たばこ	・喫煙の状況（喫煙歴，喫煙本数等）	・ニコチン依存度 ・唾液コチニン濃度 ・受動喫煙の状況 ・禁煙への関心度 ・喫煙，分煙，受動喫煙に関する知識 ・喫煙，分煙，受動喫煙に関する態度（意識）
アルコール	・飲酒の状況（飲酒量，飲酒頻度等）	・血液検査（GOT，GPT，γ-GTP） ・飲酒に関する知識 ・飲酒に関する態度（意識）
歯の健康	・歯磨きの習慣等セルフケアに関する事項 ・間食の習慣（栄養・食生活分野と関連）	・口腔及び歯の状況 ・歯科保健サービスの状況
糖尿病	・血液検査（血糖値，ヘモグロビンA1c） ・血圧測定（循環器病参照） ・肥満の状況（栄養・食生活参照） ・糖尿病治療薬の服薬状況 ・歩行数（身体活動・運動参照）	・血液検査 ・家族歴，既往歴 ・糖尿病健診の受診状況 ・健診後の事後指導状況 ・糖尿病の治療状況 ・糖尿病に関する知識 ・糖尿病に関する生活習慣の状況
循環器病	・血液検査（T-Cho，TG，HDL-Chol） ・血圧測定 ・循環器疾患治療薬の服薬状況 ・食塩，カリウム摂取量（栄養・食生活参照）	・血液検査（尿酸等） ・尿検査 ・心電図検査 ・既往歴，治療状況 ・食事，運動療法の受療状況 ・循環器に関連する生活習慣の状況
がん	・野菜類，果物類の摂取量（栄養・食生活参照） ・食塩摂取量（栄養・食生活参照） ・脂肪エネルギー比率（栄養・食生活参照） ・喫煙の状況（たばこ参照） ・飲酒の状況（アルコール参照）	
健康日本21(第二次)評価に必要な事項（上記分野以外）	・健康日本21（第二次）（あるいは地方計画），生活習慣病の認知度	・健康づくりに関する情報源 ・健康づくりに関する講習，自主グループ等への参加状況

D. 廃棄物処理

　ヒトの活動に伴って排出される不要物の，気体以外のすべてを廃棄物という．廃棄物排出量はここ数年一人当たり1日約1kgである．わが国では1970（昭和45）年に"廃棄物の処理及び清掃に関する法律"（通称"廃棄物処理法"）が制定され，1976（昭和51）年に産業廃棄物の規制を強化するための改正が行われた．1997（平成9）年の改正で，すべての産業廃棄物にマニフェスト制度（排出事業者がその廃棄物の処理を処理事業者に委託する場合，最終処理まで適正に行われたことを確認するための管理票（マニフェスト）を交付しなければならない）の適用，施設設置の手続きの規制見直し，ダイオキシン類の規制強化を行った．その後も改正を重ね，廃棄物の排出抑制，再生利用，分別排出など，適正な処理を国民の責務とした．そして一般廃棄物の最終処分は市町村の責任，産業廃棄物の処理は事業者の責任であることを明確にしている（図4-8）．

1．一般廃棄物

1）ご　み

　処理責任は市町村である．できるだけ資源化，再利用を図り，少量化することが望ましい（3R＝Reuse, Recycle, Reduce）．ごみ処理の方法は資源化，焼却などの中間処理，直接資源化，直接最終処分に大別できる．ごみ処理の過程は貯蔵→収集→運搬・輸送→処理→最終処分であり，処理過程の途中で環境の二次汚染や人や生物に不利益を与えない工夫が必要である．

2）し　尿

　一人1日当たり約2kgが排出される．水洗化人口は総人口の93.0％（2012〔平成24〕年度）である．水洗化人口は次式で求められる．

　　　水洗化人口＝（公共下水道人口＋浄化槽人口＋コミュニティプラント人口）÷総人口

　わが国の下水道普及率が約76％であるから，約17％の人が浄化槽その他を使用していることになる．し尿の海洋投棄は2007（平成19）年から全面禁止になった．したがって人口の7％のし尿は農業などに使用される以外は土壌または水の自浄作用を利用した古来の方法，微生物を使って分解する消化処理法などによって処理される．

　合併浄化槽とは下水道の完備していない人口散在地域で，し尿と生活排水を合わせて処理する方式で

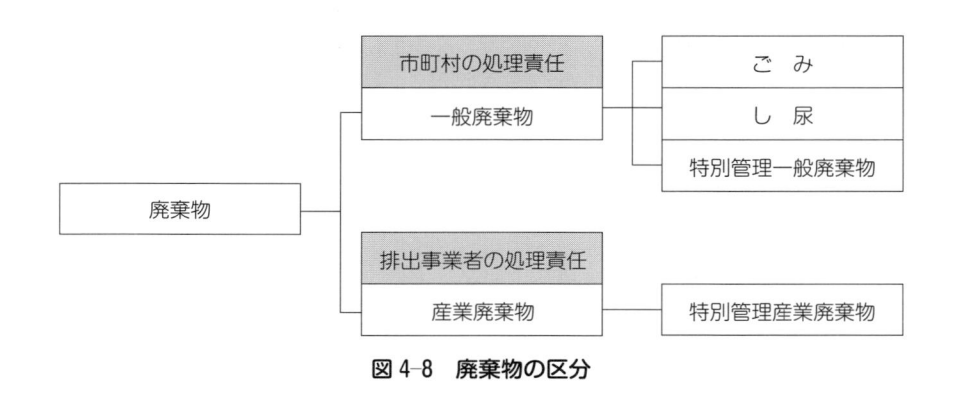

図4-8　廃棄物の区分

2．産業廃棄物

　事業活動に伴って排出される不要物であり，排出事業者の処理責任が明確にされている．自ら処理するか，産業廃棄物処理業者に委託するなどの方法がある．産業廃棄物は燃え殻，汚泥，廃油，廃酸，廃アルカリなど20種に分類されている．

　廃棄物の不法投棄や不正な処理が増加したため，不適切な処理，処理過程の事故を防止することと，排出事業者が廃棄物の流れや処理を把握し，責任をもつことを目的として，産業廃棄物処理票（マニフェスト）が取り入れられた（1991年）．

3．特別管理廃棄物

　一般廃棄物と産業廃棄物のうち，揮発性，毒性，感染性など，ヒトの健康または生活環境に被害を生じるおそれのある廃棄物を特別管理一般廃棄物，特別管理産業廃棄物として区分し，適正処理を確保するため，排出された時点から通常の廃棄物より厳しい特別な規制を行っている．PCBやダイオキシンを含むもの，灯油類，軽油類，重金属などが該当する．

4．医療廃棄物

　病院，診療所，衛生検査所，医療系研究機関などから排出される廃棄物をいう．医療廃棄物は感染のおそれがある感染性廃棄物と，そのおそれのない非感染性廃棄物に分けられる．感染性廃棄物は特別管理産業廃棄物か特別管理一般廃棄物に区分されて，処理される．具体例を**表4-9**に示す．

　医療器材としての注射針，メス，破損したガラス製品などは，未使用のものも感染性廃棄物と同様に取り扱う．負傷を与える危険性を避けるためである．

表4-9　感染性廃棄物の区分

特別管理産業廃棄物に区分されるもの
・血液等 　血液，血清，血漿，体液（精液を含む），外見上血液と見分けがつかない輸血用血液製剤（全血製剤，血液成分製剤）等 ・血液等が付着した鋭利なもの 　注射針，メス，試験管，シャーレ，ガラスくず，輸液点滴セット（バッグを除く）等 ・病原微生物に関連した試験・検査等に用いられたもの 　試験管，シャーレ等 ・体外循環を行うディスポーザブル器具 　透析回路（ダイアライザー，チューブ等），人工心肺，血液回路等，血液に直接接触するもの
特別管理一般廃棄物に区分されるもの
脱脂綿，ガーゼ，包帯等，臓器（ホルマリン漬臓器等を含む），組織，病原微生物に関連した試験・検査等に用いられた培地，実験動物の死体等

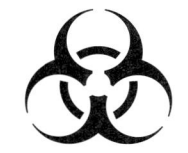

バイオハザードマーク（感染性廃棄物の目印）

5. 有害廃棄物の国際越境移動

「有害廃棄物の国境を越える移動及びその処分に関するバーゼル条約」（バーゼル条約）が1993（平成5）年5月に発効した．わが国では"特定有害廃棄物等の輸出入等の規制に関する法律"（"バーゼル法"）を1993年12月に制定し，すべての廃棄物は発生した国内で処分すべき，との基本的考え方を示している．

E. 地球環境の変化と健康影響

生物圏とは地球上で生物が存在する場所のすべてであり，地圏，水圏，気圏にまたがる地球表面上下数キロメートルの薄い層を指す．

炭素循環（カーボンサイクル）を図4-9に示す．各圏には多数の構成要素が存在し，人類も構成要素の一つである．産業革命以降，人類の活動が加速し，地球環境問題が顕在化している．地球温暖化，酸性雨，砂漠化，オゾン層破壊など，単なる環境の問題にとどまらず，ヒトの健康を脅かす可能性があり，一国で対処できるものではない．1992（平成4）年に「環境と開発に関する国連会議」（地球サミット）がリオデジャネイロで開催され，180か国の政府代表団が出席した．「環境と開発に関するリオ宣言」と，

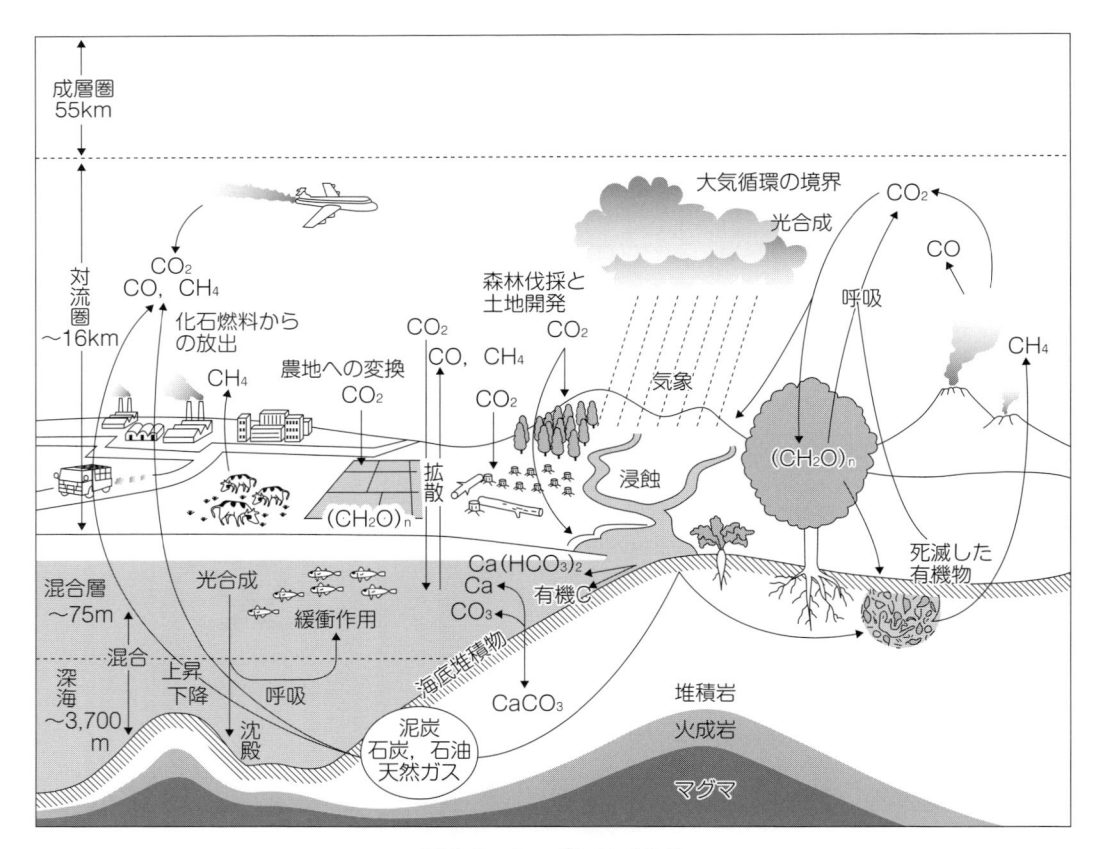

図4-9　カーボンサイクル

その詳細な行動計画である「アジェンダ21」および「森林に関する原則声明」が採択された．このほか「気候変動に関する国際連合枠組条約」や「生物の多様性に関する条約」が署名されるなど，地球環境問題に対する世界的な関心の高まりが示された．2008（平成20）年7月の北海道洞爺湖で開かれた先進国首脳会議も「環境サミット」といわれ，地球環境問題が扱われた．

1．温室効果と地球温暖化の問題

　大気の温度は太陽からの日射エネルギーと地球が放出する赤外線とのバランスで決まる．太陽からの日射エネルギーの約30％は大気中のエアロゾル aerosol，雲，積雪，砂漠などによる反射で宇宙に戻り，約50％は地表面に吸収される．地表面からは赤外線（熱放射エネルギー）が放出される．大気中の二酸化炭素，メタン，一酸化二窒素，フロンなどは赤外線を吸収し，再放射する性質がある．この気体を温室効果ガス green-house effect gas という．この気体の存在により地表付近の大気が温められることを温室効果 green-house effect という．温室効果ガスが存在しなければ地表の温度は－18℃と計算されている．地球温暖化指数は二酸化炭素を1としたとき，メタン21，一酸化二窒素290，フロン類のCFC-12は7,300である．二酸化炭素の温度上昇への寄与率は現在66％である．化石燃料の燃焼により二酸化炭素の増加という人為的要因が温室効果を加速していると考えられる．メタン濃度も急速に増加している．その様相を図4-10に示す．

　1997（平成9）年12月に「地球温暖化防止京都会議」が開催され，先進国全体で温暖化ガス排出削減目標を定めた（京都議定書）．温暖化ガス排出を1990年レベルを基準として，2012年までに5.2％削減する目標に合意し，2005（平成17）年2月に発効した．実現に向けては自然エネルギーの利用，再生可能エネルギーへの代替，自動車の燃費改善と交通体系の改善，リサイクルの推進，環境保全型商品の普及など課題は多い．

　地球温暖化は森林生態系，食物連鎖系に影響が及び，絶滅種が出る可能性があるほか，人類の生存基盤へも関連する．ヒトへの影響としては媒介動物の分布域の拡大などにより，マラリア，デング熱などの感染症の増加が危惧されるほか，高齢者や乳幼児など高感受性集団の健康障害が考えられる．

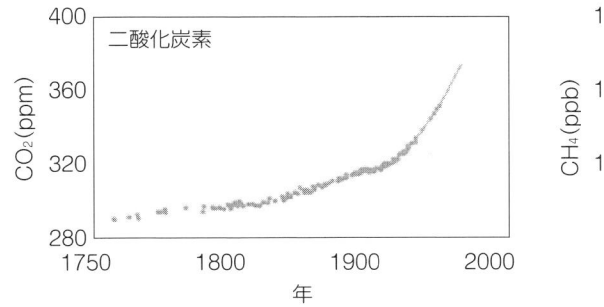

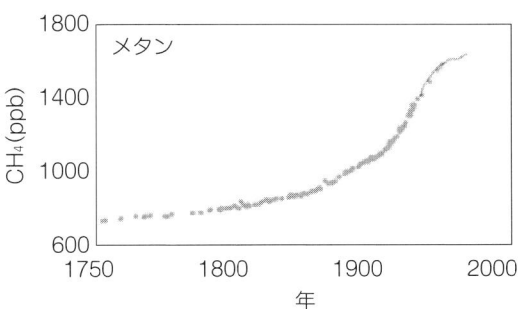

図4-10　西暦1750年から2011年までの主な温室効果ガスの大気中の濃度の変化
（IPCC 第5次評価報告書より）

2．酸性雨・酸性霧の問題

　酸性雨とはpH 5.6以下の雨をいう．雨は二酸化炭素を含み弱酸性であるが，化石燃料の燃焼に由来する硫黄酸化物や窒素酸化物，ときに火山ガスが大気中で水蒸気や酸素と反応して生じる硫酸，硝酸を含みpHが下がる．雨以外にも酸性霧，酸性雪，エアロゾルの酸性化もある．環境への影響は土壌の酸性化による樹木の衰退，湖沼や河川の酸性化による魚類の減少，コンクリート，建築物，文化財の腐食なども問題となっている．欧州（とくに北欧とドイツ）と北米では酸性雨による森林被害がかなり深刻な状況である．日本では針葉樹に徴候がみられるが，植物種の違いのせいか生態系への被害は大きくない．しかし，このまま継続すると生態系への影響が出ることが懸念される．

3．森林，とくに熱帯林の減少，砂漠化の問題

　陸地の約27％，約35億ha（ヘクタール）を森林が占めるといわれている．森林は多くの野生生物の生息地であり，大気中の二酸化炭素の吸収・固定という環境調整機能を担っている．葉緑素をもつ植物は光合成により食糧の供給もしている．森林は建材や紙の材料としてばかりでなく，医薬品原料の供給源でもある．空気中の二酸化炭素が増加すれば植物が吸収し，濃度を一定に保つ自然の営みが機能するはずであるが，ヒトの活動がそのバランスを破壊しているのが現状である．森林破壊は，酸性雨被害だけでなく，商業伐採，薪炭材採取，焼畑移動耕作，過放牧，リゾート開発などが指摘されているが，その裏には人口増加，貧困など社会的・経済的要因があり複雑である．木々がなくなると気温が上昇して砂漠化も加速する．森林破壊はあらゆる環境問題と相互に密接に関係する．国連環境計画（UNDP）の調査では，毎年600万haの土地が砂漠化の影響を受けているという．

　砂漠化対策としては1996（平成8）年12月に「砂漠化防止条約」が発効し，日本を含む191か国が参加して，砂漠化が深刻な地域（アフリカなど）の干ばつや砂漠化に対処している．日本では政府開発援助（ODA）による調査をはじめ，技術面での協力や資金の貸し付けなどさまざまな支援を行っている．しかし，根本的な解決のためには，人々のライフスタイルを見直す必要があると考えられる．

4．オゾン層破壊の問題

　オゾン（O_3）は青味を帯びた刺激臭の強い気体で，0.1 ppmを超えると眼や呼吸器を刺激し，5 ppmでは生命が危険だといわれる．地表にもごくわずかに存在するが，成層圏（地上10〜55 km）には広く存在し，最も密度が高いのは地上25 km付近で，15 ppm程度存在する．成層圏ではO_2が紫外線によって2個のO原子に解離し，O_2と結びついてO_3になる．オゾンは生物にとって有害な320 nm以下の波長の短い紫外線を吸収する．その吸収スペクトル曲線の最大は260 nm付近であり，生物のDNAのそれにほぼ一致している．約25億年前に地球の大気中に酸素が出現し，生物によって酸素濃度が増し，4〜6億年前にその周りにオゾン層ができて太陽からの有害な紫外線を吸収したために，生物が海から陸に上がることができたといわれるように，生物にとってオゾン層は重要な存在意義がある．

　冷蔵庫冷媒，発泡剤などに広く使われたクロロフルオロカーボン（CFC，フロンの一種）に成層圏オゾン層破壊作用があることがわかり，CFCを含むオゾン層破壊物質（ハロン，四塩化炭素，1, 1, 1−

トリクロロエタン，臭化メチルなど）の生産，消費は規制されている．オゾン層破壊物質はオゾン層で分解され，塩素原子，臭素原子を発生し，それらがオゾンを分解する（塩素の例 $O_3+Cl \rightarrow ClO+O_2$, $ClO+O \rightarrow Cl+O_2$, Cl は繰り返し，O_3 を分解する）．

オゾンが減少すると，オゾン層での吸収が少なくなり，今までより多くの有害紫外線が地上に到達し，植物の生育を阻害したり，家畜の成長を妨げるなどが起きる．ヒトに対しては皮膚がん，白内障の増加，免疫抑制などの健康影響があるといわれる．

国際的なオゾン層保護対策として「オゾン層の保護のためのウィーン条約」，「オゾン層を破壊する物質に関するモントリオール議定書」が採択されている．

5．環境汚染・保全の現状

明治の後半からわが国においても工業化が進み，工場の煙突から出る煤煙が一般環境に影響するようになった．しかし，環境汚染が公害として問題とされるようになったのは昭和30年代以降の驚異的経済成長の結果，環境破壊が深刻になってからである．1971（昭和46）年に公害防止，自然保護など環境保全の総合調整を目的として環境庁が発足した．2001（平成13）年1月に環境省となった．1967（昭和42）年に"公害対策基本法"が制定され，1993（平成5年）年"環境基本法"に受け継がれた．

1）大気汚染の現状

"環境基本法"に基づく大気汚染物質に係る環境基準は二酸化硫黄（SO_2），一酸化炭素，二酸化窒素，浮遊粒子状物質（SPM），および光化学オキシダント，1997年からベンゼン，トリクロロエチレン，テトラクロロエチレン，ジクロロメタン，その後ダイオキシンが追加され，それらの環境基準が設定されている．2003（平成15）年にアクリロニトリル，塩化ビニルモノマー，水銀，ニッケル化合物の指針値が設定された．

ⓐ 硫黄酸化物（SO_x）

日本では四日市喘息の教訓から脱硫処理済み燃料を用いるようになったため，大気中 SO_x 濃度はほぼすべての測定局で環境基準を達成している．SO_x は呼吸器，とくに気道粘膜の刺激，慢性気管支炎や慢性気管支喘息様症状を誘発する．

ⓑ 窒素酸化物（NO_x）

燃料中の窒素分が酸化されるフューエル NO_x と大気中の窒素が加熱により酸化されてできるサーマル NO_x がある．NO_x の大気中濃度に大きな改善はみられていない．NO_x は光化学オキシダントの原因になる．NO_x は粘膜刺激症状，呼吸困難，慢性閉塞性肺疾患を引き起こす．

ⓒ 一酸化炭素（CO）

環境基準は100％満たしている．自動車排気ガス自殺は後を絶たない．一酸化炭素はヘモグロビンやシトクロム酵素との親和性が強く，体内酸素運搬を阻害する．

ⓓ 光化学オキシダント

オゾン，アルデヒド，パーオキシアセチルナイトレート（PAN）など酸化力の強い物質の総称．一次汚染物質である NO_x や炭化水素が太陽光の紫外線により光化学反応を起こして生成される．紫外線の強い初夏に発生件数が多い．環境基準の達成率は低い．注意報発令レベルは0.12 ppm である．改善が望まれる．

ⓔ その他

トリクロロエチレン，テトラクロロエチレン，ジクロロメタンの達成率は100％であるが，ベンゼンは約80％である．

2）水質汚濁の現状

水には希釈，拡散，吸着，沈殿，酸化分解，生物による摂取などによる自浄作用がある．自然の自浄能力を超える汚染物の流入により汚濁が生じる．

水質の環境基準はヒトの健康保護と環境保全の観点から定められている．「人の健康の保護に関する環境基準」としてアルキル水銀などの金属類，シアン，PCB，農薬など化学物質に対する基準が，「生活環境の保全に関する環境基準」としてはpH，生物化学的酸素要求量（BOD），または化学的酸素要求量（COD），浮遊物質量（SS），溶存酸素（DO），大腸菌数，n-ヘキサン抽出物（油分などの指標）などが水域別に設定されている．湖沼や海域では富栄養化を防ぐために全窒素，全リンについて環境基準がある．BOD，CODの達成率は改善の余地が残されているが，工場，事業所排水に関しては排水規制の強化などの措置が功を奏し，ほとんどの水域で基準を達成している．

3）土壌汚染の現状

土壌は水と同様に自浄作用があり，有機物は無機物に分解され，資源として再利用される．自浄能力を超えた大量の有機物が投棄された場合，または難分解性，残留性の高い人工的に合成された有機物が投棄された場合，土壌汚染の原因となる．投棄物によっては悪臭の原因ともなる．土壌の汚染は直接または農作物を介して健康に影響を与えるため，化学物質の環境基準が設定されている．金属類，揮発性有機化合物（VOC）による汚染の報告がある．土壌汚染には排出基準のみでなく，すでに汚染のある土壌に関しては立ち入り制限，覆土，不溶化，固化，浄化などの対策を講じている．

4）ダイオキシン類

ダイオキシン類とはポリ塩素化ジベンゾフラン（PCDF），ポリ塩素化ジベンゾパラジオキシン（PCDD），コプラナーポリ塩化ビフェニル（Co-PCB）を指し，多くの異性体がある．その毒性は異性体によって異なり，2,3,7,8-四塩化ジオキシン（2,3,7,8-TCDD）が最も強い．ダイオキシン類の毒性は2,3,7,8-TCDDの毒性を1とした場合の相対毒性，2,3,7,8-TCDD毒性等価係数（TEF）が定められているので，各異性体実測濃度にTEFを掛け，その総和を2,3,7,8-TCDD毒性等価量（TEQ）として示す（図4-11）．

ベトナム戦争で散布された枯葉剤中の夾雑物がダイオキシン類であり，地域住民の健康障害，催奇形性が知られている．油症（1968年，北九州）の原因は当初PCBであると考えられていたが，現在はPCB

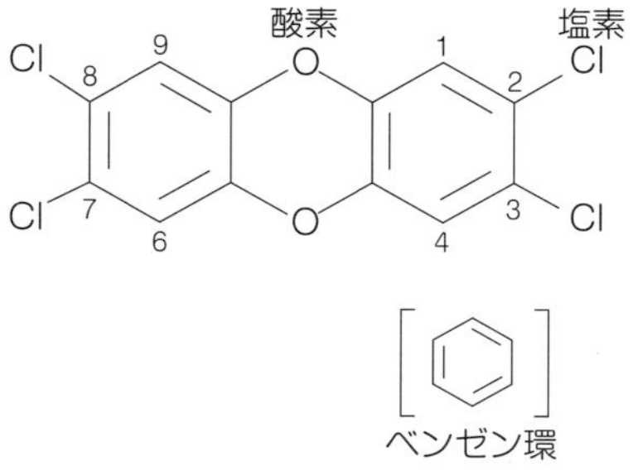

図4-11　2,3,7,8-四塩化ジベンゾ-p-ジオキシン（2,3,7,8-TeCDD）の化学構造式

＋ダイオキシンであると考えられている．

日本では廃棄物焼却施設からの発生が問題となった．焼却温度が低いとダイオキシンが発生することから，高温処理（800℃以上）に替え，対策を実施した．大気の環境基準は0.6 pgTEQ/m^3以下，耐用1日摂取量（TDI）は4 pgTEQ/kg体重である．ダイオキシン類は難分解性で，脂肪組織に蓄積し，生物濃縮を起こしやすい．内分泌撹乱化学物質（環境ホルモン）の一つでもある．

F. 環境評価

1. 環境評価の手法

地球温暖化やオゾン層の破壊など地球規模で環境変化が起きている．物理的環境要因のみならず，化学的，生物学的，社会的・文化的環境要因を含めて，すべての外部環境が，主体の内部環境および人の生活に対してどの程度影響するか判断することを環境評価という．環境変化の量が増すと，主体はそれに応じて何らかの影響を受ける（量-影響関係）．主体を集団で捉えてみると，量が増すにつれて反応する割合が増す（量-反応関係）．p.53に示したように量-影響関係，量-反応関係は環境評価の手法として重要なものである．これらの関係を利用して，WHOは環境汚染をレベルI～IV，ILOは職場曝露をカテゴリーA～Dに分類している（図4-12）．そして，物質ごとに各々のレベルまたはカテゴリーを定め，それに基づいて後述の環境基準，許容濃度を定めるように勧告している．

2. 環境衛生の監視

主体が健康障害や生活妨害を起こさないレベルに環境の諸条件が保たれるようにしなければならない．それには常に環境測定をし，監視する必要がある．

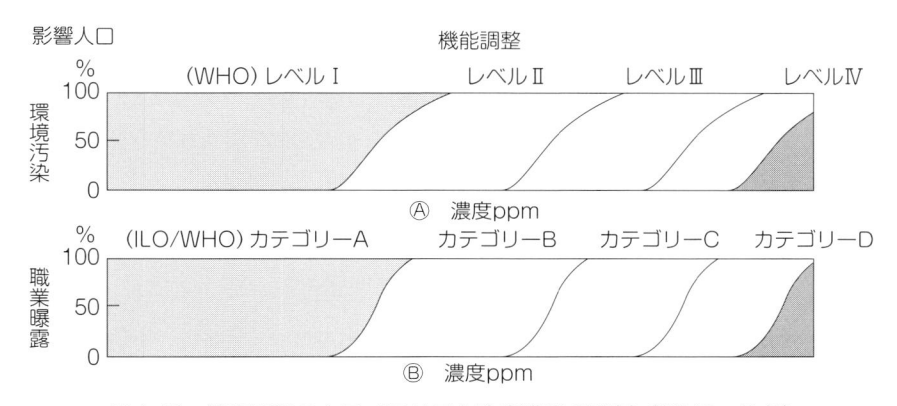

図4-12 健康影響のクライテリアと許容濃度の関係（WHO，ILO）

Ⓐ：環境基準　Ⓑ：許容濃度
レベルI以下：人体に無影響
レベルII以上：人体刺激，植物障害
レベルIII以上：生理機能障害，慢性疾患，生命短縮　｝公害病
レベルIV以上：急性疾患，人の死亡
カテゴリーA以下：安全曝露ゾーン
カテゴリーB：可逆性急性反応
カテゴリーC：可逆性疾患　｝職業病
カテゴリーD：不可逆性疾患，死

1）一般生活環境

"環境基本法"に従い，国，地方自治体は環境の状況の把握，環境の変化の予測，その影響の予測などの調査を実施する義務がある．2006（平成18）年度末の環境大気測定局総数15,821（このうち自動車排出ガス測定局451）が設置され，継続的に大気中の諸因子の測定が行われている．

公共水域の水質監視は"水質汚濁防止法"に基づき都道府県，市が実施している．

化学物質安全対策のためには環境省が水系，大気の環境調査，生物モニタリング，水質・底質モニタリングを行い発がん性物質，有機塩素化合物，内分泌撹乱化学物質などについて調査をしている．

2）職場環境

事業者は有害業務作業所の空気環境など必要事項を測定する義務がある（"労働安全衛生法"）．作業環境管理については産業保健の項（p.163参照）で詳述される．

3）環境リスクの考え方

常時，化学物質が基準値，勧告値，指針値などを下回れば健康に悪影響はないと考えられる．しかし，現実には必要不可欠なものも含まれている可能性はあり，また産業活動上，禁止できないものもある．また，発がん性の化学物質はわずかな曝露であっても発がんの確率はゼロとはいえない．すなわち発がん性に閾値はないか，閾値は不明である．このように，すべての化学物質の健康ならびに生態系への影響を科学的に長期複合的な評価を行い，対策を講じることは今すぐにはできない．そこで環境リスクという概念が導入された．不確実さがある事象でも，これまでの知見からリスクを科学的に解明し，得られた結果に基づいてリスクを評価し予防的見地からリスクを下げる政策を決定し実施することが環境リスク対策の手法である．

4）環境リスク対策，環境リスク管理とリスクコミュニケーション

環境リスク対策はリスク研究の結果から，リスクを評価し，判定を行う．リスク管理は行政による政策決定と実施である．リスクを正しく伝え，共有のものとし，相互理解を図るリスクコミュニケーションも重要である．

5）内分泌撹乱化学物質（環境ホルモン）

ダイオキシンやPCBなどの化学物質が，ヒトや野生生物の内分泌系を撹乱し，世代を超えて深刻な影響を及ぼしている可能性が指摘された．性ホルモンが関与する生殖系形成過程の障害が顕著で，ワニの雌化現象，魚類の雌雄同体化，鳥類の孵化率低下などがその例である．体内のホルモン受容器は，本来，内因性ホルモンのレセプターであるはずが，環境から外因性の化学物質が結合してしまい，内分泌系を撹乱する．そのような理由から，外因性内分泌撹乱化学物質を環境ホルモンということがある．ダイオキシン，PCBのほか，DDT，フタル酸エステル，ビスフェノールA，有機スズなどが代表例である．

ⓐ 環境容量

自然環境は自浄作用がある．環境中に放出される汚染物質が自浄作用で処理できる程度であれば環境汚染は生じない．このような環境の収容力を環境容量という．もともとは草地の生産力を維持しつつ放牧しうる家畜の頭数である．人口の増加，工業の発展などに伴い，環境容量を超えると公害が起きる．このように環境容量は自然環境保全，地球環境保全の目標値設定に重要である．

ⓑ 環境基準と許容度

環境容量が自然環境保全を目的としているのに対して，その場にいるヒトの健康を保護できる環境の

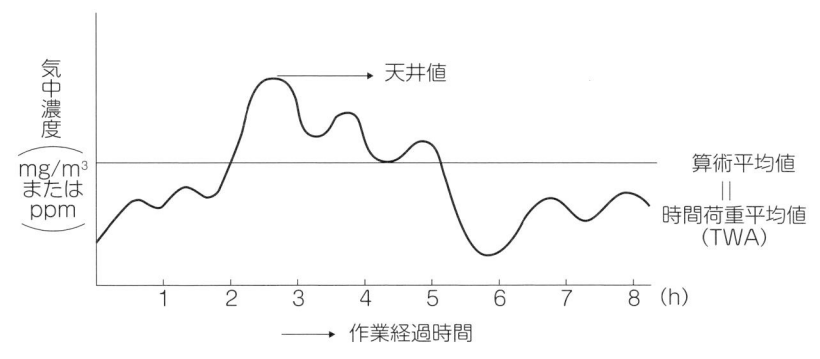

図4-13 天井値と時間荷重平均値

安全域を許容度という．一般環境の許容度を環境基準，労働環境では化学物質の許容度を許容濃度，物理的因子の許容度を許容基準と呼び分けている．これらの値の設定に図4-13が重要な意味をもつ．

ⓒ 環境影響評価（環境アセスメント）

環境問題の根本的な解決は環境汚染を未然に防ぐことである．環境破壊につながる開発，環境に影響を及ぼす行為は事前に予測し，ある程度はチェックする必要がある．これを環境影響評価または環境アセスメント environmental impact assesment という．必要以上に開発を規制するのではなく，地域住民の意見を聞き，意見を反映したものとする必要がある．その手順は計画案→現状把握→評価項目と予測手法の設定→予測と評価→結果の公開→関係者による審査と意見→総括→環境影響評価報告書の作成である．環境アセスメント制度の運用と実施について具体的内容を規定した環境影響評価指針がある．環境アセスメントの統一した手続きを定めるものとして環境影響評価実態要鋼がある．

G. 公害の発生要因と人への影響

1. 公害の概念

公害とは「事業活動その他の人の活動に伴って生ずる相当範囲にわたる大気の汚染，水質の汚濁，土壌の汚染，騒音，振動，地盤の沈下及び悪臭によって，人の健康又は生活環境に係る被害を生ずること」と定義され（"環境基本法"），これらを「典型7公害」という．公害と環境汚染は同義語に使われることがあるが，後者は被害の有無を問わず，欧米でよく使われる．

2. 公害苦情

総務省のまとめによる2012（平成24）年度*の全国の苦情受付数は80,000件，前年度に比べ0.1％減り「典型7公害」関係は約68％であった．その内訳は大気汚染31％，騒音31％，悪臭21％，水質汚濁13％，振動3％であった．1996（平成8）年以降，大気汚染が最多であるが，それ以前は騒音が最多で

＊：東北3県は含まれていない．

あった.

7公害以外の苦情件数の4割超は廃棄物投棄, 次いで建設系 (13%), 産業系 (11%), 農業系 (2%), その他 (日照, 通風妨害, 夜間照明) であった.

被害の側からみると70%が「感覚的, 心理的」被害であり, 次いで「健康」被害 (7%), 動植物の被害 (3%), 財産被害 (3%), その他であった.

苦情件数が最も多いのは東京都であり, 大都市に多く, 最も少ないのは鳥取県であった. 2006年のデータを人口10万人当たりで典型7公害をみると, 全国平均46.8件に対して, 山梨県86件, 三重県79件, 愛知県70件, 少ないほうは北海道20件, 福島県23件, 青森県24件, 熊本県24件となっている.

3. ヒトへの影響

ヒトの有害物質への曝露は負荷が少ないときは恒常性が維持されるが, 負荷量が増すと代償機構が働き, ill health (半健康〜疾病準備状態) になり, 曝露の除去により修復する. この閾値を超えると疾病状態となり, 代償機構や修復は完全に行われなくなり, さらに進むと死亡する (図4-14). 環境汚染により疾病を惹起する以前に環境因子を制御することが予防医学の重要な課題である.

4. 主な公害のエピソード

環境汚染によって健康または生活環境に大きな被害が生じた場合をエピソードという.

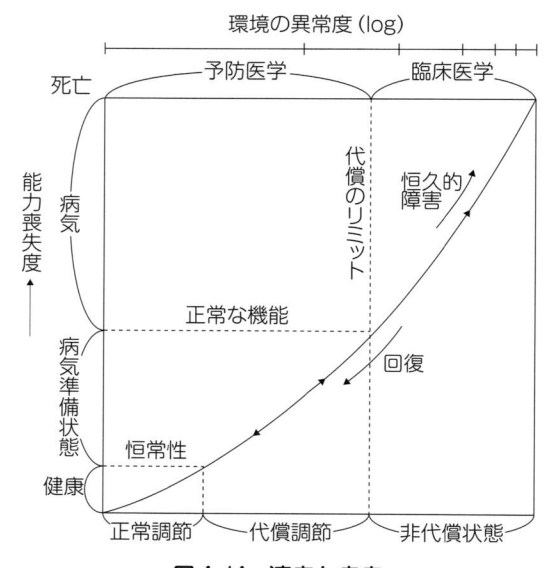

図4-14 適応と疾病
正常調節と代償調節の範囲内にとどめるのが予防医学の目的である. これを越すと疾病が出現する.
(Hatch, T.F.: Am Ind Hyg. Assoc. J. 23: 1, 1962. より改変)

1）日本の公害のエピソード

ⓐ 足尾銅山鉱毒事件（明治時代）
栃木県足尾銅山から流出した鉱毒で，渡良瀬川沿岸の住民が大きな被害を受けた．田中正造が国会でこの問題を取り上げ，また明治天皇に直訴してから社会の注目を引いた．日本の公害の原点といわれる．

ⓑ イタイイタイ病（大正初期から）
岐阜県神岡鉱山から排出されたカドミウムが神通川に流入し，神通川から灌漑用水を引いた富山県の田で生育した米にカドミウムが蓄積した．この米を長期にわたり摂食した住民に腎臓障害と骨軟化症が多発した．約200人が認定され，そのうち男性は1割程度である．

ⓒ 水俣病（昭和28年ごろから）
熊本県にあるアセトアルデヒド工場の水銀触媒から生成された微量のメチル水銀を含む工場廃水が水俣湾や河川へ排水され，プランクトン，コケなどから生物濃縮，食物連鎖を介して住民にメチル水銀の慢性中毒患者が発生した．加害会社が原因を認めなかったため患者数が増加した．1964（昭和39）年に新潟県阿賀野川流域で同じ工程でアセトアルデヒドを製造していた会社の下流域で同様の患者が多発した．第2水俣病または新潟水俣病といわれる．中枢神経疾患で，Hunter-Russell症候群（求心性視野狭窄，小脳運動失調，平衡機能障害，四肢の感覚障害，聴力障害）がみられる．認定患者は熊本県と鹿児島県で約2,300人，新潟県で約700人である（2012年2月）．

ⓓ 四日市喘息（昭和35年ごろから）
三重県四日市市の石油コンビナートの重油燃焼ガスの煙が隣接地域住民に気管支喘息・慢性気管支炎を誘発した．患者は若年層と中高年層に多く，SO_2濃度と相関がみられた．1967（昭和42）年に住民が企業を相手とって訴訟を起こし，1972（昭和47）年に住民が全面勝訴した．

ⓔ 光化学スモッグ禍（昭和45年）
東京都杉並区の立正高校で女生徒約40人が運動中に眼や喉の痛み，頭痛，吐き気などを訴えて倒れ，病院へ運ばれた．重症例では呼吸困難，四肢痙攣，意識障害がみられた．東京都が原因解明に当たり，自動車や工場の排気ガスに含まれる一次汚染物質（窒素酸化物，炭化水素など）が太陽光（紫外線）と化学反応を起こし，二次汚染物質である光化学オキシダント（オゾン，PANなど）を高濃度に発生したためとした．わが国初の光化学スモッグ禍とされた．その後の4日間で約5,200人の被害届けがあった．

2）海外の公害のエピソード

ⓐ ミューズ渓谷事件（ベルギー，1930年）
気温逆転により生じた逆転層の影響で，工場から排出される二酸化硫黄など汚染物質の濃度が増加し60人が死亡した．

ⓑ ドノラ事件（アメリカ，1948年）
工場からの汚染物質（二酸化硫黄，硫酸ミストなど）が逆転層と地形の関係で5日間滞留した．全住民の約4割が粘膜，呼吸器の異常，頭痛，悪心，嘔吐などを訴え，17人が死亡した．

ⓒ ロンドンスモッグ事件（イギリス，1952年）
冬季，家庭用暖房の石炭使用の増加，工場，発電所からの排出ガスなどが逆転層の影響で，二酸化硫黄が通常の6倍，浮遊粉塵が通常の10倍と高濃度になり，2週間で4,000人の過剰死亡が報告されている．

ⓓ ロサンゼルス事件（アメリカ，1952年）

8月下旬から9月初旬にかけて100°F以上の気温下で大気汚染が発生し，死亡者（とくに65歳以上）の増加が認められた．後日，解析の結果，死亡数の増加は大気汚染よりも，高気温との関連が強いことがわかった．

H. 公害防止対策

1．環境基準

国や地方の公害行政を総合的に推進するために1967（昭和42）年に"公害対策基本法"が制定され，対象と目標，原則と方法が定められた．1993（平成5）年11月に"環境基本法"が制定された．"公害対策基本法"は"環境基本法"に吸収され，廃止された．環境基準は"環境基本法"に基づき，政府の責任において，大気の汚染，水質の汚濁，土壌の汚染および騒音に係る環境上の条件について，人の健康を保護し，また生活環境を保全する上で維持されることが望ましい基準となっている．これに基づいて「大気汚染に係る環境基準」，公共用水域の水質汚濁については「人の健康保護に関する環境基準」，「騒音の環境基準」などが定められた．人の健康に直接影響する環境要因は全国同一の基準値であり，生活環境の質を保全するための環境要因については，地域社会の特性に応じて地域ごとに定められている．

2．排出基準

環境基準が達成され，維持されるためには発生源対策が不可欠である．そのために個々の汚染物質の発生源に対しての基準値が個々の法令で定められている．"大気汚染防止法"，"土壌汚染防止法"，"騒音規制法"，"振動規制法"などである．

3．環境モニタリング

第二次大戦後の高度経済成長時に多くの公害，環境汚染，自然破壊が発生した．これらを繰り返すことがないように全国規模，または地域ごとに経年的，継続的に諸要因を監視，観測し，データを集積する環境モニタリングを実施することとなった．

1973（昭和48）年に"化学物質の審査及び製造等の規制に関する法律"（"化審法"）が制定された．これは難分解性，蓄積性のある有害化学物質の製造，輸入，使用を規制し，環境汚染を防止することを目的としている．

1999（平成11）年に制定された"特定化学物質の環境への排出量の把握等及び管理の改善の促進に関する法律"（"化管法"）に基づく"PRTR法"（"pollutant release and transfer registration"）は人の健康や生態系へ有害な影響を及ぼすおそれのある化学物質について事業者が自ら把握し，国へ届出を行い，国はそれに基づいた統計資料などから対象化学物質の排出量，移動量を集計し，公表することになった．

4．環境保健サーベイランス

　環境保健サーベイランス・システムは長期的かつ予見的観点をもって，地域人口集団の健康状態と大気汚染との関係を定期的・継続的に観察し，必要に応じて所要の処置を早期に講ずるためのシステムである．環境保健サーベイランスは，①環境保健モニタリング，②健康モニタリング，③①および②の情報を中心とするデータ・知見集積，解析，評価，④これに基づく適切な対策の立案，実施，の4項目からなる．1996（平成8）年から全国40地域で運用されている．

5．公害健康被害補償制度

　1967年に"公害対策基本法"が成立し，1969（昭和44）年に"公害に係る健康被害の救済に関する特別措置法"（"救済法"）が制定され，当面緊急を要する医療費の自己負担分を給付することとなった．1973年に"救済法"に代わって，"公害健康被害補償法"が制定された．

6．環境影響評価

　1997（平成9）年に"環境影響評価法"が施行された．環境に影響を及ぼすおそれのある事業を行うとき，その実施提案者が，計画の早期に，環境に与える影響について調査，予測，評価を行い，影響への対策を加えて公表し，公聴会を開催し，検討する．必要があれば事業計画の修正を行い，事業実施の許可を得る仕組みとなっている．

【参考文献】
1）農林水産省ホームページ：安全・安心モニター調査（インターネットアンケート）．
2）谷村顕雄 監修：暮らしのなかの食品添加物，光生館，1996．
3）厚生省生活衛生局企画課生活化学安全対策室 監修：化学物質のリスクアセスメント，薬業時報社，1997．
4）日本人の食事摂取基準 2010年版，第一出版，2005．
5）松村康弘 編著：公衆栄養学，66-68，光生館，2005．
6）坪野吉孝，久道 茂：栄養疫学，57-60，南江堂，2001．
7）日本栄養改善学会 監修：食事調査マニュアル，3-11，南山堂，2005．
8）（独）国立健康・栄養研究所 監修：健康・栄養食品アドバイザリースタッフ・テキストブック第6版，第一出版，2008．

第 5 章
社会と人間行動

A. 保健・医療・福祉の連携

1．社会的背景

わが国は少子・高齢化が進み，疾病構造が変化し，国民生活水準の向上と較差，そして意識の変化に伴い，国民の保健・医療・福祉のニーズは多様化してきている．そのため予防から健康づくりへ，そして治療，リハビリテーションに至る包括的，継続的な支援が必要となっている．そして，高齢者や障害者，難病患者らが疾病をもちながらも，できるかぎり家庭において自立した生活を送るために，保健，医療，福祉のそれぞれのサービスが十分な連携の下に，総合的に提供されることが重要となってきている．また，児童虐待や配偶者からの暴力が社会問題となっており，保健医療機関がこのような問題に関わるようにもなってきた．

2．高齢者介護における保健・医療・福祉の連携

医療における社会保障制度では，すべての国民が健康保険や国民健康保険といった公的な医療保険制度に加入し，いつでも必要な医療を受けることができる国民皆保険制度となっている．その一方で，2000（平成12）年には6人に1人であった高齢者が，2025年には全人口の3.5人に1人になると予測されるなど，急激に高齢化が進み，寝たきりや認知症の高齢者も増加し，老人医療費をはじめとする医療費が年々増大している．そして，核家族化の進展などにより家族の介護機能に変化が起こっている．

このような中で，高齢者の自立支援をその理念として，1997（平成9）年"介護保険法"が制定され2000年より施行された．この制度によって，高齢者介護は，老人福祉と老人保健の両制度が再編成され，社会全体で介護を支える新しい仕組みとなり，利用者の選択により保健・医療・福祉にわたる介護サービスが総合的に利用できるようになった．

たとえば，片麻痺の高齢者が病院から退院し，社会生活を営んでいく場合に，少なからず支援が必要になることが予測できる．社会生活を自宅で営む場合に，病院によっては医療ソーシャルワーカーがおり，退院支援を行っている．支援が必要な場合には，介護保険制度を利用することが可能である．介護保険制度では，在宅・施設両面にわたる多様なサービスがあり，その給付は市町村へ申請し，認定調査，要介護認定を経て決定される．

在宅で提供されるサービスでは，たとえばホームヘルパーが訪問して掃除などの家事の支援を受ける訪問介護や，病院や診療所，訪問看護ステーションの看護師などが訪問して養生の世話をしたりする訪

問看護，同様に病院や診療所または介護老人保健施設の理学療法士または作業療法士が訪問してリハビリテーションを行う，訪問リハビリテーションなどがある．施設で提供されるサービスでは，デイサービスセンターなどにおいて入浴や食事などの介護を受ける通所介護（デイサービス）などがある．それぞれのサービスを提供する機関は，社会福祉法人，NPOなど，さまざまである．

　また，2005（平成17）年度の制度見直しによって予防給付の再編がなされた．新たな予防給付では，一貫性・連続性のある介護予防マネジメント体制を確立する観点から，社会福祉士，保健師，主任ケアマネージャーが配置される「地域包括支援センター」によって，介護予防サービス計画が作成されることとなった．地域包括支援センターの基本機能として，高齢者の相談を総合的に受け止め，実態を把握し，必要なサービスにつなぐとともに，虐待防止など権利擁護に努めることがある．相談を受けるのは，健康状態や医療については医療関係者が中心と考えられるが，生活面においては，社会福祉士だけでなく民生委員やボランティアなども関わるであろう．

　2011（平成23）年度の制度見直しから，高齢者が地域で自立した生活を営めるよう，医療，介護，予防，住まい，生活支援サービスが切れ目なく提供される「地域包括ケアシステム」が示された．その推進のため，2014（平成26）年度には「地域における医療及び介護の総合的な確保を推進するための関係法律の整備等に関する法律案」（医療介護総合確保推進法）が成立した．

　このように保健・医療・福祉には有資格者だけでなくさまざまな人々が関わりを持っており，一人の受給者に対して，関係する人々が同じ方向性をもって医療を含めサービスを提供するためには，保健・医療・福祉の連携が必要不可欠なのである．

3．児童虐待における保健・医療・福祉の連携

　近年，わが国でも児童虐待が注目され，中核的役割を担っている児童相談所の相談対応件数は，1990（平成2）年度の1,101件から徐々に増加し，1997（平成9）年には5,000件を，1999（平成11）年には10,000件を超えて，2012（平成24）年度には約66,000件に達した．2000（平成12）年には"児童虐待防止法"が制定され児童虐待の定義がなされ，2004（平成16）年の"児童虐待防止法"等の改正により，児童相談所だけでなく，市町村も虐待通告の通告先となった．

　児童相談所の職員として構成される職種については，その運営指針において記述があり，医学的判断と子どもと保護者に対する心の治療に至る連続的な関わりが必要とのことから，医師も含まれている．昨今，都道府県などに設置されている精神保健福祉センターにおいては，児童相談所の機能を兼ねている場合があり，その場合は医師が児童相談所の所長を兼ねている．

　市町村においては，厚生労働省が市町村単位での設置を推進している要保護児童対策地域協議会（虐待防止ネットワーク）があり，2008（平成20）年現在，90％以上の市町村に設置されている．この虐待防止ネットワークは，市町村によって多少の差異はあるが，教育委員会や保健所，警察，医師会，保育所連絡協議会，民生委員・児童委員などの代表者から構成されている．

　市町村では"母子保健法"によって，1歳6か月児健診や3歳児健診が実施され，医師や歯科医師の診察や保健師による問診，また（管理）栄養士などからの栄養指導がある．これら乳幼児健診の受診率は非常に高い．子どもの発育状態が悪い場合には，食事を与えていないなどの虐待が考えられる．また歯科検診では，口腔内の粘膜に外傷痕がみられる場合，子どもへの暴力が考えられる．また，保護者への

問診ではその回答によって虐待が疑われることもある．このような身体状態などを把握できる受診機会は，医療機関受診と同様に，児童虐待の早期発見の場として考えられる．乳幼児健診に関わる医師，歯科医師，保健師，栄養士などの連携が求められる．

4．障害者支援における保健・医療・福祉の連携

　障害には，身体障害，知的障害，精神障害といういわゆる3障害があるが，2006年に，障害者や障害児がその有する能力を各自の適性に応じ，自立した日常生活または社会生活を営むことができるよう，必要な障害福祉サービスに係る給付その他の支援を行い，障害の有無に関わらず国民が相互に人格と個性を尊重し安心して暮らすことのできる地域社会の実現に寄与するため，"障害者自立支援法"が施行された．この法律によって，サービスの利用は，利用者が事業者と直接契約を結び行われる支援費制度へと移行された．障害者自立支援法は，2014（平成26）年度，障害者の日常生活及び社会生活を総合的に支援するための法律（障害者総合支援法）となり，障害者の範囲に難病等を加え，障害支援区分を創設するなどされた．

　たとえば精神障害者では，精神病院から社会復帰施設へという流れから，法制度改正により，欧米同様に社会復帰施設から地域社会へという流れができてきた．精神障害者が地域社会で生活を営んでいくときには，通院し医療を受けるだけでなく生活支援としての福祉サービスが必要不可欠である．在宅の福祉サービスとして，ホームヘルプサービス，ショートステイなどが実施されるようになった．ホームヘルプサービスは，食事の準備などの家事援助，通院援助などの身体介護，日常生活に関する相談などの援助などである．精神障害者の入院期間の減少や居住安定性の改善，サービスに対する満足度の向上などの効果がみられるプログラムとして，世界各国で実施されるようになってきた包括型地域生活支援プログラムの通称アクトACT（Assertive Community Treatment）がある．これは，精神科医や看護師，作業療法士，精神保健福祉士，当事者で経験のあるピアカウンセラーなどの多職種でチームを組み，退院患者を訪問し24時間体制でケアなどを行っていくものである．具体的には，生活背景を知った精神科医が主治医として訪問し薬の処方，内科疾患に対して看護師の訪問によるチェック，精神保健福祉士などのソーシャルワーカーやピアカウンセラーが，買い物の付き添いなどの生活訓練や終了支援をする，といったものである．

5．保健・医療・福祉の職種

　さまざまな場面で連携する職種には，国家資格であるものと，研修を受講することによって認定されるもの，委嘱されるものなどがあり，それを生業としていない場合もある．連携するに当たり，どのような専門知識を得てきているのかなど，お互いを理解しあうことも重要である．

　国家資格を有するものとしては，保健師，看護師，（管理）栄養士，理学療法士，作業療法士，言語聴覚士，社会福祉士，精神保健福祉士，介護療法士などがある．

　保健師は，元来地域の保健活動の中心として，市町村や都道府県などのいわゆる県型保健所に勤務し，活動をしてきた．"保健師助産師看護師法"によって，「保健指導に従事する者」と定義され，看護師資格を有した者が保健師となる．その活動分野は広く，老人保健や介護予防，母子保健，児童虐待予防，精神保健福祉，障害者福祉などの各分野で，保健サービスを関係者と協働して提供，評価している．現在では，介護予防における地域包括支援センターへ配置されるなど，保健サービスだけでなく，保健・

医療・福祉の連携，調整を図っている．

　栄養士は，"栄養士法"によって都道府県知事の免許を受けて「栄養指導に従事する者」と定義され，管理栄養士とは，厚生労働大臣の免許を受けて，「傷病者や施設を利用する特別の配慮が必要な者の給食管理と施設に対する栄養改善指導を行う者」とされている．通院が困難で要介護認定を受けるなどの在宅で療養をしている者を対象とし，医師が食事の管理が必要と判断した場合に，管理栄養士はサービス利用者の身体状況や生活環境に合う食生活のプランを立て，調理の指導や栄養指導，献立作成などを行う．これには，医療保険や介護保険が適用される．

　リハビリテーションの現場で活躍がみられる理学療法士と作業療法士の資格は，1971（昭和46）年に制定された"理学療法士及び作業療法士法"によって定義され，両者とも医師の指導の下に，それぞれ「理学療法，作業療法を行う者」とされている．ここでいう理学療法とは身体に障害のある者に対し，主としてその基本的動作能力の回復を図るため，治療体操その他の運動を行わせ，及び電気刺激，マッサージ温熱その他の物理的手段を加えることをいう．また，作業療法とは，身体または精神に障害のある者に対し，主としてその応用的動作能力又は社会的適応能力の回復を図るため，手芸，工作その他の作業を行わせることをいう．動作能力の回復においては，障害のある者に対して直接的にサービスをするだけでなく，介護保険上の住宅改修などで専門家として助言ができる．また，作業療法士においては精神に障害のある者も対象としているため，いわゆる精神病院や精神保健福祉センターなどにも勤務している．

　また，1997（平成9）年に言語聴覚士法が制定され，言語聴覚士は音声，言語機能または聴覚に障害のある者にその機能の維持向上を図るため，言語等の訓練，検査及び助言，指導等を行っている．

　生活支援としてのいわゆる福祉系の職種として，社会福祉士，介護福祉士がある．社会福祉士と介護福祉士の資格は，1987（昭和62）年に制定された"社会福祉士及び介護福祉士法"によって定められた．社会福祉士は，「専門的知識及び技術をもって，身体上若しくは精神上の障害があること又は環境上の理由により日常生活を営むのに支障がある者の福祉に関する相談に応じ，助言，指導，福祉サービスを提供する者または医師その他の保健医療サービスを提供する者その他の関係者との連絡及び調整その他の援助を行う者」と定義されている．また，介護福祉士は，「専門的知識及び技術をもって，身体上若しくは精神上の障害があること又は環境上の理由により日常生活を営むのに支障がある者につき心身の状況に応じた介護を行い，並びにその者及びその介護者に対して介護に関する指導を行う者」と定義されている．社会福祉士はマネジメントを中心とした職種であり，介護福祉士は，介護に関して直接的にサービスを施すこともある．介護福祉士の活動場所としては，介護老人福祉施設（特別養護老人ホーム）や，デイケアセンターなどがあげられる．

　精神保健医療福祉分野でのソーシャルワークを担う者として，精神保健福祉士が設けられている．これは1997（平成9）年に制定された"精神保健福祉士法"によって，「精神障害者の保健及び福祉に関する専門的知識及び技術をもって，精神科病院その他の医療施設において精神障害の医療を受け，又は精神障害者の社会復帰の促進を図ることを目的とする施設を利用している者の社会復帰に関する相談に応じ，助言，指導，日常生活への適応のために必要な訓練その他の援助を行う者」と定義されている．精神科病院においては医療保険適用業務があり，多くの精神科病院・クリニックに配置されている．

　国家資格ではないが，それぞれの場面で必要不可欠な職種がある．介護保険制度では，介護サービス受給者は，自らの意思に基づいて利用するサービスを選択，決定する．自己決定のために介護サービス

の情報提供やサービス提供者との連絡調整，そして介護サービス計画を作成しているのがケアマネージャー（介護支援専門員）である．これは，"介護保険法"によって，都道府県知事が行う試験に合格し，かつ都道府県知事が行う研修を修了したものが，介護支援専門員として都道府県に登録できる．受験資格には，医師，歯科医師，保健師，理学療法士などで5年以上の実務経験が必要とされる．2007（平成19）年度より介護支援専門員は，5年ごとに所定の研修を受けることで登録を更新する更新制度が導入された．そして，実際の訪問介護サービスを提供するのはホームヘルパーである．これは，訪問介護員といい，都道府県ごとに実施されている養成研修を受講することによって得られる資格で，1～3級まである．

患者の退院支援などを行ういわゆる医療ソーシャルワーカーは，法律で規定されてはおらず，社会福祉士や精神保健福祉士の資格を有する者がその業務を担っている場合が多い．医療ソーシャルワーカーの業務については，2002（平成14）年に「医療ソーシャルワーカー業務指針」として厚生労働省保健局長通知が出されている．その業務は，療養中の心理的・社会的問題の解決，調整援助，退院援助，社会復帰援助，受診・受療援助，経済的問題の解決や調整，地域活動とされている．病院，診療所，介護老人保健施設などが活動場所となっている．

民生委員は，"民生委員法"によって，都道府県知事の推薦により，厚生労働大臣がこれを委嘱するとされており，給与は支払われない．"児童福祉法"によって児童委員を兼ねている．民生委員は，担当する地域内の住民の生活状態を把握し，援助を必要とする者の相談に応じ，助言，援助を行う．また，福祉事務所などの行政機関の業務に協力することとされている．幼児虐待から老人の引きこもりの確認まで，自治体から期待される職務範囲は広がっているが，高齢化や人材不足の問題を抱えている．

6．保健・医療・福祉の連携を進めるために

医師の資格は，業務独占であり，ほかのどの職種も医師のかわりとして医療を行ってはならない．病院などの医療現場では，看護師や理学療法士などは医師の指示の下でその医療行為を行う．医師は，看護師や理学療法士の業務をすることは可能であるが，すべてを医師が担うにはその絶対数が不足している．

一方，一個人が地域で社会生活を送るための生活支援を考える際には，保健や福祉の知識や技術も必要不可欠である．生活支援は，医師の指示の下になされるものだけではない．医師は保健や福祉の知識や技術をもっているが，それらに関する教育は，保健師や社会福祉士などが十分に受けている．それぞれの専門を尊重し，互いに不足するものを補い，情報を共有し，受益者主体で考えることが「連携」を進めていくためには必要である．ケアマネジメントの中心をどのような職種が担うのかは，受益者によって異なっていてよいのである．

B．母子保健

1．母子保健の概念

"母子保健法"の第2条には，「母性は，すべての児童がすこやかに生まれ，かつ育てられる基盤であることにかんがみ，尊重され，かつ，保護されなければならない」と記されている．これに対して，1994

（平成6）年に行われた国連の国際人口開発会議（カイロ会議）から大きく注目されるようになった「リプロダクティブ・ヘルス reproductive health」という用語は，従来の母子保健 maternal and child health の概念を大きく変えた．このリプロダクティブ・ヘルスは「性と生殖に関する健康」と訳され，「妊娠・出産のシステムおよびその機能とプロセスにかかわる（生涯を通じた）すべての事象において，単に病気がない，あるいは病的状態にないということではなく，身体的，精神的，社会的に良好な状態にあることをいう」と定義される．中心課題となる家族計画や妊娠，出産に加えて，不妊，性感染症，さらには，さまざまな婦人科系疾患など，生殖可能期のみならず生涯の各ライフステージに関する健康課題も含まれ，かつ男性の関わりや，社会的環境をも考慮するものである．

　日本においてもリプロダクティブ・ヘルスの観点に基づき，1996（平成8）年から生涯を通じた女性の健康支援事業が拡充され，女性が健康を自己管理することを目的とした健康教育を実施し更年期障害などの問題を気軽に相談できる体制や，不妊症などの専門相談体制の確立が行われた．また，1998（平成10）年には「生涯を通じた女性の健康施策に関する研究会」が当時の厚生省児童家庭局に設置され，妊娠・出産のみならず，全ライフステージを思春期，出産可能期，閉経期以降と3区分し，ステージごとの健康課題について検討を行った．

　さらに，2000（平成12）年に策定された21世紀における母子保健の国民運動計画は「健やか親子21」と名づけられた．この計画は，「安心して子どもを産み，ゆとりを持って健やかに育てるための家庭や地域の環境づくりという少子化対策としての意義と，少子・高齢社会において国民が健康で元気に生活できる社会の実現を図るための国民健康づくり運動である「健康日本21」の一翼を担うという意義」を有し，視点が母と子の関係から，親子，そして地域全体に広がり，母子保健が人々の健康づくりの一環として位置づけられた．この流れを受けて「親子保健」という用語も使われるようになり，一部の地域では，母子健康手帳の呼び名を「親子（健康）手帳」に変更している．

2．数字でみる母子保健

1）死亡に関する統計指標

　母子保健分野の死亡に関する統計指標は，その地域・時代の社会，衛生，保健・医療などの状態を反映するため，各国の人々の健康状態を測る指標として活用される．子どもに関する指標には，周産期死亡率 perinatal mortality，新生児死亡率 neonatal mortality，乳児死亡率 infant mortality，5歳未満児死亡率 under-5 mortality などがあり，母親に関する指標には，妊産婦死亡率 maternal mortality がある（表5-1）．日本では戦後の経済成長とともに保健衛生水準が急速に向上し，これらの諸指標が著しく改善した．しかし，幼児と妊産婦の死亡率についてはなお課題が残る．

　周産期死亡率は，母体の健康状態が強く影響する妊娠22週以後の死産と，早期新生児死亡を対象としており，1950年代，世界保健機関 World Health Organization（WHO）が母子保健指標の一つとして提唱した．日本の周産期死亡率は戦後一貫して低下し続け，諸外国との比較でも，周産期死亡率が最も低い国の一つとなっている．しかし，その内訳において，早期新生児死亡に比べて妊娠満22週以後の死産が多い点が特徴的である（表5-2）．

　生後1週未満の早期新生児死亡，生後4週未満の新生児死亡，そして生後1年未満の乳児死亡においても，日本の死亡率は戦後急激に減少し（図5-1），世界最高水準を達成した（図5-2）．一般に，早期新

表5-1 母子保健分野の死亡に関する主な統計指標の定義

児に関する指標	定義
周産期死亡率 perinatal mortality	[(妊娠22週以後の死産数＋生後1週未満の死亡数)／(出生数＋妊娠22週以後の死産数)]×1,000
早期新生児（生後1週未満）死亡率 early neonatal mortality	(早期新生児死亡数／出生数)×1,000
新生児（生後4週未満）死亡率 neonatal mortality	(新生児死亡数／出生数)×1,000
乳児（1歳未満）死亡率 infant mortality	(乳児死亡数／出生数)×1,000
5歳未満児死亡率 under-5 mortality	(0～4歳死亡数／出生数)×1,000 注：日本では，(0～4歳死亡数／人口)×100,000
母体に関する指標	定義
妊産婦（妊娠中または妊娠終了後満42日未満）死亡率 maternal mortality	[妊産婦死亡数／(出生数＋妊娠12週以後の死産数)]×100,000

表5-2 2000年における周産期死亡率の国際比較

地域	周産期死亡率 （出産千対）	周産期死亡に占める早期新生児死亡割合（％）
日本	6	22
先進国	10	37
途上国	50	48
アフリカ	62	48
アジア*	50	47
南アメリカおよびカリブ諸国	21	55
オセアニア	42	45

*オーストラリア，ニュージーランド，日本を除く．
資料 WHO「Neonatal and perinatal mortality」，国民衛生の動向，2007

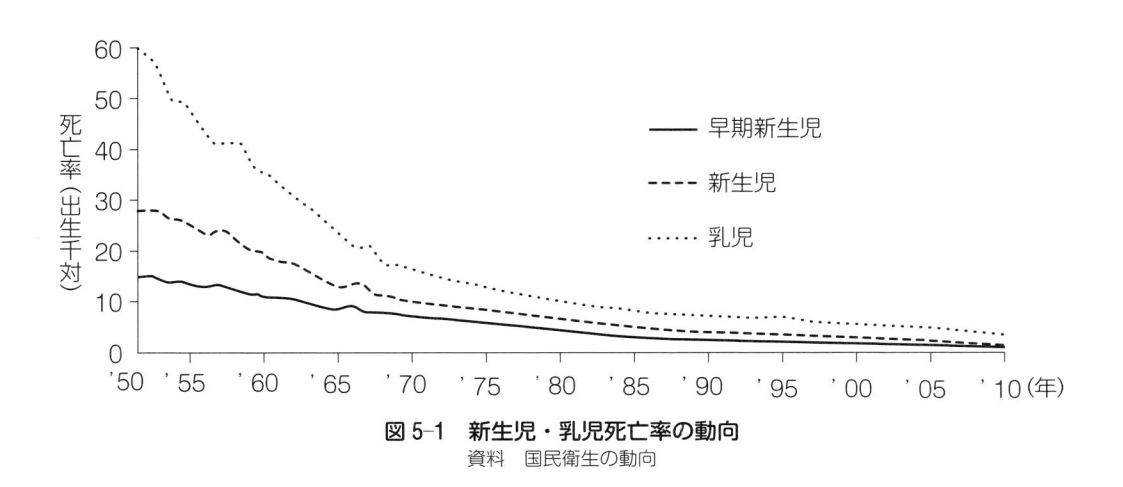

図5-1 新生児・乳児死亡率の動向
資料 国民衛生の動向

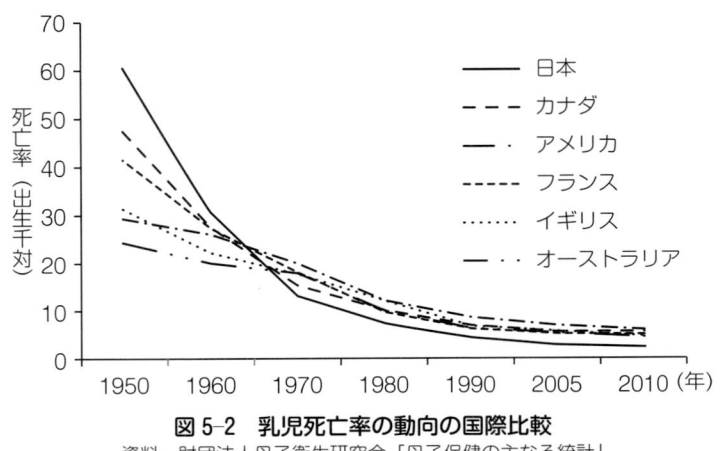

図5-2 乳児死亡率の動向の国際比較
資料　財団法人母子衛生研究会「母子保健の主なる統計」

表5-3　不慮の事故による0〜4歳の死亡率（人口10万対）の国際比較

		全死因			不慮の事故		
		1980年	1990年	2000〜2001年	1980年	1990年	2000〜2001年
0歳	日本	746.4	464.4	308.7	41.5	28.6	18.3
	先進国*	1202.7	770.1	488.2	44.8	18.0	10.6
1〜4歳	日本	64.3	45.0	28.6	24.3	13.8	7.2
	先進国*	60.0	39.3	23.7	19.7	11.8	6.4

*先進国の死亡率の算出には，主にオーストラリア，ベルギー，イギリス，ドイツ，スペイン，オーストリア，カナダ，フランス，イタリア，オランダ，アメリカ，スイス，スウェーデンの資料が用いられた．
資料　田中哲郎：わが国の全死因と不慮の事故の死亡率の国際比較．日本小児救急医学会雑誌，4：127-134，2005．

生児死亡は先天的な要因によることが多いが，新生児期以降は後天的な要因による死亡が多くなる．1960〜1970年代にかけては新生児期以降の死亡が大幅に減少した．その後，死亡率がさらに改善した背景には新生児期の死亡率の低下が反映している．

　5歳未満児死亡率（人口10万対）も，1950（昭和25）年の1,989から2010（平成22）年には64と，1/25以下にまで減少した．しかし，近年の死亡率を年齢階級別に先進諸国と比較すると，1〜4歳の死亡率が高い（表5-3）．とくに不慮の事故による死亡率が0〜4歳を通じて先進国の平均に比べて高く，事故防止策は日本の母子保健における重点課題の一つとなっている．

　妊産婦死亡とは，妊娠中または妊娠終了後満42日未満の女性の死亡をいい，妊娠の期間および部位には関係しないが，妊娠もしくはその管理に関係したまたはそれらによって悪化したすべての原因によるものをいう．ただし，不慮または偶発の原因によるものは除かれる．この妊産婦死亡率も戦後著しく改善し，世界トップレベルに達してはいるが，乳児死亡率に比較すると改善の余地が残されている（図5-3）．妊産婦死亡は先進諸国でも未登録の問題が指摘されており，日本における1991（平成3）年から1992

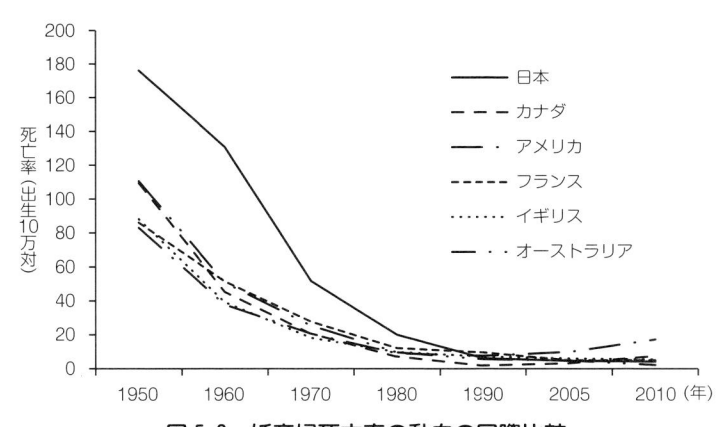

図 5-3 妊産婦死亡率の動向の国際比較
資料　財団法人母子衛生研究会「母子保健の主なる統計」

表 5-4　母子保健分野の出生に関する主な統計指標の定義

指　標	定　義
出生率 birth rate	（出生数／人口）×1,000
合計特殊出生率 total fertility rate	（母親の年齢別出生数／年齢別女性人口）の 15～49 歳の合計
総再生産率 gross reproduction rate	（母親の年齢別女児出生数／年齢別女性人口）の 15～49 歳の合計
純再生産率 net reproduction rate	（母親の年齢別女児出生数／年齢別女性人口）×（生命表による年齢別定常人口／100,000）の 15～49 歳の合計

（平成 4）年の妊産婦の人口動態死亡票を見直した報告[1]によると，その時点での妊産婦死亡率は 9.5（出生 10 万対）で，人口動態統計の 8.6（1990〔平成 2〕年）よりやや高い．一番多い死亡原因は出血であることから，その約 40％は予防可能と推測された．

2）出生に関する統計指標

　出生数とは出産数から死産数を除いたものであり，出生率 birth rate は人口 1,000 に対する出生数である（表 5-4）．合計特殊出生率 total fertility rate は，15～49 歳の女性の年齢別出生率を合計したもので，1 人の女性が仮にその年の年齢別出生率で一生の間に生むとしたときの平均子ども数である．この合計特殊出生率を算出するときの出生数を，女児だけに限ったものが総再生産率 gross reproduction rate という．これは，子を生むのは女性だけであることから，1 人の女性が一生に平均何人の女児を生むかをあらわす指標で，1 より小さいときは将来人口が減少する．総再生産率＝1.0 を人口置換水準と呼び，合計特殊出生率では 2.1 にあたる．さらに，一部の女性は妊娠可能年齢までに死亡するので，これを考慮した指標は純再生産率 net reproduction rate という．

　出生数と合計特殊出生率の年次推移をみると，1947（昭和 22）～1949（昭和 24）年は戦争直後の結婚の増加による第 1 次ベビーブームである．昭和 40 年代はこの時期に生まれた人たちが結婚適齢期に入り，第 2 次ベビーブームとなった（図 5-4）．この間，丙午（ひのえうま）の 1966（昭和 41）年に出生数

が一時的に減少しているが，これは丙午に生まれた女性は不幸をもたらすとの迷信があったためで，多くの人が出産を控えたと考えられる．第2次ベビーブーム以降，出生に関する指標は低下を続けており，1975（昭和50）年に合計特殊出生率が2.1を，純再生産率が1.0を下回った（**図5-5**）．1989（平成元）年には合計特殊出生率が丙午の年を下回る1.57になり，「1.57ショック」と呼ばれて社会的関心を呼んだ．1990年代前半には「少子化」という言葉が使われ始め，低出生率問題に対する積極的な取り組みが始まった．

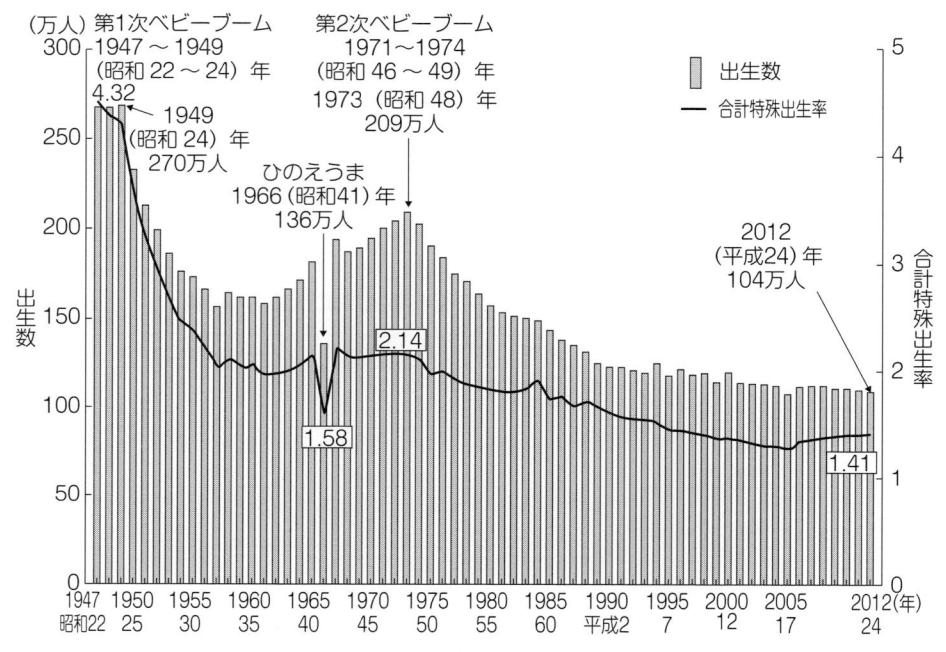

図5-4 出生数・合計特殊出生率の動向
資料　厚生統計協会「国民衛生の動向」

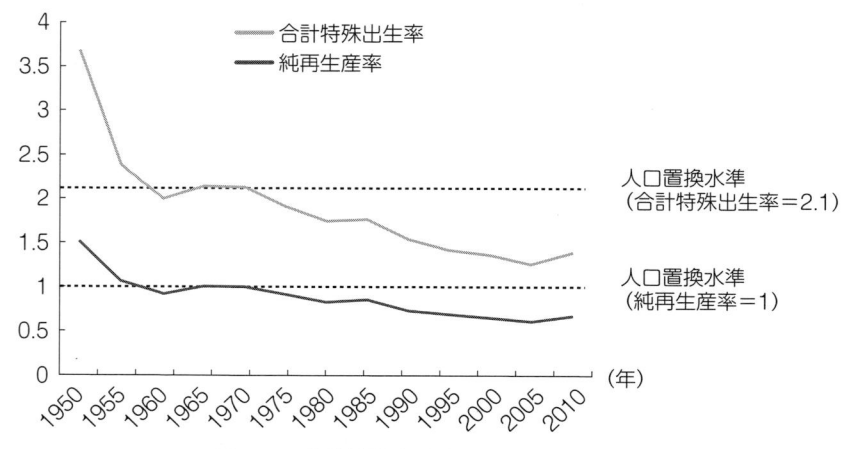

図5-5 合計特殊出生率・再生産率の動向
資料　国民衛生の動向

合計特殊出生率の国際的な推移をみると，1980年代前半には1.5以上2.0未満に集約するようにみえた（図5-6）．しかし，1980年後半から国ごとに異なる動向を示すようになり，2つのグループに分かれた[2,3]．1つは，1.5以上2.0未満を維持または上昇をみせた国々で「緩少子化国」と呼ばれ，もう1つは，一層の低下へと進んだ国々で「超少子化国」と呼ばれる．前者には北欧，フランス語圏，英語圏が，後者には日本に加えて，ドイツ語圏，南欧，アジアの新興工業経済地域が含まれる．

日本を含む先進諸国において出生率の低下に共通する人口学的要因は，結婚・出産の先送り現象である．日本での初婚年齢は，1950（昭和25）年には男性25.9歳，女性23.0歳であったが，2010（平成22）年には男性30.5歳，女性28.8歳と，とくに女性では5歳も高くなっている（表5-5）．これに伴い，第1子出産時の母親の年齢も，同期間に24.4歳（1950年）から29.3歳（2010年）へと高くなった．この晩婚・晩産化に加えて日本では未婚化も進んでおり，30代前半では男女ともに未婚割合が，1950年（男性8％，女性5.7％）から2010年（男性47.3％，女性34.5％）にかけて6倍前後高くなった（図5-7）．もう一つ注目すべき点は，緩少子化国と超少子化国の間に「キャッチアップ現象」と呼ばれる現象の差があり，緩少子化国では20歳代での出産率の低下を補う30歳代での出産率の上昇を認めるが，これが超少子化国では限られたものであった．

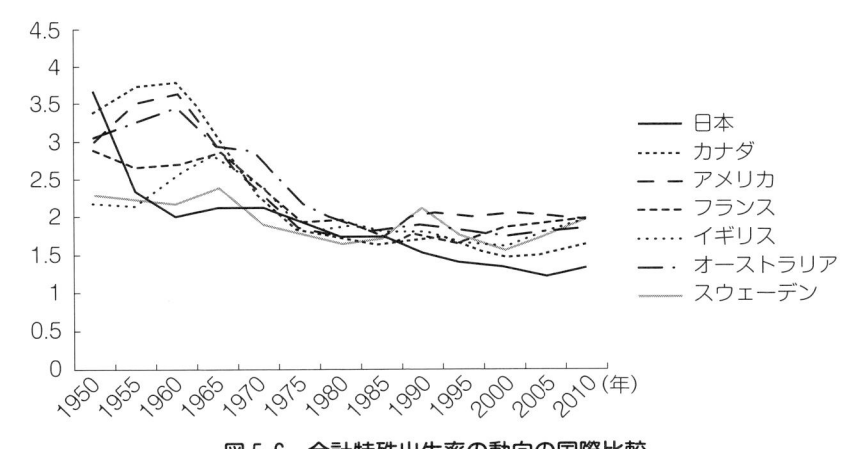

図5-6　合計特殊出生率の動向の国際比較
資料　国立社会保障・人口問題研究所「人口統計資料集」

表5-5　初婚年齢と第1子出産年齢の動向

年	平均初婚年齢		第1子平均出産年齢
	男	女	
1950	25.9	23.0	24.4
1960	27.2	24.4	25.4
1970	26.9	24.2	25.6
1980	27.8	25.2	26.4
1990	28.4	25.9	27.0
2000	28.8	27.0	28.0
2005	29.8	28.0	29.1
2010	30.5	28.8	29.3

資料　厚生統計協会「国民衛生の動向」

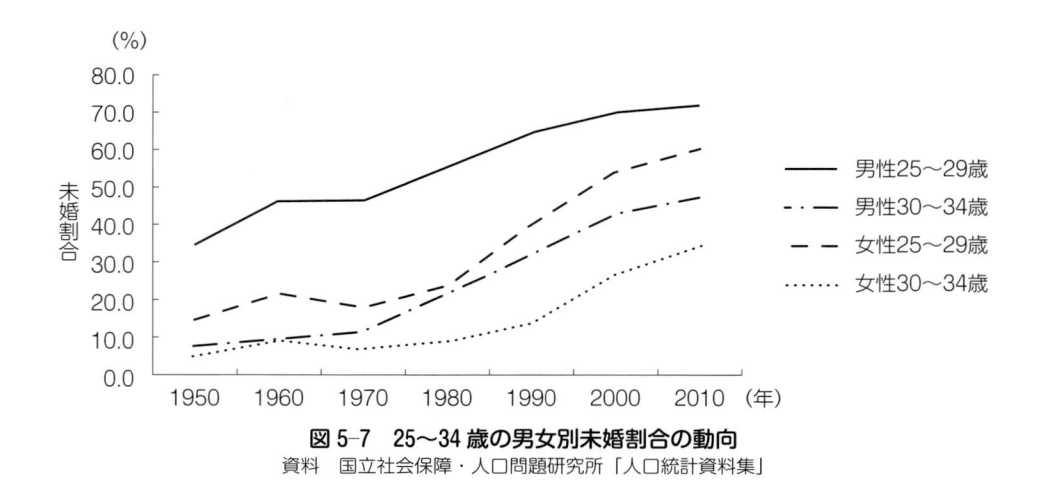

図 5-7　25～34 歳の男女別未婚割合の動向
資料　国立社会保障・人口問題研究所「人口統計資料集」

3．母子保健の行政

1）母子保健水準改善の背景

　日本における母子保健の著しい改善の背景には，女性の高い教育レベル，社会経済の発展に伴う栄養状態の改善，医療の進歩などに加えて，保健政策，保健サービス，さらには地域支援組織の充実があったと考えられる．保健サービスの中でもとくに，母子健康手帳の活用は世界的に注目され，発展途上国への導入が進んでいる．政策と人々の健康の関連においては，岩手県和賀郡沢内村（現 西和賀町）の事例が注目され，単に医療技術の進歩だけでなく，政策決定者の保健医療へのコミットメントと住民の主体性を尊重した政策が大きな影響を及ぼすことを示している．沢内村は昭和 30 年代まで，豪雪・貧困・多病多死の「三重苦」に苦しむ地域だった．しかし，1957（昭和 32）年に就任した第 18 代村長 深沢晟雄が，「政治の基本は生命の尊重である」とする考えのもと，住民との議論を重ね，冬季交通や医療従事者の確保，全村民の健康を把握するシステム，そして乳児・老人医療費無料化などを実施したことにより，1962（昭和 37）年に日本ではじめて乳児死亡率ゼロを達成した[4]．

2）大正以後，20 世紀の母子保健行政のあゆみ

　わが国の母子保健事業は大正時代に発達し，巡回産婆や産院，乳児院，健康相談などの事業が普及した．また，1916（大正 5）年に設置された保健衛生調査会が母子衛生に関する実態調査を数年間にわたって行い，調査結果に基づき母子保健政策について議論されたことは，科学的根拠に基づく健康政策立案 evidence-based health policy making の先駆けとなった．

　昭和に入ると，1934（昭和 9）年に恩賜財団母子愛育会（当時）が設立され，1936（昭和 11）年以降，母子衛生地域組織としての愛育村運動を通じて，農村での母子保健活動が拡大していった．1937（昭和 12）年には"保健所法"が制定され，母子衛生は保健所の重要な事業として取り上げられるようになり，翌年には厚生省（当時）が発足して母子保健の体制が整った．ちょうどそのころ，日本は軍事主義時代に突入し，人口増強政策との関連で母子保健が一層推進されるようになった．1940（昭和 15）年には"国民体力法"が制定され，乳幼児の健康診査と保健指導が全面的に行われるようになり，1942（昭和 17）年には妊産婦手帳が創設された．この手帳は母子健康手帳の前身（1948〔昭和 23〕年に母子手帳，1966

〔昭和41〕年に母子健康手帳と改称）で，当時は物資の配給に利用されたということもあり，その利用が定着した．

　第二次世界大戦後，母子保健行政はGHQ（占領軍総司令部）の指示と援助により大きく変化した．1947（昭和22）年，厚生省に児童局（現 雇用均等・児童家庭局）が設けられ，局内に母子衛生課（現 母子保健課）が置かれた．同年，"児童福祉法"が制定され，翌年1948（昭和23）年に決定した母子衛生対策要綱により，母子保健に関する行政運営の基本方針が示された．これに基づき，妊産婦・乳幼児の保健指導，障害児・未熟児対策，新生児訪問，3歳児健康診査など，各種の保健・福祉対策が実施されてきた．その結果，母子保健水準は急速に改善した．

　さらに，1965（昭和40）年には，妊産婦のみならず前段階の女性の健康管理を含めた総合的な母子保健対策を強化する目的で，"母子保健法"が制定された．この法は，母性，乳児，幼児の健康増進のため，母子保健に関する原理を明らかにし，母性と乳幼児に対する保健指導，健康診査，医療などの措置を講ずることを目的としている．第2条の「母性の尊重」はリプロダクティブ・ヘルスに比較して視点が狭いものの，それまで児童福祉行政の一部としての取り扱いだった母子保健施策が，児童の健康のみならず，その基盤となる母性の尊重をも理念として掲げたことにより，母子の一貫した総合的な対策として推進されるようになったことは，大きな前進であった．制定当時は議論の末，事業を都道府県レベルで行うことになったが，1997（平成9）年同法の改正により，基本的なサービスは市町村に移譲され，都道府県は専門的サービスを行うことになった．

3）「健やか親子21」

　2000年には，妊産婦死亡や乳幼児の事故死の予防など20世紀に解決できなかった課題や，思春期の健康や育児不安を含む親子の心の問題，小児救急医療の確保など新たな課題に取り組むことを目的に，21世紀の母子保健の取り組みの方向性を示すものである「健やか親子21」が策定された．その基本的な考え方は母子保健の定義において既述（p.121参照）したが，この計画では4つの主要課題（図5-8）ごとに問題と具体的な方策が示され，評価指標が設定されている．目標値の設定はこの計画の特徴であり，健康づくりを効果的に推進するために，経験や勘に頼った対策ではなく，科学的根拠に基づいた施策を実施・評価・見直しすることを基本理念としている．指標の種類についても，従来の母子保健事業評価は，死亡率に代表される統計指標に加えて，事業の実施率や受診率といった事業量により行われていたが，「健やか親子21」ではヘルスプロモーションの概念に基づき，たとえば「妊娠・出産について満足している者の割合」のように，生活の質 quality of life（QOL）をも考慮した指標が加えられている．

4）子育て支援

　母親を取り巻く環境の変化に伴い，「育児に自信がもてない」，「虐待をしているのではないか」と思うなど，育児に対して不安やストレスを感じる母親が増えている．児童のいる世帯における核家族の割合は，2000～2010年の10年間で72％から77％に，共働き世帯の割合も同時期に45％から58％に増加した（図5-9）．そのような中，地域社会のサポート機能が低下し，自分の子どもが生まれるまで乳幼児に接したことがない親も増えている．また，父親の育児参加は以前よりも増えてきているものの，依然として，先進諸国と比較すると，育児における母親の負担は大きい（図5-10）．

　「1.57ショック」を契機に，日本では出生率の低下を「問題」として認識し，子どもを生み育てやすい環境づくりに向けての対策の検討を始めた．その中で，1994（平成6）年に「エンゼルプラン」，1999（平成11）年に「新エンゼルプラン」が策定され，主に保育サービスの充実を図った．しかし，少子化の

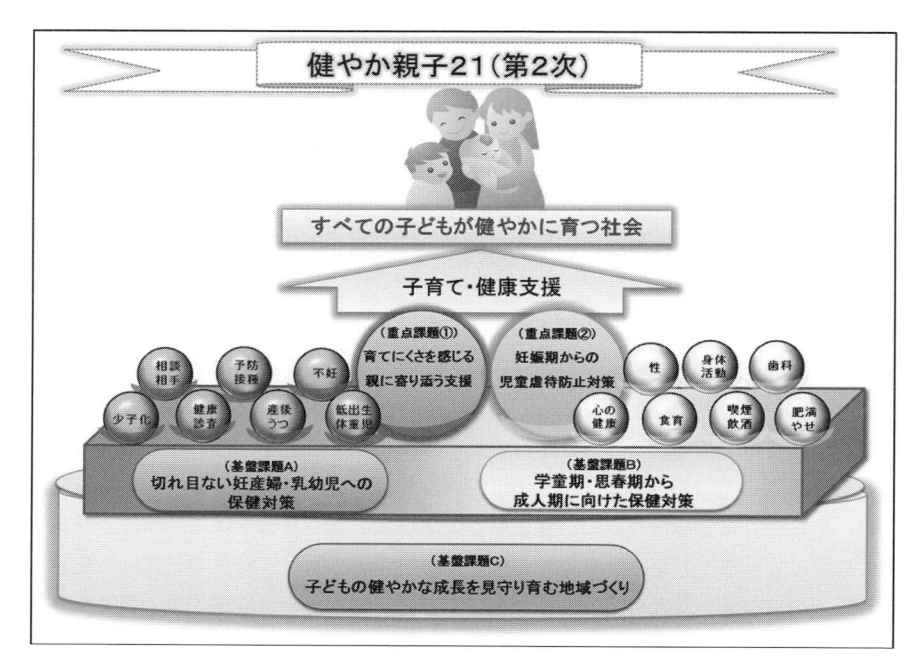

図 5-8　健やか親子 21（第 2 次）イメージ図
資料　厚生労働省「健やか親子 21（第 2 次）」について検討会報告書

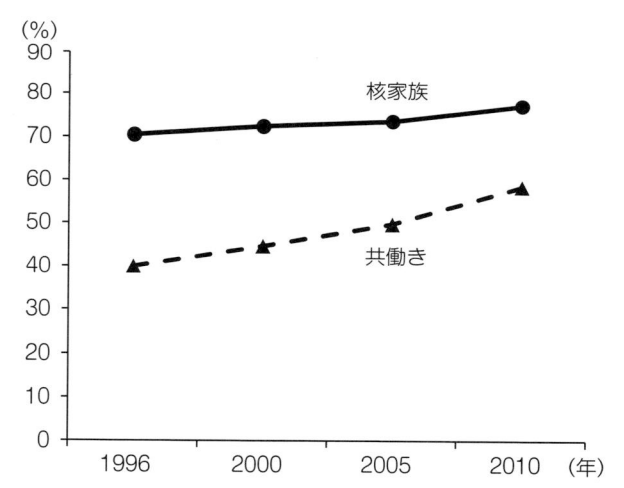

図 5-9　児童のいる世帯に占める核家族，共働き世帯の割合
資料　厚生労働省「国民生活基礎調査」

傾向は依然として改善しないことから，2003（平成 15）年に"少子化社会対策基本法"が成立し，2004（平成 16）年には施策の指針を示した「少子化社会対策大綱」とその具体的な内容と目標を掲げた「子ども・子育て応援プラン」が，2010（平成 22）年には「子ども・子育てビジョン」（**表 5-6**）が策定された．新しいプランは，若い男女が親から自立して働きながら新たな家庭を築き，子どもを育てていくという喜びや楽しさを実感できる環境づくりを念頭に，エンゼルプランおよび新エンゼルプランと比べて，より幅広い分野で具体的な目標値を設定している．また，2003 年には"次世代育成支援対策推進法"が

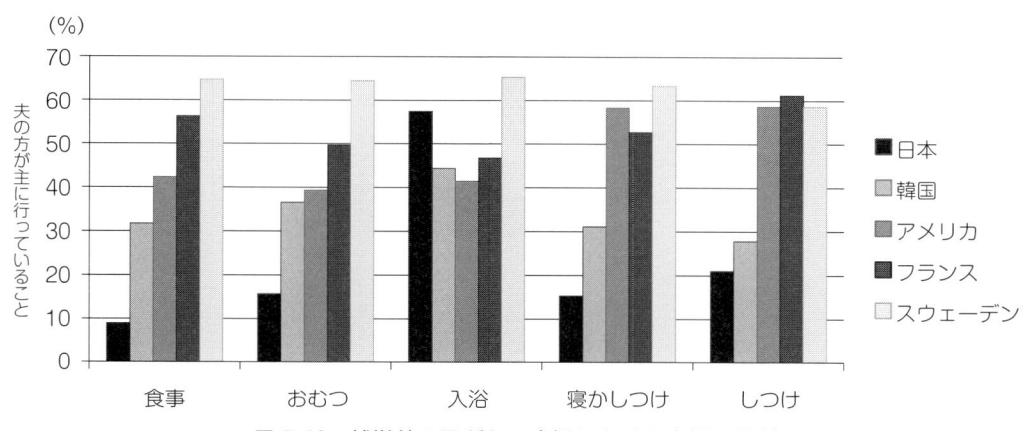

図 5-10 就学前の子どもの育児における夫婦の役割
資料 内閣府「平成 22 年度 少子化社会に関する国際意識調査」
注 回答者：母親

表 5-6 子ども・子育てビジョンの概要

4つの重点課題	12の主要施策
1. 子どもの育ちを支え,若者が安心して成長できる社会へ	○子どもを社会全体で支えるとともに,教育機会の確保を ○意欲を持って就業と自立に向かえるように ○社会生活に必要なことを学ぶ機会を
2. 妊娠,出産,子育ての希望が実現できる社会へ	○安心して妊娠・出産できるように ○誰もが希望する幼児教育と保育サービスを受けられるように ○子どもの健康と安全を守り,安心して医療にかかれるように ○ひとり親家庭の子どもが困らないように ○特に支援が必要な子どもが健やかに育つように
3. 多様なネットワークで子育て力のある地域社会へ	○子育て支援の拠点やネットワークの充実が図られるように ○子どもが住まいやまちの中で安全・安心にくらせるように
4. 男性も女性も仕事と生活が調和する社会へ	○働き方の見直しを ○仕事と家庭が両立できる職場環境の実現を

資料 「厚生労働白書」

成立し，これにより101人以上の労働者を雇用する事業主に，仕事と子育ての両立を図るために必要な雇用環境の整備などを進めるための行動計画の策定が義務づけられた．

5）児童虐待の予防

育児行動には，子どもの身体・社会・精神・知的な成長と発達を促す非常に好ましいものから，反対に子どもに危害を与えるような不適切なものまで，大きな幅がある．しかし，どこまでが好ましく，ど

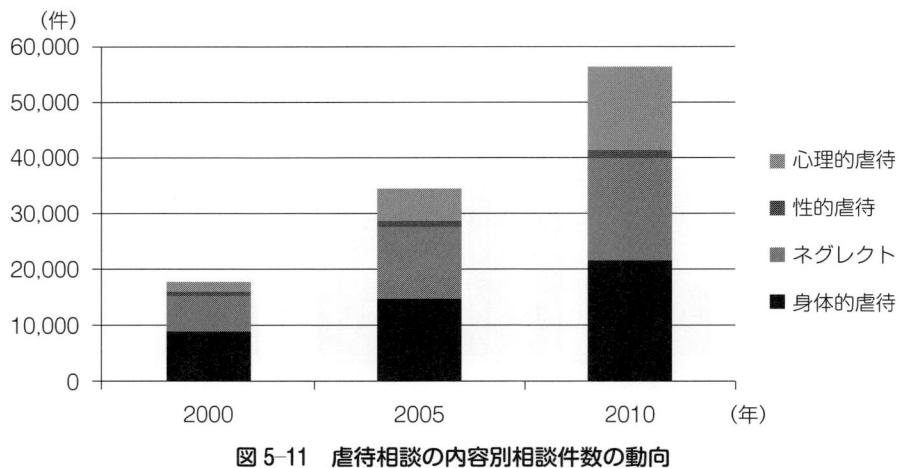

図 5-11　虐待相談の内容別相談件数の動向
資料　厚生労働省「福祉行政報告例」

こからが不適切なのか，連続したものであるゆえに判断が難しい．そこで，2000年，"児童虐待の防止等に関する法律"（"児童虐待防止法"）が成立し，児童虐待 child maltreatment を以下のように定義した（一部改変）．

児童虐待とは，保護者がその監護する児童について行う次に掲げる行為をいう．

ア．児童の身体に外傷が生じ，又は生じる恐れのある暴行を加えること（身体的虐待）．

イ．児童にわいせつな行為をすること又は児童をしてわいせつな行為をさせること（性的虐待）．

ウ．児童の心身の正常な発達を妨げるような著しい減食又は長時間の放置，その他の保護者としての監護を著しく怠ること（ネグレクト）．

エ．児童に対する著しい暴言又は著しく拒絶的な対応，児童が同居する家庭における配偶者に対する暴力その他の児童に著しい心理的外傷を与える言動を行うこと（心理的虐待）．

虐待の相談件数は年々増えており（図 5-11），身体的虐待に次いでネグレクトの占める割合が高い．虐待を受けた子どもの年齢は，相談件数は小学生が一番多いが，死亡例においては 0 歳が多い．上記の"児童虐待防止法"は，子どもに対する虐待を禁止し，虐待防止に関する国および地方団体の責務を明確にして，虐待を受けた子どもの保護や虐待の防止に関する施策の推進を図ることを目的としている．

4．現在の主な母子保健サービスの内容

わが国の母子保健対策は"母子保健法"のもと，妊娠前，妊娠，出産，新生児期，そして乳幼児期まで一貫して，総合的に進めることを目指している．主な施策を図 5-12 に示した．

妊娠前の時期の対策としては，思春期に特有な精神・身体的問題，また，食生活の乱れ，人工妊娠中絶，性感染症，薬物乱用などの課題に対応するために，思春期保健対策が強化されている．特に食生活に関しては，乳幼児期からの望ましい食生活の定着のため，食育の推進が行われている．思春期の対策においては，地域保健と学校保健の連携が重要である．不妊に関しては，生涯を通じた女性の支援事業の一環として，専門的な相談を実施する不妊専門相談センター事業に加え，2004（平成 16）年から医療保険が適応されない治療（体外受精と顕微授精）の経済的負担軽減を図るために，特定不妊治療費助成

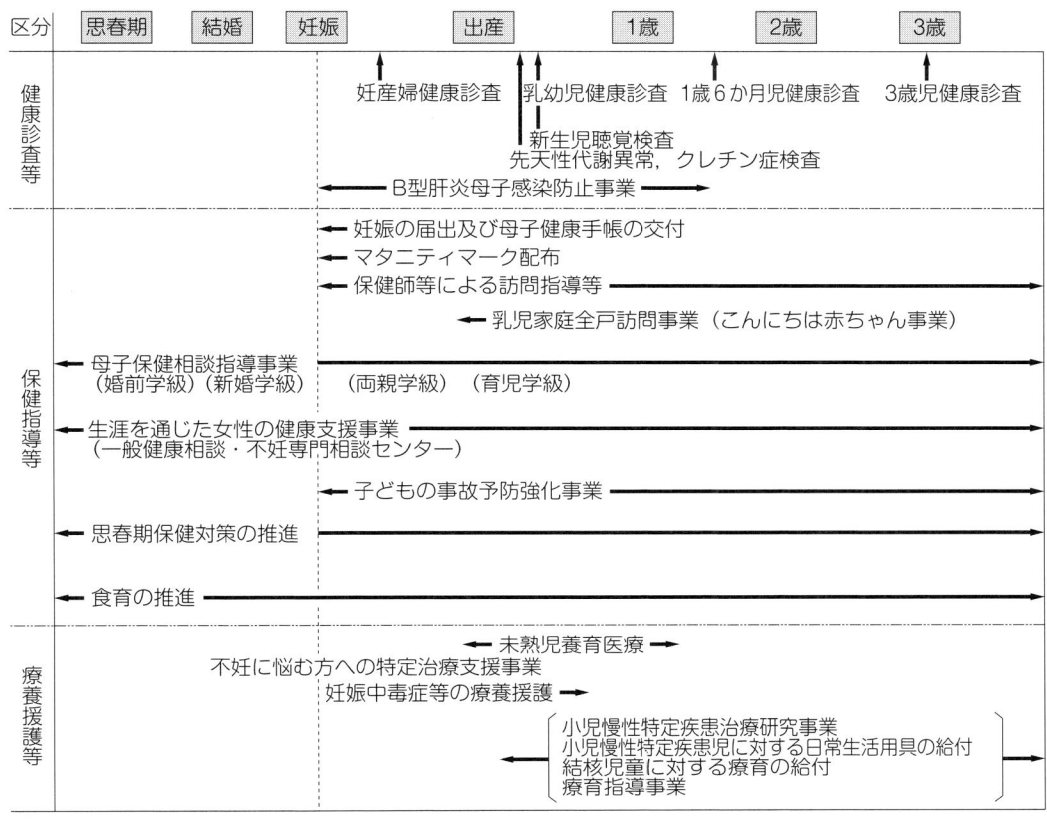

図 5-12　主な母子保健施策
資料　「厚生労働白書」

事業が開始された．

　妊娠期の対策については，妊娠した者は速やかに市町村に妊娠の届け出をしなければいけないことになっており，届け出をした者に対して母子健康手帳 maternal and child health handbook が交付される．この制度は，行政が妊婦を把握することにより，母子保健対策を対象者に漏れなく行うためのものである．交付される母子健康手帳は，妊娠，出産，育児に関して記録する部分と，母子保健に関する情報を提供する部分からなる．内容や形式は繰り返し改正されており，2012（平成 24）年には，妊娠経過と予防接種の記録欄が拡充され，妊娠・分娩のリスクや新生児の便の色についての情報も加わり，また，最新のデータに基づいて乳幼児身体発育曲線が改訂されただけでなく，胎児発育曲線と 18 歳までの成長曲線が追加された．市町村によっては，交付時に保健師らによる面接が行われている．

　妊娠中は妊婦健康診査 prenatal visit が行われるが，近年になり，これを一度も受診せずに出産にいたる，いわゆる「飛び込み分娩」が問題になっている．このようなケースは産科的リスクが高いだけでなく，経済的に貧窮している事例も多く，保健・医療・福祉の連携による対策が必要とされる．厚生労働省は，このような未受診妊婦や，高齢やストレスをかかえる妊婦などが増加傾向にあることを受けて，積極的な妊婦健康診査の受診を図るため，2007（平成 19）年，公費負担を原則 5 回とする方針を通知した．さらに，2009（平成 21）年には公費負担が 14 回程度まで拡充された．1985（昭和 60）年からは妊婦健康診査の一環として HBs 抗原検査を行い，ウイルスを保有している妊婦から児への垂直感染を予防

する「B 型肝炎母子感染予防事業」が実施されているが，1995（平成 7）年からは，検査が陽性だった場合のその後の検査と治療が保険適応となっている．

妊娠中の母子保健相談・指導事業として両（母）親学級があり，市町村のみならず医療機関でも行っている．また，2006（平成 18）年より妊産婦にやさしい環境づくりを推進するために，周囲が気づきにくい妊娠初期から交通機関を利用する際などに配慮してもらいやすいよう妊婦が身につける「マタニティマーク」が配布されている．

出産後の対策としては，生後 5〜7 日目の新生児を対象に，先天性代謝異常等検査 neonatal screening が行われている．わが国の単胎自然分娩の平均在院日数は約 6 日なので，この検査は入院中に行われることが多く，代謝異常（フェニルケトン尿症，メープルシロップ尿症，ホモシスチン尿症，ガラクトース血症，先天性甲状腺機能低下症，先天性副腎過形成症）などの疾患を早期に発見し，早期に適切な治療を開始することを目的とする．

乳幼児期には，乳児健康診査と，"母子保健法"により義務づけられている 1 歳 6 か月児健康診査と 3 歳児健康診査などの健康診査 well-child visit が，市町村によって行われる．乳児健康診査は，市町村により実施時期と回数が異なる．実施方法についても，市町村が場所と日時を定めて行う集団健康診査と，市町村が医療機関に委託して行う個別健康診査の 2 つがある．1 歳 6 か月児・3 歳児健康診査の目的は，身体発育や精神発達の評価がしやすく，その程度が後の成長に影響を及ぼす時期に，視覚，聴覚，運動，発達の心身障害を早期に発見し，保護者に対する生活習慣，むし歯，栄養などに関する支援を行うことである．

この時期の母子保健相談・指導事業として，育児学級などによる集団支援に加えて，2007（平成 19）年から「生後 4 か月までの全戸訪問事業（こんにちは赤ちゃん事業）」として，乳児がいるすべての家庭を保健師や母子保健推進員などが訪問して，保護者の話を聞き，子育て支援に関する情報提供などを行う個別支援が開始された．

出生した児の出生時体重が 2,500g 未満である低出生体重児 low birth weight infant の場合には，市町村が届出を保護者などから受理し，必要に応じて保健師らが家庭訪問を行う．この届出は，住民票に記載されている住所でなくても可能な，乳児の現在地の市町村に届け出る「現地主義」をとっており，その方法も口頭や電話などでよいとしている．とくに，出生時体重が極めて低い（2,000g 以下）未熟児や，入院を必要とする重症の未熟児の場合は，未熟児養育医療の医療給付を受けることができる．その他の乳幼児を対象とする主な公費負担医療としては，"児童福祉法"による，小児がんなど小児慢性特定疾患に罹患している児童を対象とした小児慢性特定疾患治療研究事業や，"障害者自立支援法"による，身体に障害があり，確実に治療効果が期待される児童の自立支援医療（育成医療）がある．

5．母子保健課題が次世代に及ぼす影響

母子保健に関する課題は，各個人の健康に関する意識や行動，そして健康状態が家族全体，さらには次世代に強い影響を及ぼす．

1）妊娠・出産のタイミング

次世代への影響という点においては，カップルが子どもをもつかどうかの決定とそのタイミングに関わる家族計画 family planning が，リプロダクティブ・ヘルスの中心課題である．日本では，少子化が

進む一方で，計画外の妊娠が問題になっている．生むタイミングと生まないタイミングは表裏一体であり，生涯を通じた健康の維持・増進のためには，両方の側面を考慮する必要がある．

計画外の妊娠に関する指標として，第1子出生数に占める結婚に先行した妊娠（統計上は，結婚期間が妊娠期間より短い出生）の割合をみると，1980（昭和55）年から年々増加し，2000（平成12）年には1/4程度にまで達した（図5-13）．この割合は年齢層が若くなるほど高く，2009年において15〜19歳では82％，20〜24歳では64％であった．

計画外の妊娠では，人工妊娠中絶（induced）abortionを選択する割合が高い．1948（昭和23）年，日本は世界に先駆け，"優生保護法"のもと，人工妊娠中絶を合法化した．人工妊娠中絶とは，胎児が母体外において生命を保持することのできない時期に，人工的に胎児およびその附属物を母体外に排出することをいう．この"優生保護法"は1996年に"母体保護法"に改正され，人工妊娠中絶の適応要件に含まれていた当事者ないし近親者の遺伝病など，優生思想に基づく部分が削除された．1991年以降，人工妊娠中絶の対象期間は妊娠満24週未満から22週未満に短縮され，医師会の指定する医師（母体保護法指定医）のみが行うことができる．なお，妊娠12週以降の死児の出産は死産stillbirthとして届出の対象となり，人工的処置を加えたことにより死産に至った場合を人工死産，それ以外はすべて自然死産という．つまり，妊娠12週以降の人工妊娠中絶については，医師に人工妊娠中絶を行ったことの報告と，死産証明書の作成が義務づけられている．

自然死産率（出産千対）は，その他の母子保健指標の改善と並行して減少してきた．一方，人工妊娠

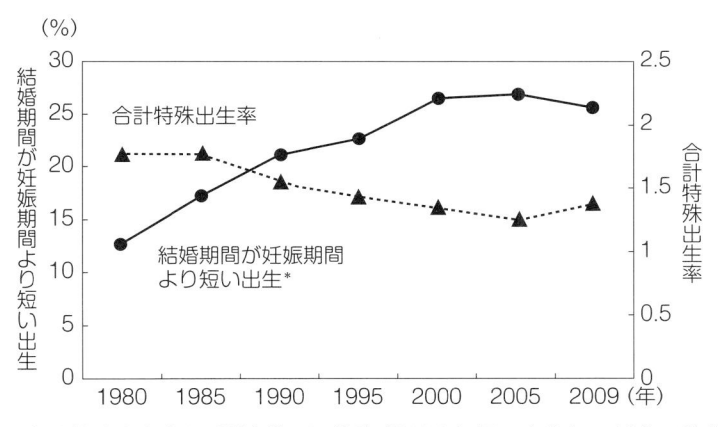

図5-13 合計特殊出生率と「結婚期間が妊娠期間より短い出生」の割合の動向の比較
＊嫡出第1子に占める結婚期間が妊娠期間より短い出生
資料　厚生労働省「人口動態統計」「人口動態統計特殊報告」

表5-7 死産・人工妊娠中絶に関する主な統計指標の定義

指　標	定　義
死産率 stillbirth rate	（死産数／[出生数＋妊娠12週以後の死産数]）×1,000
人工妊娠中絶率 (induced) abortion rate	（人工妊娠中絶数／15歳以上50歳未満の女性人口）×1,000

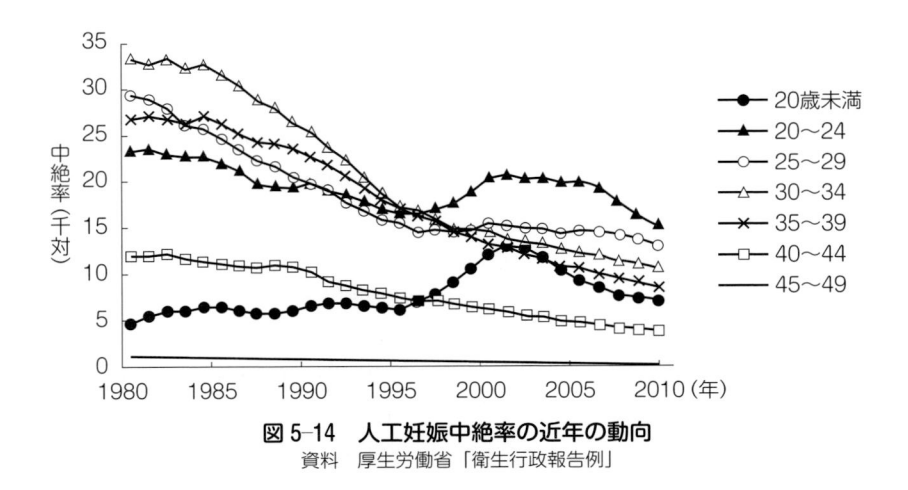

図 5-14 人工妊娠中絶率の近年の動向
資料　厚生労働省「衛生行政報告例」

中絶を含む人工死産率（出産千対）は 1970 年代以降横ばいを続けていたが，1985（昭和 60）年に自然死産率を上回り，2010（平成 22）年には自然死産率 11，人工死産率 13 となった（表 5-7）．人工妊娠中絶については，1948（昭和 23）年に合法化されて以降，報告数は増加の一方をたどり，1955（昭和 30）年にはピークの 1,170,143 件に達した．そこで，1952（昭和 27）年，厚生省（当時）から各都道府県に受胎調節普及実施要領が提示されたことを受けて，受胎調節実施指導員の認定講習や低所得層への避妊器具の無料配布など，家族計画の普及活動が展開され，中絶の報告数は 1955（昭和 30）年から 10 年間で激減し，1960 年代後半以降も緩やかではあるが減少を続けてきた．近年の動向をみると，1995（平成 7）年以降 24 歳未満の中絶率が一時上昇した後，2001（平成 13）年をピークにして再度減少に転じた（図 5-14）．今後，若年層の中絶率の動向には注意を要する．

2）喫煙・飲酒など環境要因

両親の健康行動やリスク因子への曝露は，妊娠中ならびに出産後も児の健康に強く影響する．妊娠のごく初期での催奇形物質への曝露は，流産に至るか，あるいは全く影響しない「all or none の法則」と呼ばれる形式をとるのに対して，妊娠 4～7 週の主要な器官が形成される時期は，胎児が環境要因の影響を最も受けやすい点に注意を要する．

危険要因の代表例が喫煙 tobacco smoking であり，胎児期ないし小児期の受動喫煙（passive smoking）は，低出生体重，乳幼児突然死症候群，耳の感染症，呼吸器疾患などのリスクを高める．日本における妊婦の喫煙率は 2006 年の全国調査[5]で 8％ であり，とくに 25 歳未満では 1 割を超える．また，自分で喫煙しなくても，妊婦の 2 人に 1 人は日常的に受動喫煙を受けている．産後の喫煙については，2001～2002 年（平成 13～14 年）の 21 世紀出生児縦断調査によると，育児期間中（産後 6 か月）の母親の喫煙率は 17％，父親の喫煙率は 63％ であった．国際対がん連合は「たばこの煙のない家庭を築くことが，家庭における受動喫煙への曝露から子どもを完全に守ることのできる唯一の方法である」と明言しており，「健やか親子 21」も 2014 年までの目標として，「妊娠中の喫煙率，育児期間中の両親の自宅での喫煙率」を「なくす」と設定している．

「健やか親子 21」は，妊婦の飲酒 alcohol consumption もなくすことを目標としている．アルコールは胎盤を通過して，母体と胎児の血中アルコール濃度はほぼ同じレベルになり，中枢神経系に与える影

響が大きいが，その程度は幅広く，総称して「胎児性アルコールスペクトラム障害」という．とくに大量のアルコールに曝露した場合は，中枢神経系の障害に加えて，成長遅滞，特有な顔面の形成不全などが出現し，胎児性アルコール症候群 fetal alcohol syndrome と呼ばれる．母親の飲酒の量・時期・期間と障害の発生や程度の関係は明確でないため，妊娠を計画している女性，妊娠中ないし授乳中の女性には，完全禁酒を指導することが望ましい．しかし，わが国においては妊婦の飲酒には比較的寛容で，平成17年度国民健康・栄養調査において，妊婦・授乳婦は「全く飲酒をすべきではない」と回答しなかった人は，男性約20％，女性約15％で，同年行われた全国市町村保健センターの栄養指導担当者を対象とした調査[5]でも，「絶対禁酒」と指導する割合は26％だった．

　タバコやアルコールに比較して，日本では妊婦の薬物 medication 摂取は非常に慎重である．周産期における母体への薬物投与は，その有益性が母体および胎児に対する危険性を上回るときにのみ用いられるべきであるとされる．確かに，胎児の主な器官が形成される時期の服用はとくに注意を要するが，過剰な心配や不必要な人工妊娠中絶は，適切なカウンセリングによって予防する必要がある．2005（平成17）年，厚生労働省は妊婦の服薬による影響の相談・情報収集を目的に，「妊娠と薬情報センター」を設置した．また，わが国では医療用医薬品添付文書の使用上の注意記載要領に，「妊婦，産婦，授乳婦，等への投与」について記載されているが，上記の原則論が記載されている場合が多く，医師の判断を困難にしている．一方，米国食品医薬品局 Food and Drug Administration（FDA）は，妊娠中の薬の服用に関する5段階のリスク分類を，各薬剤に提示している．

　国際放射線防護委員会 International Commission on Radiological Protection（ICPR）は放射線 radiation への曝露について，診断目的で母親に行われた検査による被曝では，胎児への影響は問題にならないが，治療目的などで多量に被曝した場合は，専門家の判断が必要としている．奇形が発生する最低の被曝量は100 mGyとされており，これは骨盤CTを3回，X線撮影を20回行っても達しない量である．生殖年齢の女性に対して放射線を用いた医療行為は，必ず妊娠をしていないことを確認してから行われるべきであるが，気がつかずに被曝した際の過剰な心配や不必要な人工妊娠中絶は，薬剤の服用同様に，適切なカウンセリングにより対応する必要がある．

3）性感染症

　性的接触により感染する感染症である性感染症 sexually transmitted disease（STD）は，生殖年齢にある男女を中心とした健康課題の一つである．性感染症はカップル間でピンポン感染することに加えて，不妊症や母子感染の原因として，次世代にも悪影響を及ぼすことを忘れてはならない（表5-8）．

表5-8　性感染症が妊孕性，妊娠，児に及ぼす影響

性感染症	影響		
	妊孕性	妊娠	新生児
性器クラミジア感染症	不妊症	子宮外妊娠，早期産	結膜炎，肺炎
淋菌感染症	不妊症	子宮外妊娠，流産，早期産	結膜炎
梅毒		流産，死産，早期産	先天性梅毒
尖形コンジローム			喉頭乳頭腫
性器ヘルペスウイルス感染症		流産，死産，早期産	奇形，新生児ヘルペス

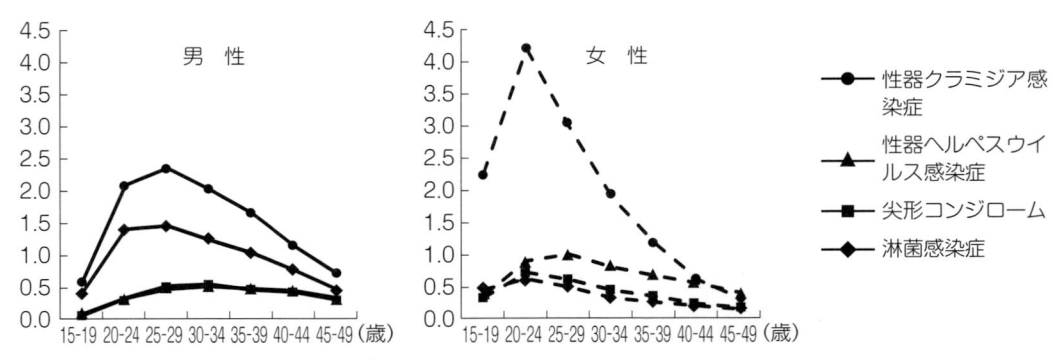

図 5-15-①　性感染症の定点当たり報告数（全定点把握対象疾患，年齢階級・性別）
資料　国立感染症研究所「感染症発生動向調査事業年報（2012）」

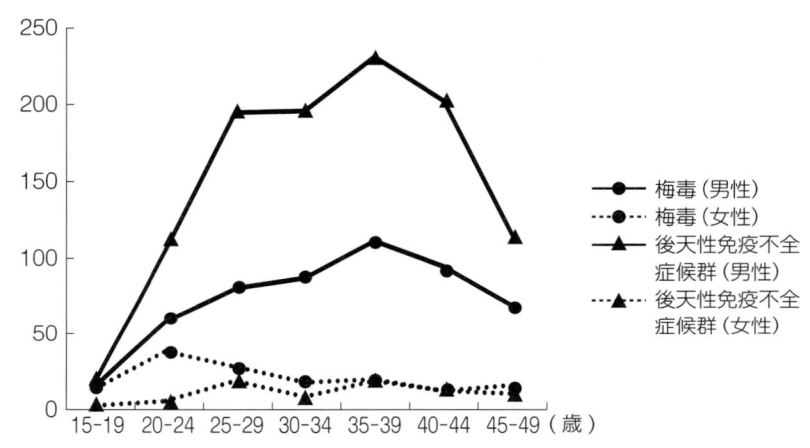

図 5-15-②　性感染症の報告数（全数把握対象疾患，年齢階級・性別）
資料　国立感染症研究所「感染症発生動向調査事業年報（2012）」

　感染症発生動向調査の定点把握対象疾患に含まれる性感染症の報告数は，男女ともに性器クラミジア感染症が最も多く，男性では淋菌感染症も多い（図 5-15-①）．両疾患ともに報告数が一時期上昇したが，2002 年をピークに減少傾向にある．全数把握対象疾患である梅毒，後天性免疫不全症候群は，女性に対して男性の報告数が多く（図 5-15-②），とくに男性における後天性免疫不全症候群が急増している．年齢別分布は，性行動が活発な 20〜30 代での報告が多い（図 5-15）．

　男性に比較して女性は性感染症の自覚症状に乏しいことが，梅毒や淋菌感染症の男女比に影響していると考えられる．しかし，同様に女性で症状が出現しにくい性器クラミジア感染症では女性の報告が多い．その理由については，産婦人科定点が増加したことや，検査が普及したことの関連も考えられるが，実際に女性感染者数が多いと推察される．

4）遺伝性疾患

　遺伝性疾患は，染色体の数的異常や構造異常による染色体異常，単一遺伝子の異常による単一遺伝子病，多因子（遺伝）疾患の 3 群に分けられる．たとえば，ダウン症は染色体異常，フェニルケトン尿症は単一遺伝子病に区分される．これら遺伝性疾患を診断する目的で，DNA，RNA，染色体，タンパク

質，代謝物質を解析もしくは測定することを遺伝学的検査という．これには，確定診断のための検査のほか，上記の新生児スクリーニング，絨毛，羊水，羊水細胞などを用いた胎児の出生前診断などが含まれる．遺伝学的検査は，十分な遺伝カウンセリングを行ったあとに実施すべきであるが，新生児マス・スクリーニングについては，診断，治療が新生児に便益をもたらす場合には，強制的に行うべきであると，WHOのガイドライン[7]に記されている．

C. 成人保健

成人期は，人口に占める割合が最も大きく，国家の財政をはじめとするすべての局面を支える生産年齢人口であり，高齢期に移行する予備群である．そのため，この時期の予防対策，健康管理は衛生・公衆衛生学上大変重要である．

本項では，主な成人期の疾患，その関連リスク因子 risk factor，そしてその予防・軽減のための対策についての基礎知識を学ぶこと目的とする．

1．生活習慣病

第二次世界大戦後の主要な死因の変化に示される（図5-16）ように，結核のような感染症にかわって，がん，心臓病，脳卒中のようないわゆる非感染性慢性変性疾患の死亡率が大きく上昇し，疾病構造の劇的な変化が訪れた．そのため，従来の感染症対策にかわり，これらの慢性変性疾患の対策が必要となってきた．

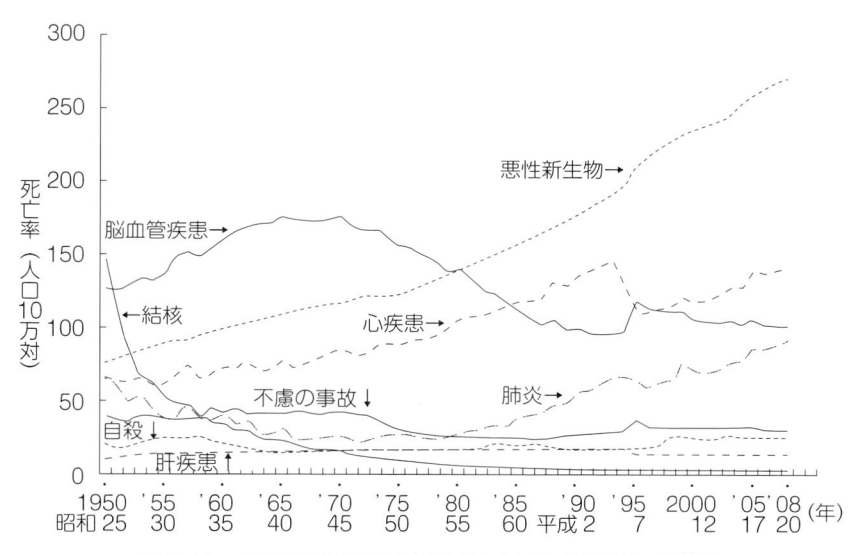

図5-16　主要死因別にみた死亡率（人口10万対）の推移
資料　厚生労働省「人口動態統計」
注　1）平成6年までの死亡率は旧分類によるものである．　2）平成20年は概数である．

（国民衛生の動向，2009）

死因の第1位であった脳血管疾患死亡率は1970（昭和45）年をピークに低下し，1981（昭和56）年以降は悪性新生物が死因の第1位となった．そのころから，一時期低下していた肺炎・気管支炎による死亡率が再び上昇し，1975（昭和50）年からは死因の第4位となっている．人口の高齢化によって，高齢者の死因として肺炎が増加したためである．心疾患による死亡率は漸増し，1985（昭和60）年からは脳血管疾患を上回る第2位の死因となった．

この間に，日本人の平均寿命は順調に延び，男性は1971（昭和46）年に70年，女性は1960（昭和35）年に70年を超え，1984（昭和59）年に80年を超えた．2006（平成18）年では，男性は79.0年，女性は85.8年となっている．このように，疾病構造の変化と平均寿命の延長を受け，新たな疾病対策の方向性が模索された．

1996（平成8）年12月18日の公衆衛生審議会の意見具申，「生活習慣に着目した疾病対策の基本的方向性について」が作成され，生活習慣病が従来の成人病にかわって新たに提唱された．生活習慣病 life-style related disease は「食習慣，運動習慣，休養，喫煙，飲酒等の生活習慣が，その発症・進行に関与する疾患群」と定義される．この背景には，疫学研究の発展により近年の主要疾患の死亡率や罹患率を増加させるリスク因子として，人々の生活習慣行動に関する研究成果が数多く蓄積されてきたこと，また生活習慣行動の是正によりこれら疾患の死亡率や罹患率を低下させると，最終的には医療費の抑制につながる可能性が示されてきたこと，さらに最近の疾病構造から生活習慣行動要因の関与が大きい疾病が増加したこと，などがある．

生活習慣病の概念に相当する疾病群は，国民の死亡総数に占める割合（悪性新生物，心疾患，脳血管疾患で約60％），医療機関受療者に占める割合と医療費に占める割合（悪性新生物，虚血性心疾患，脳血管疾患，高血圧性疾患，糖尿病で一般診療医療費の32％）からみても，かなりの割合を占めるものである．

従来の成人病対策は，健診や検診による個々の疾患の早期発見・早期治療を目指した2次予防対策が主たるものであったが，生活習慣病対策は国民の生活習慣行動の改善による1次予防対策の重要性を強調したものである．

2．主要な生活習慣病

1）がん

現在，発がんの機序には遺伝子変異が考えられているが，それに影響を及ぼすものとして，食事，喫煙などの生活習慣行動要因，化学物質要因，物理的要因などの外部環境要因がある．

悪性新生物は1981（昭和56）年以降死因の第1位となり，その後は死亡率，死亡数ともに増加の一途をたどり，2006年には全死亡の30.4％を占め，1年間で32万9,314人が死亡している（人口10万対死亡率261.0，男性321.7，女性203.2）（図5-16）．悪性新生物による死亡率の男女比は1.6であり，男女ともに第1位の死亡率である．この増加には，平均寿命の延長に伴う高齢者人口の増大の影響が大きい．

しかし，悪性新生物死亡率の年次推移には部位による差が顕著である．部位別悪性新生物年齢調整死亡率をみると，減少が著しいのは男女の胃と女性の子宮である（図5-17）．胃は，男女ともに第1位の死亡率であったが，1965（昭和40）年ごろから大きく低下した．女性の子宮がんは部位別死亡率の第2位であった1955（昭和30）年ごろから低下してきた．増加傾向がみられるがんは，肺，大腸，乳房である．

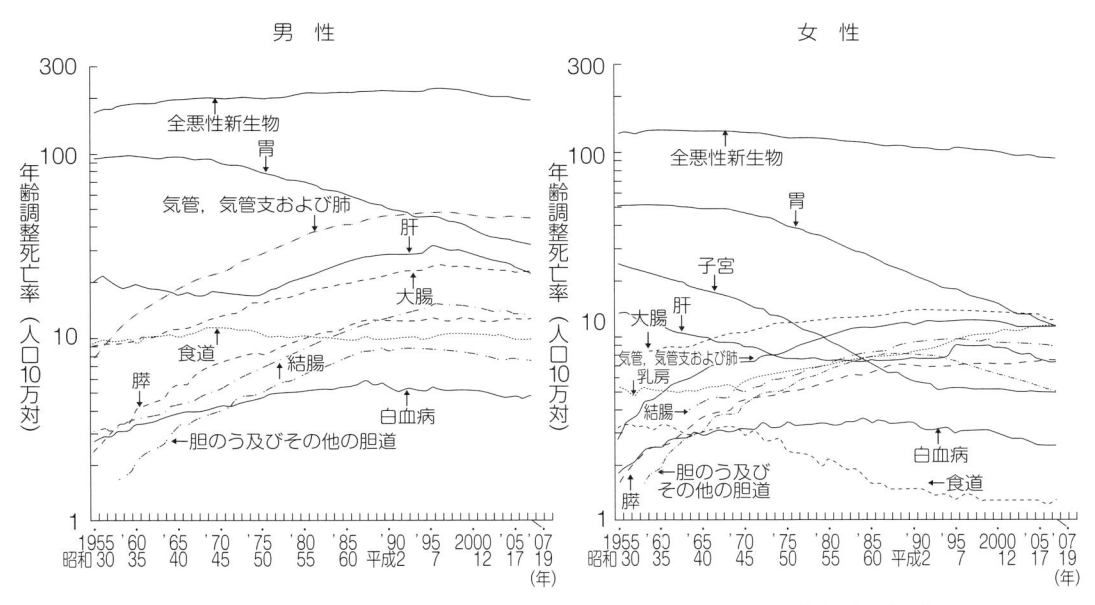

図 5-17 部位別悪性新生物年齢調整死亡率（人口 10 万対）の推移（男女別）
資料　厚生労働省「人口動態統計」
注　1）　大腸は，結腸と直腸 S 状結腸移行部及び直腸とを示す．ただし，昭和 40 年までは直腸肛門部を含む．
　　2）　結腸は，大腸の再掲である．　　3）　肝は，肝及び肝内胆管を示す．
　　4）　年齢調整死亡率の基準人口は「昭和 60 年モデル人口」である．

（国民衛生の動向，2009）

「気管，気管支及び肺」は，男性では 1993（平成 5）年から第 1 位となり，女性では第 3 位である．大腸（結腸と直腸 S 状結腸移行部及び直腸を合わせたもの）も同様の傾向をみせ，男性では第 4 位，女性では 2003（平成 15）年から第 1 位である．乳房も上昇しており，女性の第 4 位である．そのほかに，増加の傾向がある部位は，膵臓，胆のう及びその他の胆道と，男性の前立腺である．肝臓は，男性の第 3 位，女性の第 5 位であるが，最近はほぼ横ばいである．

これらの悪性新生物の部位別死亡率推移には，戦後の生活習慣行動の変化が影響している．国際比較では，日本は欧米諸国に比較して，胃，肝臓がんによる死亡率が高く，結腸，乳房，前立腺がんによる死亡率が低い．このような国による差は，移民した人々のがん罹患率の研究から，遺伝要因でなく生活習慣行動が影響していることが示されている．日本のがんの部位別死亡率の構造は，人々の生活習慣行動の変化によって，欧米諸国に近づきつつある．

2）循環器疾患

循環器疾患は心・血管疾患とも呼ばれ，心疾患，脳血管疾患，大動脈疾患，静脈系疾患など心臓と動・静脈など血液の循環に関わる臓器の疾患の総称である．死因簡単分類では高血圧性疾患，心疾患（高血圧性を除く），脳血管疾患，大動脈瘤および解離，その他の循環器系の疾患に分類される．循環器疾患にはさまざまな病因の疾患が含まれるが，死亡率などから考えられる疾病負担として最も多いのが，動脈硬化を病理とする心疾患と脳血管疾患である．動脈硬化は病理的には粥状硬化（アテローム性動脈硬化），筋膜動脈中膜石灰化，細動脈硬化に分類されるが，最も重要なのは粥状硬化である．

死亡総数は 2006 年で 30 万 1,292 人であり，人口 10 万対 257.5 で悪性新生物とほぼ同じ死亡率で，男

女ほぼ同じ死亡率である．

患者調査（2005〔平成17〕年）による総患者数は1114.7万人で，傷病分類別で最も多く，人口10万対受療率は993で消化器系疾患に次いで多く，退院患者の平均在院日数は56.0日である．

国民医療費の一般診療医療費に占める割合は，2005年度において21.5％（5兆3,792億円）で，傷病分類の中で最も高く，入院医療費が53.1％を占める．

ⓐ 心疾患

心疾患には，虚血性心疾患，慢性リウマチ性心疾患，心不全など（肺循環疾患およびその他の型の心疾患）が含まれ，高血圧性疾患は含まれない．

心疾患死亡率は，戦後ほぼ一貫して増加し，1958（昭和33）年（人口10万人対64.8）には第3位の死亡順位となり，1985（昭和60）年（人口10万人対117.3）には第2位の死亡順位となった（図5-17）．中年期から高年期の主要死因である．

心疾患による死亡率は2006（平成18）年には全死亡の16.0％を占め，死亡数は17万3,024人で，男女別にはほぼ同じ死亡率である（人口10万対男性134.5，女性139.7）．2006年には，肺循環疾患およびその他の型の心疾患が55.1％（心不全は33.8％），虚血性心疾患が43.5％，慢性リウマチ性心疾患が1.4％を占める．

したがって，心疾患予防の上では，冠状動脈硬化を病理とする虚血性心疾患（冠動脈性心疾患）対策が重要である．虚血性心疾患は，急性心筋梗塞と狭心症などのその他の虚血性心疾患からなり，死亡率からすると急性心筋梗塞対策が重要である．急性心筋梗塞の発症後1か月の致命率は約40％であるが，そのうち約60％は病院到着前の死亡であり，約90％は24時間以内の死亡である．生存入院例の致命率は，近年の医療技術の進歩により激減し約15％となったが，心筋梗塞全体の致命率の低下に寄与する割合は高くない．心不全は，機能的障害をあらわす診断名であり，病因を問わないものである．

ⓑ 脳血管疾患

脳血管疾患は脳卒中 stroke とも呼ばれ，脳血管血流障害によって脳機能の障害を来たすものである．脳血管疾患は脳梗塞，脳出血，クモ膜下出血の異質の疾病を含む総称である．脳梗塞，脳出血，クモ膜下出血，その他の脳血管疾患が脳血管疾患死亡の中に占める割合は，61.3％，24.5％，11.3％，2.9％である．

脳血管疾患による死亡数は，2006年死亡順位では第3位，死亡数12万8,268人，総死亡数の11.8％，人口10万対死亡率は101.7である．男女ともにほぼ同じ死亡率である（男性99.6，女性103.6）．高年齢ほど死亡率が高く，かつ死亡数に占める割合も増加する．

男女別に脳血管疾患の分類して死亡率をみると，脳出血では男性のほうが多く，脳梗塞，クモ膜下出血では女性のほうが多い．とくに，クモ膜下出血は女性に多い．

従来，日本は脳血管疾患，とくに脳出血が多い国として有名であった．しかし，脳出血死亡率は近年著減したが，人口10万人対脳血管疾患死亡率の国際比較（2000〔平成12〕年）でみると，アメリカやフランスより高く，イギリスやスウェーデンとほぼ同じである．

脳血管疾患は発作として発症し，脳機能障害を来たし，発症後急性期の致命率も比較的低い．そのため，心筋梗塞より発症を捉えやすい．また，CTスキャン装備の普及により脳梗塞，脳出血，クモ膜下出血の鑑別も容易となった．

患者調査による受療率からみる有病率は増加の傾向にある．これは，脳血管疾患患者の致命率が低く，

罹病期間が長いからである．患者調査（2005年）による総患者数は，136.5万人（男性66.6万人，女性69.9万人），受療率は人口10万対183人であり，悪性新生物の1.38倍，虚血性心疾患の3.9倍である．また，退院患者平均在院日数は101.7日と悪性新生物や虚血性心疾患に比べて長い．

ⓒ 高血圧

高血圧とは大動脈内血圧が高い状態をいう．通常は，末梢の肘動脈血圧を測定する間接法にて判定する．動脈血圧には，収縮期（最大，最高）血圧と拡張期（最低）血圧があるが，いずれかが基準より高い場合に高血圧と判定される．

高血圧の90％以上は原因不明であり，本態性高血圧と呼ばれる．原因が明らかな高血圧は二次性高血圧と呼び，腎性，内分泌性，血管性などがあるが，大部分は腎性である．衛生・公衆衛生学では，本態性高血圧を対象としている．高血圧は，死亡原因としてよりは，有病率が高いことが問題であり，虚血性心疾患，脳血管疾患のリスク因子，あるいは腎臓疾患の原因として重要である．高血圧を予防・治療するのはこれらの疾患の予防を考えた対策である．高血圧に対し薬物治療を行うことで，循環器疾患の発生率を減らすことは多くの無作為化比較試験（RCT）によって示されている．

高血圧の基準は，疫学研究により循環器疾患発症との関連で決められ，現在は，至適血圧（120/80 mmHg未満），正常血圧（130/85 mmHg未満），正常高値血圧（130～139 mmHgまたは85～89 mmHg），軽症高血圧（140～159 mmHgまたは90～99 mmHg），中等高血圧（160～179 mmHgまたは100～109 mmHg），重症高血圧（180 mmHgまたは110 mmHg以上），収縮期高血圧（140 mmHg以上かつ90 mmHg未満）の7段階に分類される．

患者調査（2005年）では，総患者数780.9万人（男性312.6万人，女性469.1万人）で，傷病別で最も多く，受療率は人口10万対513，ほとんどが外来患者であり，心疾患と脳血管疾患の合計患者より多い．しかし，1996年の調査以降はやや低下傾向にある．これには，国民の食塩摂取量の減少とともに治療する人の増加が関与している．血圧の経年的な減少は脳出血の減少に寄与した．

一般診療医療費（2005年度）は，1兆8,922億円であり，総数の7.6％，循環器疾患の35.2％を占め，虚血性心疾患や脳血管疾患より高い．とくに入院外医療費が高く1兆6,492億円であり，入院外医療費総数の12.8％，循環器疾患の入院外医療費の65.3％を占める．

3）代謝疾患

栄養素などの代謝に関わる機能障害を生じる疾患を代謝疾患と呼ぶ．衛生・公衆衛生学では，有病率が高いこと，また循環器疾患のリスク因子となることが重視される．代謝疾患の中では，糖尿病，肥満，リポタンパク代謝障害（脂質異常症）が主要予防対策疾患として取り上げられる．いずれも生活習慣病の代表的な疾患であり，最近はこれらの複数の代謝疾患と高血圧の集積した状態を循環器疾患のリスクが高い状態と捉え，メタボリックシンドロームと呼ばれている．

ⓐ 糖尿病

糖尿病は「インスリンの作用不足により起こる慢性の高血糖を主徴とする代謝疾患群」と定義される．糖尿病の病型は主に1型糖尿病と2型糖尿病である．1型糖尿病は，インスリン依存型糖尿病であり，膵臓のβ細胞破壊に伴うインスリンの絶対的欠乏によるもので，自己免疫疾患と捉えられている．若年期に比較的急に発症し，インスリンによる治療が必要となる．2型糖尿病は，遺伝要因と生活習慣行動要因の運動不足，肥満によって発症し，インスリン抵抗性とインスリン分泌不全が病因である．衛生・公衆衛生学では，糖尿病のうち90～95％を占める2型糖尿病を予防対象疾患と捉える．

糖尿病の診断は，75 g 経口糖負荷試験（OGTT）による判定基準（日本糖尿病学会の糖尿病治療ガイド）によるが，糖尿病型（空腹時血糖値 126 mg/dL 以上，75 gOGTT で 2 時間値 200 mg/dL 以上，随時血糖値 200 mg/dL 以上）だけでなく，境界型（早朝空腹時血糖値 110 mg/dL 以上，75 gOGTT で 2 時間値 140 mg/dL 以上）も糖尿病管理の対象となる．2010 年 7 月 1 日から，HbA_{1c}（国際標準値）≧6.5％の場合も糖尿病型と判定するようになった．ただし，HbA_{1c}（国際標準値）は，従来の Japan Diabetes Society（JDS）値で表記された HbA_{1c}（JDS 値）（％）に 0.4 を加えた値で表記する．

2 型糖尿病の予防対策としては，発症予防，合併症予防，循環器疾患のリスク因子対策から考える必要がある．糖尿病は，正常型，境界型から糖尿病型に移行していくものであり，正常型，境界型からリスクのある者（遺伝要因のあるもの，肥満者）に対しての発症予防対策が重要である．糖尿病型に移行した後は，高血糖持続に伴う微小血管障害合併症（網膜症，神経症，腎症）予防のための血糖管理が重要な対策となる．

2005 年の新規透析導入患者 36,063 人のうち，42％は糖尿病性腎症であり，慢性糸球体腎炎より多い（日本透析医学会）．また，糖尿病型のみならず境界型からも虚血性心疾患や脳梗塞のリスク因子となるため，血糖管理は循環器疾患予防上で大切である．最近の有病率の増加もあり，糖尿病対策がますます注目されつつある．

糖尿病による死亡は糖尿病性昏睡などによるものであり，死亡率は糖尿病治療の進歩によって大きな変化はない．2006 年では人口 10 万対 10.8 であり，第 11 位の死亡原因である．男女差はほとんどない（男性 11.8，女性 9.9）．

糖尿病の有病率は，糖尿病の最終診断が 75 gOGTT によらなければならないために困難を伴う．患者調査（2005 年）では，総患者数は 246.9 万人（男性 132.3 万人，女性 114.7 万人），受療率は人口 10 万対 182 であり，1975（昭和 50）年調査に比較して 2.3 倍に増加したが，1996（平成 8）年の調査以降は横ばいである．糖尿病有病率の増加は，糖尿病が原因の腎不全や循環器疾患の死亡率に影響している．

糖尿病実態調査は，1997（平成 9）年，2002（平成 14）年，2007（平成 19）年に国民栄養調査に合わせて行われた．糖尿病診断の困難さから，HbA_{1c}（JDS 値）6.1％以上，あるいは糖尿病にて治療中のものを「糖尿病が強く疑われる人」，HbA_{1c}（JDS 値）5.6％以上，6.1％未満を「糖尿病の可能性を否定できない人」としている．前者は約 890 万人，後者は 1,320 万人と推計され，1997 年のそれぞれ 690 万人，680 万人より大きく増加している．ここで推計された糖尿病が強く疑われる人数が，患者調査による総患者数 228.4 万人より多いのは，現在治療中の者が 55.7％であり，治療を受けていない者（39.2％）や治療を中断した者（5.0％）が多いからである．

近年の糖尿病有病者の増加の背景には，成人の肥満者の増加，身体活動量（運動を含む）の減少，脂肪エネルギー比率の増加などが要因と考えられている．とくに，遺伝的にみてモンゴロイドである日本人は，戦後の急激な生活習慣行動の変化から糖尿病の有病率が増加しやすいと考えられている．

ⓑ 脂質異常症

血清中の脂質には，コレステロール，トリアシルグリセロール（トリグリセリド，中性脂肪とも呼ばれる），リン脂質，遊離脂肪酸などがあるが，そのうちコレステロールと中性脂肪のいずれか，あるいは両方が基準値に相当しない状態を脂質異常症と呼ぶ．コレステロールと中性脂肪は，血中ではタンパク質であるアポタンパクと結合してリポタンパクとして存在するので，脂質異常症はリポタンパク代謝障害と捉えることができる．自覚症状がほとんどない脂質異常症を疾患単位として考えるのは，虚血性心

疾患や脳梗塞などの循環器疾患のリスク因子となるからである．

　基準値も疫学調査から循環器疾患の発生リスクが高くなる値から設定されたものである．

　診断基準には虚血性心疾患のリスク因子である低HDLコレステロール血症が含まれ，高LDLコレステロール血症は140 mg/dL以上，高中性脂肪血症は150 mg/dL以上，低HDLコレステロール血症は40 mg/dL未満に定められている．総コレステロールは，VLDL，LDL，HDLなどのすべてのリポタンパクに含まれるコレステロールを一括して測定した数値であり，循環器疾患のリスク因子としてはLDLコレステロール値を重視する．

　脂質異常症そのものは死亡原因にならないので，死亡率は重要な疫学指標ではない．

　2005年患者調査では，受療率は人口10万対99ですべてが外来受療率であり，総患者数は153.0万人（男性42.7万人，女性110.3万人）で，女性が男性より多い特徴がある．女性では50歳未満では男性より少ないが，閉経者が増加する50歳以降では男性より多くなる傾向がある．

　かつて多かった脳出血のリスク因子は，高血圧と低コレステロール血症であった．脳出血が減少した背景には，高血圧の割合の低下と動物性食品摂取量増加によるコレステロール値の上昇が寄与したと考えられる．

ⓒ 肥満と肥満症

　肥満とは体内に脂肪組織が過剰に蓄積した状態と定義されるが，体脂肪率と相関の高いBMI（体重（kg）/身長（m）^{2}）によって判定されている．肥満は，種々の疾患のリスク因子としての意味が大きい．とくに，内臓脂肪蓄積型肥満は循環器疾患のリスク因子，メタボリックシンドロームの要因として捉えられている．そのため，2005年度の国民健康・栄養調査からはウエスト周囲径が測定されるようになった．

　肥満症は，「肥満に関連した健康障害を合併しているか，そのリスクが高い場合で，医学的に減量を必要とする場合」と定義され，1つの疾患単位と捉えられている．

　BMIからみた肥満者の実態については，国民健康・栄養調査によって経年的に調査されている．男性ではどの年代でも増加してきて，2007（平成19）年では20歳以上男性の30.4％が肥満である．女性では，60歳以上で肥満者の割合が増加してきているが，20歳代，30歳代ではやせの割合が増加傾向にある．2007年では20歳以上女性の20.2％が肥満である．

　肥満・肥満症の患者数は，2005年患者調査では総患者数5千人と推計されている．しかし，肥満症という主病名で医療機関を受診する場合はごくまれである．多くは，肥満を伴っていても合併疾患の病名として登録されているため，肥満症単独での総患者数推計値は低くなる．

3．生活習慣病のリスク因子とその対策

1）がんの関連リスク因子と予防対策

　がん発生の宿主因子としては性，年齢，遺伝的素因があるが，生活習慣行動因子と外部環境因子の関与が大きい．

　がんの1次予防のための生活習慣行動指針としては，国立がん研究センターの「がんを防ぐための12カ条」，WHOのレポートなどがある．生活習慣行動の中のリスク因子は，タバコとは肺，喉頭，咽頭がん，アルコールとは食道，肝がん，高食塩食とは胃がん，高脂肪食とは大腸，乳がんが示されている．一方，予防的に作用するのは，野菜・果物と胃，大腸がん，身体活動・運動と結腸がんである．

　部位別死亡率の推移でみるように，生活習慣行動が変化してきて胃がんや子宮がんが減少してきたが，

その一方で肺がんや大腸がんが増加してきた．今後，日本の国民全体にとってどのような生活習慣行動への変容が望ましいのかを考えていくことが必要である．

　がんの予防対策としては，がん検診による早期発見・早期治療の2次予防対策が重要である．がんはほとんどの臓器に発生するが，すべての部位のがんが検診の対象とはならない．検診の有効性と経済性などから，がん検診の種類は限られている．検診はスクリーニング検査であり，診断ではない．検診で陽性となった場合には精密検査を受けて診断を確定し，陰性の場合には次回の検診を受ける．要精密検査率は部位により異なるが約1～10％程度であり，精密検査受診後，がんが発見される割合は，受診者総数に対して0.05～0.1％である．すなわち，スクリーニング検査陽性者のうち真陽性者の割合（陽性検査的中率）は，2％程度である．

　わが国では，1960年代から胃がんと子宮がんの集団検診が行われ始め，1983（昭和58）年には"老人保健法"に基づく保健事業として位置づけられた．1987（昭和62）年には肺がんと乳がんの検診が組み込まれ，1992（平成4）年には大腸がんが組み込まれた．1998（平成10）年からはがん検診は"老人保健法"の補助事業からはずれ一般財源化されたが，地域のがん検診や人間ドックなどではこれらのがん検診が引き続き行われている．

　「健康日本21」におけるがんの目標値は，1次予防としての栄養・食生活，タバコ，アルコールの項目と，がん検診の受診者数を増加させることが目標値になっている．

　また，2007（平成19）年6月からは，がん対策の総合的かつ計画的な推進を図るための「がん対策推進基本計画」が「がん対策基本法（2006（平成18）年）」に基づいて推進中である．

2）循環器疾患の関連リスク因子と予防対策

　衛生・公衆衛生学では循環器疾患と総称して用いることが多い．その理由は，疾患予防対策が心疾患

表5-9　循環器疾患の関連リスク因子としての生活習慣行動要因

	リスクを下げる	関連がない	リスクを上げる
確かな根拠	定期的な身体活動 リノール酸 魚と魚油（EPAとDHA） 野菜と果物 カリウム 適度な飲酒（虚血性心疾患）	ビタミンEサプリメント	ミリスチン酸・パルミチン酸 トランス脂肪酸 高ナトリウム 過体重 過度な飲酒（脳卒中）
可能性が高い根拠	オレイン酸 αリノレン酸 非デンプン性多糖類（食物繊維） 全粒穀物 ナッツ（非食塩添加） 植物性ステロール・スタノール 葉酸	ステアリン酸	食事コレステロール フィルターでろ過しない煮コーヒー
可能性がある根拠	フラボノイド 大豆食品		ラウリン酸（ヤシ油） 胎児期発育障害 βカロテンサプリメント
根拠が不十分	カルシウム マグネシウム ビタミンC		炭水化物 鉄

（WHO：Diet, Nutrition and the Prevention of Chronic Diseases, Report of a joint WHO/FAO expert consultation, 2003）

と脳血管疾患の共通の対策（病理的には動脈硬化予防対策）として行われるからである．これらの疾患は急性発作として発症するという特徴があり，悪性新生物とは異なり早期発見・早期治療のための検診が必ずしも有効ではない．心疾患・脳血管疾患の発症を規定するリスク因子に対する対策（表 5-9）が主要な予防対策となる．

リスク因子は，アメリカにおける循環器疾患コホート研究である Framingham Study の研究者たちによって 1961（昭和 36）年から使われ始めた言葉である．定期健康診断の大部分は，循環器疾患のリスク因子を早期に発見し，早期に治療することにより循環器疾患予防を目指したものである．

「健康日本 21」における循環器疾患関連の目標値は，食塩摂取量の減少，カリウム摂取量の増加，成人の肥満者の減少，運動習慣者の増加，高血圧の改善，タバコ対策の充実，脂質異常症有症者の減少，糖尿病有病者の減少，飲酒対策の充実，健康診断受診者の増加である．

ⓐ 心疾患の関連リスク因子と予防対策

心疾患の予防対策は主に虚血性心疾患（冠動脈性心疾患）の予防を目指したものが行われてきた．過去の欧米を中心とした疫学調査（コホート研究）により，虚血性心疾患発症に関わるリスク因子が明らかにされ，リスク因子対策が主要な予防対策となっている．リスク因子といわれているのは高血圧，脂質異常症，喫煙であるが，さらに身体不活動，糖尿病または耐糖能障害，肥満などが含まれる．最近では，複数のリスク因子が同じ人に集積するメタボリックシンドロームが重要なリスク因子として注目され始めた．高血圧，高コレステロール血症に対しては，薬物治療によって虚血性心疾患発症が低下することが複数の RCT によって示されている．生活習慣行動に関しての RCT は少ないが，生態学的研究やコホート研究による根拠がある．生活習慣行動のリスク因子には，身体不活動，食事，過度な飲酒，過体重などが含まれる（表 5-9）．これらの生活習慣行動の改善のためには，リスク因子を持つ個人に対する個別指導（ハイリスク・アプローチ）のみならず集団アプローチ（国民全体に対する広報などにより集団全体の行動を変えていくなど）を通じたストラテジーを展開していくことが望まれる．実際に，アメリカやフィンランドでは国家的なコレステロール対策キャンペーンによって国民のコレステロール値が低下し，高かった虚血性心疾患死亡率が低下してきたことが報告されている．

定期健康診断の項目では，虚血性心疾患のリスク因子の項目が多い．健診では，リスク因子を早期に発見して早期に治療することと，生活習慣行動の改善のための健診後の事後指導を行うことが，虚血性心疾患予防につながる．その点は，がん検診と大きく異なる点である．

虚血性心疾患の予防対策として重要な点は，発症時の対策である．心筋梗塞死亡例の多くは，病院到着の前に死亡している．その原因の多くは，心室細動による不整脈死と考えられ，心室細動発症早期（5分以内）に除細動をすることで救命できるものである．心筋梗塞の致命率を減少させるには，発症早期の救命措置が有用とされている．1991（平成 3）年に，救急隊員による救命措置を可能とする救急救命士制度ができた．しかし，119 番通報から救急隊員の現場到着まで平均 6 分程度かかっている．そのため，2004 年より現場に居合わせた非医療従事者（バイスタンダー）が，AED（自動体外式除細動器）によって電気的除細動を行えるように法的にも認められ，多数の者が集合する場所に AED が設置されつつある．

ⓑ 脳血管疾患の関連リスク因子と予防対策

脳血管疾患は死亡率が低下しているものの，患者数，医療費とともに後遺症を残すことからも予防対策は重要である．2004 年の国民生活基礎調査では，介護が必要になった原因の 25.7 % が脳卒中であり，介護予防の観点からも発症予防がますます重要となってきた．

脳梗塞，脳出血，クモ膜下出血の1次予防対策は，それぞれのリスク因子に差があるものの，虚血性心疾患と同様に循環器疾患予防対策として生活習慣行動の改善対策が共通に行われる（**表 5-9**）．リスク因子の中では，とくに高血圧対策が重要であり，高血圧の薬物治療により脳血管疾患発生率が低下することが多くの RCT によって示されている．脳梗塞は脳血栓（皮質枝，穿通枝）と脳塞栓に分類され，脳血栓のリスク因子は虚血性心疾患と共通である．脳塞栓は心疾患や不整脈の心房細動がリスク因子である．脳出血は，高血圧，低コレステロール血症，多量飲酒がリスク因子である．しかし，低コレステロール血症が極端な栄養不良によらないかぎり，コレステロールを上げる予防対策は行われない．

検診による早期発見・早期治療が脳血管疾患の予防に果たす役割は虚血性心疾患と同様である．

ⓒ 高血圧関連リスク因子と予防対策

高血圧は，総患者数，医療費などからみた場合，社会的負担が最も大きい疾患であり，また心疾患，脳血管疾患のリスク因子であることからも予防対策は重要である．1次予防対策としては，食塩摂取の制限，野菜・果物の摂取，コレステロールや飽和脂肪酸摂取の控え，適正体重，定期的な運動，適正な飲酒，禁煙のような生活習慣行動が重要である．

健診では血圧測定は必須項目である．高血圧の薬物治療により虚血性心疾患，脳血管疾患が予防できるという根拠は確立したものであり，日本高血圧学会による高血圧治療ガイドラインに示された若年・中年者の高血圧の管理基準（2004 年）は，正常血圧範囲の 130/85 mmHg 未満である．

3）代謝関連リスク因子と予防対策

ⓐ 糖尿病関連リスク因子と予防対策

糖尿病は有病率が大きく増加し続けていることもあり，近年の生活習慣病予防対策の中でも最重要課題の一つである．

1次予防としては，運動不足と栄養過多による肥満の是正が重要である．境界型の段階から生活習慣行動への重点的介入によって糖尿病への移行を予防できることが RCT で示されている．血糖検査は一般に健診の項目に含まれており，空腹時に行い，境界域型からの積極的な介入が望ましい．

糖尿病型においては，血糖を厳密に管理することにより微小血管障害の発生率を下げることが 1 型糖尿病，2 型糖尿病において示されている．血糖管理によって大血管障害を予防できるかどうかに関する疫学研究からは，高血圧合併患者の血圧管理の重要性が示されている．高血圧単独よりも低い血圧管理目標値が設定されている（130/80 mmHg 未満）．

「健康日本 21」では，成人の肥満者の減少，日常生活における歩数の増加，質・量ともにバランスのとれた食事，糖尿病検診の受診の促進，糖尿病検診受診後の事後指導の推進，糖尿病有病者数の減少，糖尿病有病者の治療の継続，糖尿病合併症（糖尿病性腎症と失明）の減少を挙げている．

ⓑ 脂質異常症関連リスク因子と予防対策

高コレステロール血症を薬物治療することにより虚血性心疾患の発生率が低下することが RCT によって示されている．また，虚血性心疾患例においてコレステロール低下治療を行うことによって再発が減少したことが RCT で示され，虚血性心疾患におけるコレステロール管理基準値は LDL コレステロール 100 mg/dL 未満と，かなり低い値に設定されている．

1次予防対策としては循環器疾患予防のための生活習慣行動と同様（**表 5-9**）で，生活習慣行動の改善が基本となる．

「健康日本 21」では，循環器病の中で総コレステロール 240 mg/dL 以上の人の割合を半減する目標値

が設定されている．

◎ 肥満関連リスク因子と予防対策

肥満の予防・管理対策は，種々の生活習慣病予防対策上で重要である．すべての健診では身長・体重は必ず測定される．また，大部分の国民は家庭での体重測定が可能である．体重の変化を認識し，栄養・食生活，身体活動・運動行動による体重管理に努めることが求められる．

「健康日本21」では，肥満者の割合の減少は，栄養・食生活，糖尿病，循環器病の中で目標に設定されている．しかし，2005（平成17）年の中間評価では，肥満者の割合はむしろ増加傾向にあって，さらなる肥満対策が求められている．

4．生活習慣病の新たな対策としての特定健康診査と特定保健指導

近年の医療費の動向は漸増傾向であり，2005年度国民医療費は33兆1,289億円，1人当たり国民医療費は259.3千円で，対前年度に比べ3％を上回る増加である．国民所得に対する比率も漸増傾向で，2005（平成17）年度にははじめて9％台に上った．この背景には，生活習慣病患者やその予備群の増加がある．悪性新生物，虚血性心疾患，脳血管疾患，糖尿病，高血圧症といった生活習慣病による医療費は国民医療費の約3割を占め，死亡数割合では約6割を占めている．ところが，2005年度に実施された「健康日本21」の中間評価において，国民の生活習慣行動に関連する項目では，男性の肥満者は増加，女性の肥満者は横ばいで，日常身体活動の指標である1日の平均歩数は男女とも減少傾向であった．

これらの背景により，2006（平成18）年6月に"医療制度改革関連法案"が国会で成立した．医療制度改革では，医療費の適正化（医療費適正化計画）が含まれ，生活習慣病対策が最優先事項となった．国民皆保険制度を持続可能なものにするためには，将来の医療費の伸びを抑えることが重要であるという考えから，改革のポイントを，①健診・保健指導にメタボリックシンドロームの概念を導入，②糖尿病などの生活習慣病有病者と予備群25％の削減目標を設定，そして，③医療保険者に健診・保健指導を義務化した．

2006年に制定された"高齢者の医療の確保に関する法律"により，医療保険者は，特定健康診査（健診）・特定保健指導を，40～74歳の被扶養者を含む加入者に対し計画を定め実施することとなり，2008（平成20）年4月1日から施行された．保険者ごとに特定健康診査の実施率，特定保健指導の実施率，メタボリックシンドローム該当者と予備群の減少率が評価され，2013年度からは毎年度，後期高齢者の医療支援金の加算・減算が開始される．

市町村で行われていた"老人保健法"による基本健康診査は，"高齢者の医療の確保に関する法律"に基づいた特定健康診査へ移行し，"労働安全衛生法"による一般健康診断は，特定健康診査との項目の調整が行われた．

特定健康診査の必須項目には，質問票（服薬歴，喫煙歴など），身体計測（身長，体重，BMI，腹囲），理学的検査（身体診察），血圧測定，血液検査（脂質検査：中性脂肪，HDLコレステロール，LDLコレステロール，血糖検査：空腹時血糖またはHbA$_{1c}$，肝機能検査：GOT，GPT，γGTP），検尿（尿糖，尿タンパク）が含まれた．そのほか，一定基準のもと，医師が必要と認めた場合に実施する詳細な健診項目として，心電図検査，眼底検査，貧血検査（赤血球数，血色素量，ヘマトクリット値）が含まれた．

特定健康診査の結果から，保健指導対象者の選定と階層化が受診者全員に対し行われ，「情報提供レベル」，「動機づけ支援レベル」，「積極的支援レベル」のグループに分けられる．ただし，服薬中の者につ

表 5-10　標準的な保健指導

1．糖尿病などの生活習慣病の予備群に対する保健指導	
・対象者の生活を基盤とし，対象者が自らの生活習慣における課題に気づき，健康的な行動変容の方向性を自らが導き出せるように支援すること	
・対象者に必要な行動変容に関する情報を提示し，自己決定できるように支援することであり，そのことによって，対象者が健康的な生活を維持できるよう支援すること	
2．対象者ごとの保健指導プログラムについて	
・保健指導の必要性ごとに「情報提供」「動機づけ支援」「積極的支援」に区分されるが，各保健指導プログラムの目標を明確化した上で，サービスを提供する必要がある	

情報提供	自らの身体状況を認識するとともに，健康な生活習慣の重要性に対する理解と関心を深め，生活習慣を見直すきっかけとなるよう，検診結果の提供にあわせて，基本的な情報を提供することをいう
動機づけ支援	対象者が自らの健康状態を自覚し，生活習慣の改善のための自主的な取り組みを継続的に行うことができるようになることを目的とし，医師，保健師又は管理栄養士の面接・指導のもとに行動計画を策定し，生活習慣の改善のための取り組みに係る動機づけ支援を行うとともに，計画の策定を指導した者が，計画の実績評価（計画策定の日から6か月以上経過後に行う評価をいう）を行う保健指導をいう
積極的支援	対象者が自らの健康状態を自覚し，生活習慣の改善のための自主的な取り組みを継続的に行うことができるようになることを目的とし，医師，保健師又は管理栄養士の面接・指導のもとに行動計画を策定し，生活習慣の改善のための，対象者による主体的な取り組みに資する適切な働きかけを相当な期間継続して行うとともに，計画の策定を指導した者が，計画の進捗状況評価と計画の実績評価を行う

資料　厚生労働省

いては医療保険者による特定保健指導の対象としないという除外基準とともに，前期高齢者（65歳以上75歳未満）については，積極的支援の対象となった場合でも動機づけ支援とすることとなった．

グループ別の標準的な保健指導内容が**表 5-10**のように示され，健診後の保健指導の徹底による生活習慣病重点対策が本格的に展開されるようになった．

D. 高齢者保健

1．高齢者保健の意義

　高齢者とは65歳以上とされているが，これは1956（昭和31）年に国際連合が65歳以上の人口が全人口に占める割合を「高齢化率」としたことから始まったといわれており，操作的な定義である．高齢者と聞くと具合が悪く入院している，施設にお世話になっている，年金のみで生活しているといったネガティブなイメージがある．確かに，加齢とともに誰でも身体的に衰えていくが，約85％の高齢者は自立しており，必ずしも弱っているわけではない．労働力調査によると65～69歳で就業している人は，男性で50.0％，女性で25.9％となっており，多くの高齢者が多大な社会貢献をしている．このように，虚弱な高齢者ばかりでなく，元気な高齢者が大半であることを認識する必要がある．

　長生きできない国が世界には多数ある中で，長生きできることは平和であり，豊かである象徴だということを，本人も社会も誇りにすべきである．しかし，残念なことに，今日の日本では高齢者における医療費の高騰や年金などの負担の増加などから，高齢者が経済発展の障害，社会のお荷物であるような意見もみられる．昨今，健康食品ブーム，健康機器への強い関心など，高齢者の健康志向が著しく高まっている背景には高齢者に対する厳しい風当たり，健康でなければいけないような風潮がある．しかし，健康であることが目的であってはならず，健康はその人の人生の目標達成のため，自己実現のため

の手段（基盤）でなければならない．

　病気や障害を抱えての長生きではなく，元気に自立した状態での長生きを誰もが望むであろう．単なる平均寿命という生命の長さ（量）ではなく，QOL（自立して，健康である状態）を考慮した寿命として，健康寿命が注目されるようになった．健康寿命を延伸させ，高齢者が元気で，その人らしく，その生涯をまっとうできるように支援することが高齢者保健の意義・目的である．そのためには，高齢者に対する偏見・差別（エイジズム ageism）をなくすために，高齢者・高齢社会に対する正しい理解が必須である．

2．加齢と老化（個人レベル）

　ヒトを含めあらゆる生物は，発生（出生）から死までの経過の中で，身体的，心理精神的，社会的にさまざまな変化を経験する．この成長，発達，衰退という一連の変化を加齢現象という．一方，老化とは，加齢現象の中で衰退の過程のみを指している．

1）身体的な老化

　すべての臓器・器官の機能は加齢とともに多かれ少なかれ低下していく．正常範囲の老化（生理的老化）を超えて低下しているような場合に，病的老化と考えるが，その区別は容易ではない．また，一定以上の機能低下，つまり，異常な機能低下により身体に著しい不都合が生じたような場合には，「異常＝疾病」と判断される．疾病の定義も高齢者においては，老化による生理的・病的老化との関係を考慮する必要がある．

2）心理精神的な老化

　心理精神的な老化については，多くの誤解がある．たとえば，高齢になると認知症が多く発症するため，「人は年とともに知能など認知機能が低下していき，誰もが最後は認知症になってしまう」といったものである．知的機能も最近の研究では顕著な低下をしない場合があることが明らかにされてきている．人間は生涯にわたってさまざまな心理的機能の獲得と喪失のダイナミックな相互作用に基づく発達過程にあるという考え方（生涯発達の理論）がある．この考え方は，ライフサイクルに沿って発達課題があるというものである．たとえば，成人期では，「生殖性 対 停滞，世話」であり，老年期（高齢期）では，「統合 対 絶望，嫌悪，英知」となっている．高齢期になり，それまでの自らの人生の意義や価値を見いだすことで，自我の統合が行われ，生きている意味を見いだすことができる．一方，過去の人生に否定的になると，現在，そして，これからの人生での生きがいを失い，死への恐怖を抱き，絶望感に打ちひしがれることになる．このように，ほかの世代と同様に，高齢期でも心理的な課題は二面性をもっており，それらの葛藤を通じて発達していく．また，心理的機能に位置づけられる知能は，動作を伴い課題を遂行する動作性能力（流動性能力）と理解力や語彙力などで代表される言語性能力（結晶性能力）があると考えられているが，前者は老化に伴い低下していくことが知られているが，後者は必ずしも低下するとは限らず，維持，または，向上する可能性さえあると考えられている．

3）社会環境的な老化

　高齢期においては，下記の4つの喪失がよく知られている．

> 高齢期における4つの喪失
> 1. 心身の健康　　2. 経済的基盤
> 3. 社会的つながり　4. 生きる目的

　心身の健康は，多かれ少なかれ老化とともに失っていくものだが，定年退職で収入が減少したり，家業を次世代に譲ることで経済的な優位性が失われたりすることは，社会的な立場の喪失や家庭内での地位の低下ばかりでなく，自尊感情の低下も招く．また，雇用者であり，居住地域での活動や人間関係が希薄な場合など，定年になると，社会的なつながりが失われる．とくに子育てが終わり，趣味などがない場合など，生きがいや生きる目的を見失うことになる．

　いずれにせよ，老化の特徴は，個人差が非常に大きい．同年齢でも同年齢にはみえないということはよく経験することであり，「老化とは個人差が拡大する過程である」という考え方がある．「老年期は喪失期でない．…むしろ，挑戦期と呼んでもよい時期ではないだろうか」という意見もあり，現に75歳を超えてエベレストに二度目の登頂を果たした三浦雄一郎氏のような高齢者もいる．長い人生を経た高齢者の個別性に目を向け，「高齢者」として十把一からげにしないことが重要である．

3．人口の高齢化と長寿化（集団レベル）

1）人口の高齢化

　65歳以上の高齢者の全人口に占める割合（高齢化率，老年人口割合）が7％を超えると，高齢化社会，14％を超えると高齢社会，21％を超えると超高齢社会と一般に呼ばれる．日本は1970（昭和45）年に高齢化社会に，1994（平成6）年に高齢社会になり，2007（平成19）年には超高齢社会となった．欧米諸国の多くは高齢化社会から高齢社会になるまでに約50年かかっているが，日本は約20年しか要しておらず，日本における高齢化の進行の速さは世界でも傑出している．このため，高齢者の多い社会に対応した制度の整備が後追いになっているきらいがある．今後，高齢者数の増加は鈍化することが予想されるが，1947（昭和22）～1949（昭和24）年に生まれた，いわゆる団塊世代が後期高齢者になる2020年以降は後期高齢者の著しい増加が見込まれ，高齢者が安心できる医療，介護，年金などの社会保障制度をどのように構築するかが喫緊の課題である．

　高齢化の要因には前述（2章 p.14参照）のとおり，出生率の低下が大きく寄与していたが，今日では，高齢者を含めた死亡率の低下の影響も大きくなっている．出生率の低下は年少人口の減少をもたらすため，これらの現象を併せて少子高齢化と呼ぶ．

　高齢化にも地域格差が存在しており，2007年時点で，沖縄県（16.9％），埼玉県（18.3％），神奈川県（18.5％），愛知県（18.6％）と，合計特殊出生率の高い沖縄県以外はいずれも都市部で老年人口割合（高齢化率）は低く，島根県（28.2％），秋田県（28.0％），高知県（27.2％），山形県（26.3％）など農村部で高くなっている．高齢化は中長期的にみると，とくに都市部で急速に進行すると推測される．

2）長寿化

　日本人の平均寿命は2007（平成19）年簡易生命表によると，女性85.99歳，男性が79.19歳と，わが国は世界で冠たる長寿国になった．第二次世界大戦後，一時的に平均寿命が前年より短くなったことはあるが，長期的には現在まで伸長傾向にある．平均寿命の伸長を長寿化という．この最大の要因は動物

性タンパク質・脂肪の摂取の増加,塩分摂取の減少など食生活の改善による脳血管疾患死亡率の減少である.また,健診の普及や降圧薬などによる高血圧管理の効果も少なくない.近年の平均寿命の伸長の要因には高齢者における死亡率の低下が指摘されている.元気でなければ死亡率の低下が起こらないことを考えると,「過去と比べ,高齢者が元気になっている」と判断するのが適切である.

平均寿命の伸長は,国民全体の健康度が向上した結果であり,高齢者における平均余命も伸長していることを考慮すると,高齢者が世界で最も健康でいられるのが日本であるといえる.平均寿命についても国内で地域格差が認められ,男性では長野県が78.90年で最も長く,次いで福井県(78.55年),奈良県(78.36年)の順であり,短いのは,青森県(75.67年),秋田県(76.81年),高知県(76.85年)となっている.女性では,沖縄県が86.01年で最も長く,次いで福井県(85.39年),長野県(85.31年)の順となっており,短いのは,青森県(83.69年),大阪府(84.01年),栃木県(84.04年)となっている.このように,平均寿命の都道府県の差は,最大で男性3.23年,女性で2.32年である.地域的には,男性では関東南部から中部,近畿で長く,東北,九州で短い傾向にある.一方,女性では,北陸,中部で長く,東北,関東北部,近畿で短い傾向にある.平均寿命は高齢者の割合を示す高齢化率と関係がほとんどないことがわかる.

4.高齢者における健康・疾病・障害

1)高齢者の健康の定義

高齢者における健康の考え方として,1984(昭和59)年に世界保健機関(WHO)は「高齢者の健康とは,死亡率 mortality や罹患率 morbidity ではなく,生活機能の自立 autonomy でみるべきである」と提案した.死亡が健康の対極にあることは当然であるが,死亡しない,死亡率が低いだけでは健康とはいえない.また,疾病が1つでもあれば,健康ではないということになると高齢者の大多数は健康ではないことになってしまう.疾病を有することが多い高齢者において,自立して生活をできることが重要なのである.

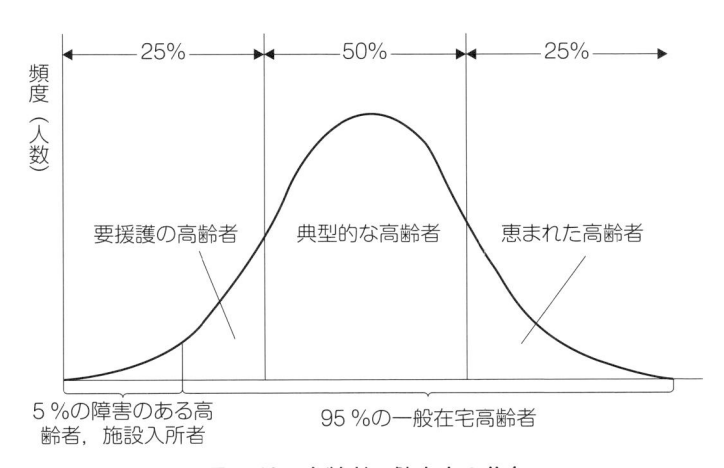

図 5-18 高齢者の健康度の分布

(Schrock M.M. 1980)

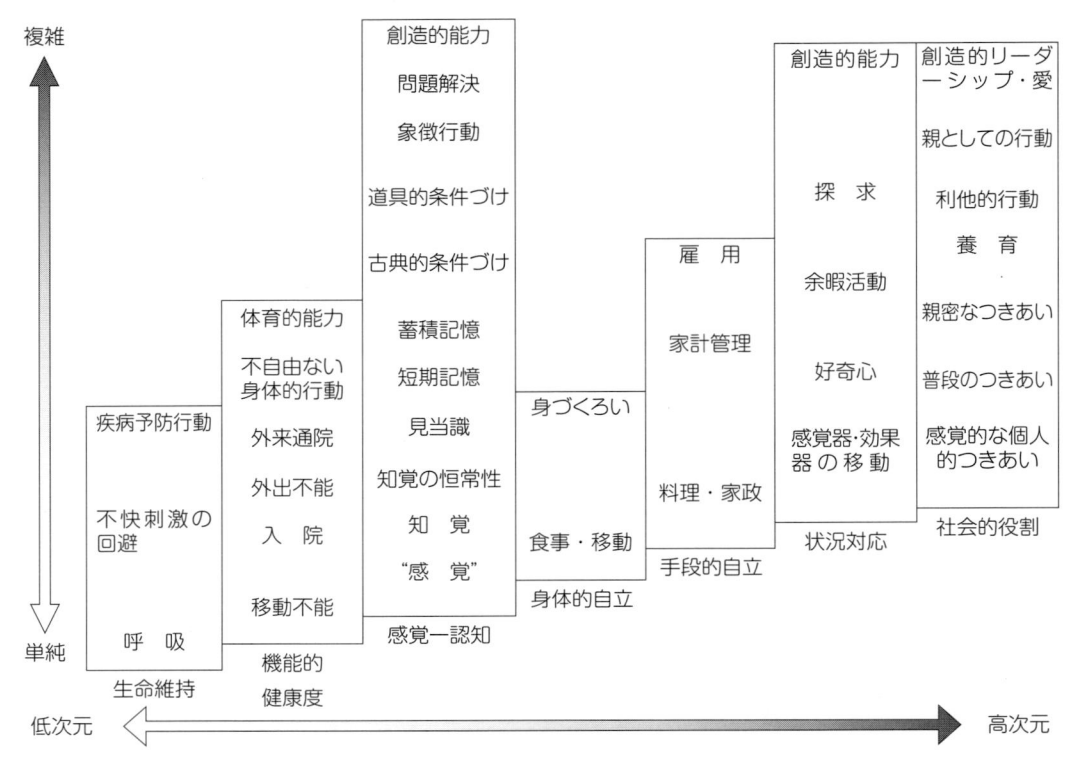

図5-19 能力の諸段階
(Lawton, 1972)
(柴田 博,他：ADL 研究的最近の動向. 社会老年学, 21, 1984)

　高齢者全体の健康度を自立度でみた場合，正規分布することをSchrock, MM（1980年）は指摘した．さまざまな地域における調査結果は，ほぼこのモデルのような分布を示していた（図5-18）．生活の自立は日常生活動作 activities of daily living（ADL）で一般に評価される．ADLは，移動，食事，排泄，入浴，着替えが主な5項目になっている．これらのうちいずれか1つでも援助が必要である場合には，身体的自立が障害されていると判断され，要介護と判断される．高齢者の能力には手段的自立，状況対応，社会的役割など高次元の能力まであると考えられ，介護予防の視点からは，身体的自立が最低限必要であるが，より高次の能力の維持が求められる（図5-19）．

2）高齢者の疾病の特徴

　老化に伴って疾病の頻度は急速に増加する．

　世帯が対象である国民生活基礎調査（2004〔平成16〕年）によれば，病気やけがで自覚症状のある者を有訴者（医療・介護保険施設への入院・入所は除く）という．有訴者率（人口千対）は，高齢者では男性で461.3，女性で517.4と約半数に上っている．症状別では，「腰痛」，「手足の関節が痛む」，「肩こり」などが上位で，筋骨格系の症状が多い．また，医療施設などへ通院している者の割合である通院者率（人口千対の割合）は高齢者では男女ともに6割を超えている．傷病名としては，高血圧が241.2と最も多く，腰痛，白内障の順で続いている．

　2005（平成17）年の患者調査によれば，高齢者全体での受療率（10万人対）は外来では，男性で

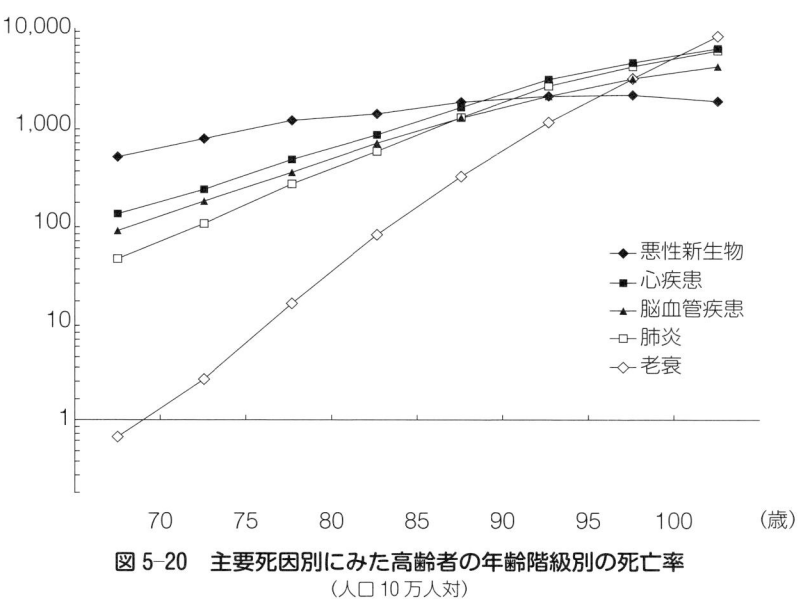

図 5-20 主要死因別にみた高齢者の年齢階級別の死亡率
(人口 10 万人対)
(厚生労働省:平成 18 年度人口動態調査. より改変)

表 5-11 高齢者における疾病の特徴

1. 一人で多くの病気を持っている
2. 病気の症状が典型的ではない
3. 脱水・電解質異常を起こしやすい
4. 脳症状(意識障害)が出現しやすい
5. 回復が遅く,合併症を併発しやすい
6. 病気の発生のリスク因子(リスクファクター)の意義が低下する

(安村誠司:老人の病気の特徴. 老人保健活動の展開, 柴田博編, 医学書院, 98-100, 1992)

11,297,女性で 12,427 であったが,75 歳以上では,男性で 13,144,女性で 13,051 と高くなるが,90 歳以上では,男性で 10,246,女性で 8,453 とむしろ低下していた.入院は,高齢者全体では男性で 3,476,女性で 3,759 であり,75 歳以上では,男性で 5,042,女性で 5,748,90 歳以上では,男性で 10,462,女性で 12,480 と増加傾向にあった.高齢になるほど,重病を抱えるためか入院が多くなっている.高齢者は外来の約 4 割を占めているのに対し,入院の約 6 割を占めており,入院については増加傾向にある.高齢者の外来における主傷病名は,高血圧を中心とした循環器系の疾患が最も多く,次に脊椎障害を中心とした筋骨格系および結合組織の疾患となっている.また,入院における主傷病名としては,脳血管疾患を中心とした循環器疾患が最も多く,次に統合失調症などを中心とした精神および行動の障害,主に悪性新生物が占める新生物の順になっている.

さらに,高齢者における主要死因別の死亡率(図 5-20)では,高齢になるほど悪性新生物よりも,心疾患,脳血管疾患など循環器疾患での死亡率が高くなっており,循環器疾患の重要性が極めて高いことがわかる.また,90 歳以上では,肺炎が悪性新生物よりも死亡率が高くなり,感染症対策も重要であることがわかる.

なお，高齢者における疾病の一般的な特徴は表5-11のとおりである．これらを十分に理解した上で，治療する必要がある．具体的には，現時点での疾病の問題点の把握とともに将来予期される事態を考慮し，可能なかぎりの予防策を講じる．また，不必要な対症療法は極力省くことも必要である．

3）老年症候群

高齢者に特有で，かつ比較的多くの頻度で出現する症候群のことを，老年症候群という．原因はさまざまであるが，ADLを下げる原因となる場合が多く，治療と同時に介護・ケアが必要となることが多い．老年症候群の代表的なものは，①転倒，②失禁，③認知症，④寝たきり・廃用症候群であり，これらは頻度も多く，また，対処が極めて重要なものであるため，総称して「老年医学の巨人 Geriatric Giants」と呼ばれることがある．

5．高齢者と QOL，生命倫理

1）高齢者と QOL

近年，医療の分野でも QOL（quality of life：生活の質，生命の質）の重要性が認識されているが，高齢者保健においてはとくに重要である．余命が相対的に短い高齢者にとって，「生命の量」である寿命の延長も重要であることはいうまでもないが，単なる生存期間の延長のみが医療の目的とするのは適当ではない．高い QOL を維持できるように支援することが高齢者保健の役割といえる．しかし，QOL の概念やその評価法については完全に統一しているわけではない．

QOL の概念枠組みとして，アメリカの Lawton がその構成要素を包括的に整理している（表5-12）．①は，客観的な評価，測定ができるもので，客観的指標と呼べる．②は，高齢者自身が認知している QOL の要因で，③の居住環境には，人的・社会的な支援など人的環境とバリアフリーなど物的環境も含まれている．④の主観的幸福感は，上記の①～③の影響を受けながら，本人が総合的に評価する指標である．この指標で評価される QOL の向上が，高齢者保健での評価の視点としても有益である．

2）高齢者と生命倫理

医学・医療における生命倫理の重要性はかなり認識されてきた．生命倫理はバイオエシックスの訳語であるが，バイオエシックスは，「学際研究において，さまざまな倫理的方法論を導入して行う，生命科学と医療についての倫理的な洞察・判断・行為・政策を含む倫理的次元に関する体系的研究」（生命倫理百科事典，1995）と定義されている．近年，遺伝子治療や終末期医療など生命科学・医学研究に関わる倫理問題が話題になる中で，医学研究者や医療従事者などの倫理を論ずる「医療倫理」から，生殖，遺伝子，生命など人間存在そのものに関わる問題を取り扱う「生命倫理」へと拡大してきた．

高齢者に関わる問題としては，自己決定の問題がある．たとえば，2008（平成20）年4月から始まっ

表5-12　高齢者における QOL の概念枠組み

① 生活機能や行為・行動の健全性（ADL，手段的 ADL，社会的活動など）
② 生活の質への認知（健康度自己評価，認知力，性機能など）
③ 居住環境（人的・社会的環境，都市工学，居住などの物的環境）
④ 主観的幸福感（生活満足度，抑うつ状態など）

（柴田博：QOL．サクセスフル・エイジング・ワールドプランニング，東京都老人総合研究所編，47-52，1998）

た後期高齢者医療制度（後述）において導入された「後期高齢者終末期相談支援料」は，「尊厳のある死」を目指し，「情報提供に基づく自己決定権」を尊重するものとされ，「患者及びその家族等と終末期の診療方針等について十分に話合いを行った上，話合いの内容を取りまとめた文書等の提供を行った後，当該患者の退院時又は死亡時に算定されること」となっていた．しかし，高齢者の尊厳に対する畏怖や高齢者に対する敬意ではなく，終末期医療費削減が目的ではないかとの議論があり，凍結された．国民的議論と合意形成がなされないまま，成立したことに問題があるとされたが，問題はほかにもある．「患者及びその家族等」が「話し合いを行った上」で「とりまとめる」ということは，「患者本人の自己決定」ではない，つまり自立性尊重の原則に反する点である．

限られた医療資源，財源をどのような原則，根拠で配分するかということも今後も大きな課題である．

6．高齢者保健対策

1）"老人保健法"から"高齢者の医療の確保に関する法律"へ

高齢者数の増加に伴い医療費は当然自然増加するが，少子化に伴う将来の生産年齢人口の減少などは，

法律	事業	実施主体	対象年齢
高齢者医療確保法	特定健康診査等基本指針 　特定健康診査　情報提供 　特定保健指導　動機付け支援 　　　　　　　　積極的支援	医療保険者	40〜74歳
	保健事業（後期高齢者医療制度） 　健康教育 　健康相談 　健康診査（努力義務）	後期高齢者 医療広域連合	75歳以上
健康増進法	健康増進事業 （母子保健法，介護保険法の規定により行うもの） 　健康手帳の交付 　健康教育 　健康相談 　健康診査　　歯周疾患検診 　　　　　　　骨粗鬆症検診 　　　　　　　肝炎ウイルス検診 　　　　　　　特定健康診査対象外の健康診査	市町村	40〜64歳
	機能訓練 訪問指導 がん検診　　胃がん検診 　　　　　　肺がん検診 　　　　　　大腸がん検診		40歳以上
	乳がん検診 　　　　　　子宮がん検診		20歳以上の女性 40及び50歳
	総合がん検診		
	生活習慣相談等		全対象
介護保険法	地域支援事業 　介護予防事業　特定高齢者把握事業等 　　　　　　　　（健康相談） 　　　　　　　　（機能訓練） 　　　　　　　　（訪問指導） 　　　　　　　　健康度評価 　　　　　　　　介護を要する状態等の予防に関するもの 　包括的支援事業 　その他（任意事業）	市町村	40〜64歳 以上（特定疾病が原因）　65歳以上
医療保険各法 (健康保険法， 国民健康保険法等)	保健事業 　健康教育 　健康相談 　健康診査	医療保険者	〜74歳まで
労働安全 衛生法	健康診断 健康診断の実施	事業者	全対象

図 5-21　ライフサイクルに応じた主な保健事業
（斉藤恵美子：保健師業務要覧．日本看護協会 監修，346，2008）

医療保険の持続的な運営自体を危うくする可能性や社会保障費用の負担増が経済発展の障害になるといった懸念もあり，医療費抑制を目指し2006（平成8）年に"医療制度改革関連法"が成立した．

医療制度改革の一環として"健康保険法等の一部を改正する法律"（2006〔平成18〕年6月21日公布）により2008（平成20）年4月から高齢者への保健対策は，"高齢者の医療の確保に関する法律"（以下，"高齢者医療確保法"）とし，従来の"老人保健法"の内容は改定され，保健事業は後期高齢者医療制度に規定された（図5-21）．ここでは，「後期高齢者医療広域連合*は，健康教育，健康相談，健康診査その他の被保険者の健康の保持増進のために必要な事業を行うように努めなければならない」となった．"老人保健法"ですべての高齢者を対象として実施されてきた基本健康診査は，後期高齢者では努力義務となった．一方，40歳以上75歳未満までの者については特定健診・保健指導として，医療保険者にその実施が義務づけられた（図5-22）．前期高齢者は特定健診・特定保健指導の基準にそって医療保険者からの生活習慣病予防に着目した保健事業が提供され，後期高齢者は広域連合からの保健事業が提供される．特定健康診査の実施後にリスクに応じて特定保健指導が実施される．この保健指導の目的は，内臓脂肪型肥満を糖尿病などの生活習慣病に移行させないということになっている．

なお，歯周疾患検診，骨粗鬆症検診などは，"健康増進法"に基づく事業として，2008（平成20）年度からも市区町村が引き続き実施することになっている．

75歳以上の後期高齢者の健診が努力義務になったことからもわかるように，中年期までは生活習慣病

	これまでの健診・保健指導		これからの健診・保健指導
健診・保健指導の関係	健診に付加した保健指導	最新の科学的知識と，課題抽出のための分析	内臓脂肪型肥満に着目した生活習慣病予防のための保健指導を必要とする者を抽出する健診
特徴	プロセス（過程）重視の保健指導		結果を出す保健指導
目的	個別疾患の早期発見・早期治療		内臓脂肪型肥満に着目した早期介入・行動変容 リスクの重複がある対象者に対し，医師，保健師，管理栄養士等が早期に介入し，行動変容につながる保健指導を行う
内容	健診結果の伝達，理想的な生活習慣に係る一般的な情報提供		自己選択と行動変容 対象者が代謝等の身体のメカニズムと生活習慣との関係を理解し，生活習慣の改善を自らが選択し，行動変容につなげる
保健指導の対象者	健診結果で「要指導」と指摘され，健康教育等の保健事業に参加した者		健診受信者全員に対し，必要度に応じ，階層化された保健指導を提供 リスクに基づく優先順位をつけ，保健指導の必要性に応じて「情報提供」「動機づけ支援」「積極的支援」を行う
方法	一時点の健診結果のみに基づく保健指導 画一的な保健指導	行動変容を促す手法	健診結果の経年変化及び将来予測を踏まえた保健指導 データ分析等を通じて集団としての健康課題を設定し，目標に沿った保健指導を計画的に実施 個々人の健診結果を読み解くとともに，ライフスタイルを考慮した保健指導
評価	アウトプット（事業実施量）評価 実施回数や参加人数		アウトカム（結果）評価 糖尿病等の有病者・予備群の25％減少
実施主体	市町村		医療保険者

図5-22 特定健診・保健指導の基本的な考え方
（厚生労働省健康局：標準的な健診・保健指導プログラム（確定版）．2007）

＊：広域連合とは，複数の市町村等により構成され，国や都道府県から委任された権限や事務も処理するために設置する特別地方公共団体（第百二十五条）

予防を対策の中心に据え，後期高齢者は「疾病予防よりも介護予防」という姿勢が明確に打ち出された．ただ，年齢でサービスを区分することの根拠は希薄であり，さまざまな議論が起こっている．たとえば，特定健診・保健指導では腹囲を測定し，男性では85cm以上，女性では90cm以上をメタボリックシンドローム（内臓脂肪症候群）のリスクありと判定する．いわば「肥満」対策が中心になっている．一方，65歳以上を対象とした介護予防（後述）においては高齢者の低栄養，つまり「やせ」対策が重要な課題である．しかし，サービス提供者はもちろん，高齢者自身もどのような栄養摂取をすればよいか，具体的な行動として何をすればよいのか振り回されているきらいがある．生涯にわたる一貫性のある支援ができるような連続性と根拠のある対策が求められている．

2) 保健事業の経過

国の保健事業に関しては，第4次計画（2000〜2004〔平成12〜16〕年度）の重点項目として，①生活習慣改善などを通じた疾病予防対策の推進，②介護を要する状態となることを予防する対策などの推進，③健康度評価の実施，④計画的な保健事業の展開と基盤整備，⑤適切な保健事業の評価など，が挙げられた．2005（平成17）年度以降もこの考え方に沿って単年度計画として実施されてきている．ここで，注目すべき点は事業評価である．保健事業の効果的実施，運営，優先順位の決定に，事業評価は必須である．根拠に基づく公衆衛生 evidence-based public health，根拠に基づく健康政策 evidence-based health policy が求められているが，高齢者保健に関して現状では十分な研究の蓄積がなく，今後の大きな課題である．

7. 介護保険制度と介護予防

1) 介護保険制度とその改正

人口の高齢化に伴い，介護を必要とする高齢者数が著しく増加してきた．また，医療費の急増の原因として，医療は必要ないが長期間入院している患者（社会的入院）が多数いることが指摘され，問題視された．加療の必要はないが介護は必要な高齢者を，入所させる施設として福祉施設が拡充された．しかし，高齢者福祉の視点から救済的な対応にならざるをえなかった．高齢である子による高齢の親の介護や高齢者夫婦における介護など，「老老介護」がまれではなくなり，共倒れや介護疲れからの高齢者虐待などの報道もしばしばあり，介護を社会全体で行う必要性が叫ばれた．さらに，医療費よりも介護費用のほうがかからないという財政状況も背景に，2000（平成12）年4月1日から介護保険制度が施行された．

介護保険制度は，負担と給付の関係が明確な社会保険方式として社会全体で介護を支えるシステムとしてスタートした．「要介護状態」とは，「身体上又は精神上の障害があるために，入浴，排せつ，食事等の日常生活における基本的な動作の全部又は一部について，厚生省令に定める期間にわたり継続して，常時介護を要すると見込まれる状態…．」と"介護保険法"では規定されている．要介護状態と認定されると介護サービスを利用することになる（図5-23）．

制度の導入後，軽度の介護保険利用者で自立度の改善率が悪く，悪化傾向にあり，要支援・要介護高齢者の急増をきたし，それに伴う介護保険総費用も増大し，財政面から制度の見直しが課題となった．

2) 介護予防

施行後5年を目途とした見直しが行われ，2005（平成17）年に"介護保険法"は，「明るく活力ある超

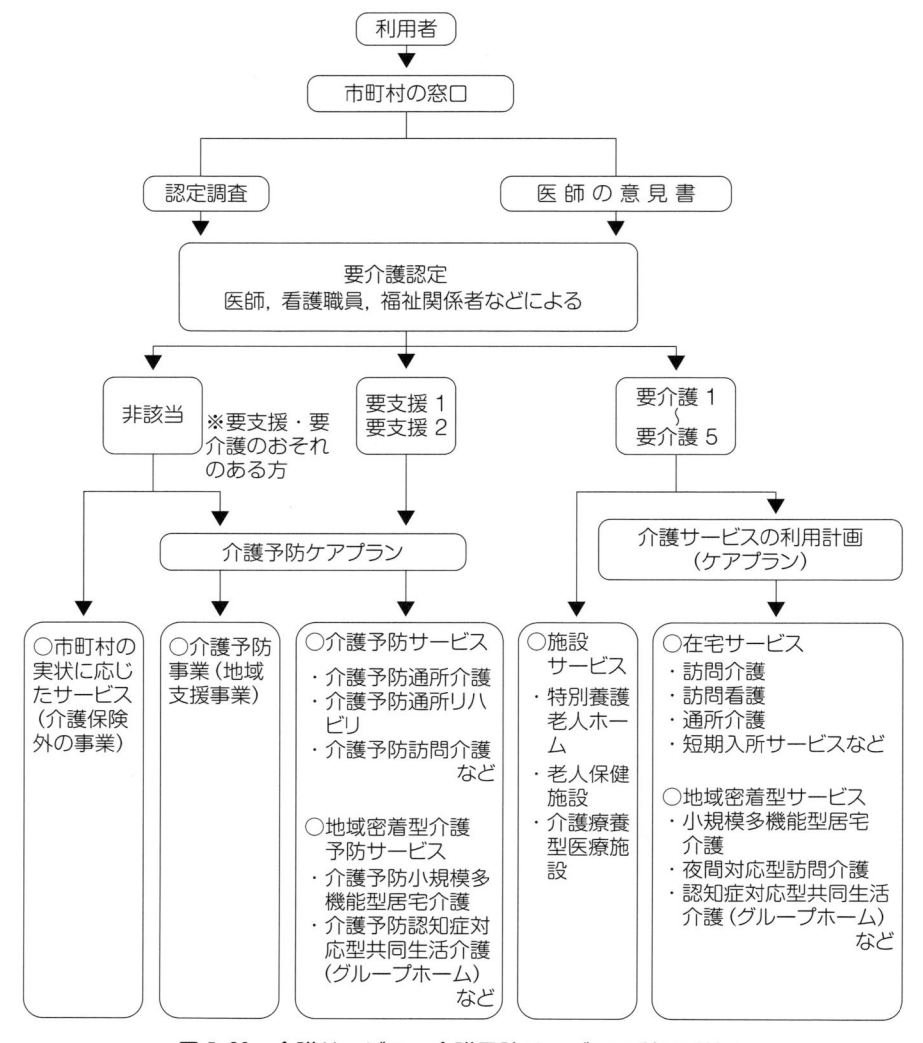

図 5-23 介護サービス・介護予防サービスの利用手続き

高齢社会」を目指し，市町村を責任主体とし，一貫性・連続性のある「総合的な介護予防システム」を確立することを目的とした予防重視型システムへと改正された．とくに，新予防給付や地域支援事業における介護予防事業などが導入されたことが特徴である．また，認知症ケアや地域ケアを推進するため，地域包括支援センターの創設，地域密着型サービスの創設などが図られた．この改正で介護保険の基本理念である「自立支援」をより徹底するために，従来の福祉制度には明確になかった予防の概念を導入したことは特筆に値する．

予防重視型システム（図5-24）では，元気な高齢者が要支援・要介護状態になることをできるだけ防ぐ（1次予防），要支援・要介護状態となるおそれのある者を悪化させない（2次予防），軽度の要支援状態から重度の要介護状態になるのを防ぐ（3次予防）というものである．2次予防と考えられる新予防給付には，介護予防サービス，介護予防支援，地域密着型介護予防サービスなどがあり，有効性が確認さ

D. 高齢者保健　161

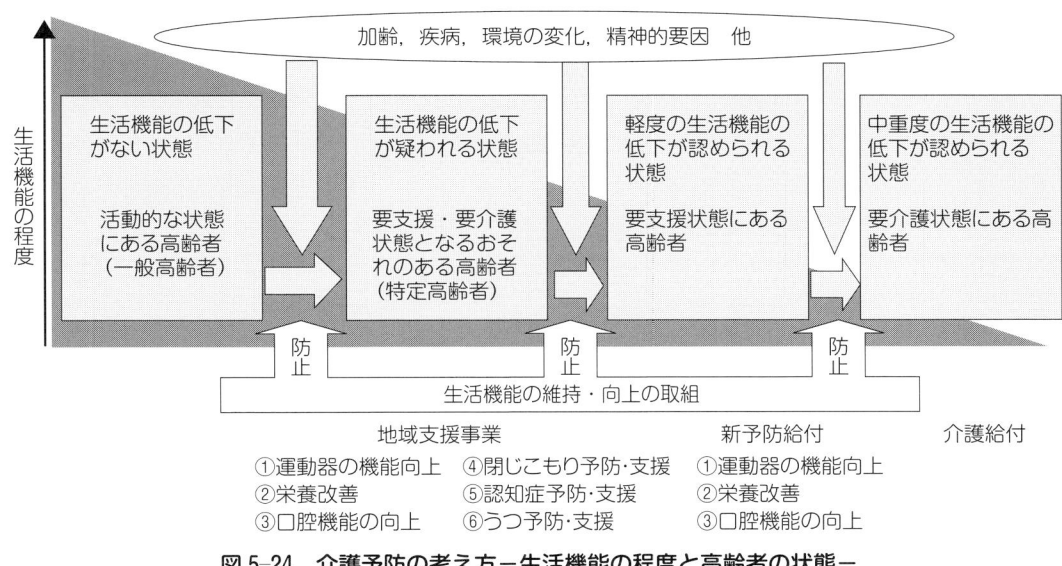

図5-24　介護予防の考え方－生活機能の程度と高齢者の状態－
(厚生労働省老健局：介護予防に関する事業の実施に向けての実務者会議資料. 2005 より一部改変)

加齢，疾病，環境の変化，精神的要因　他

- 生活機能の低下がない状態
  - 活動的な状態にある高齢者（一般高齢者）
- 生活機能の低下が疑われる状態
  - 要支援・要介護状態となるおそれのある高齢者（特定高齢者）
- 軽度の生活機能の低下が認められる状態
  - 要支援状態にある高齢者
- 中重度の生活機能の低下が認められる状態
  - 要介護状態にある高齢者

生活機能の維持・向上の取組

地域支援事業
①運動器の機能向上　④閉じこもり予防・支援
②栄養改善　　　　　⑤認知症予防・支援
③口腔機能の向上　　⑥うつ予防・支援

新予防給付
①運動器の機能向上
②栄養改善
③口腔機能の向上

介護給付

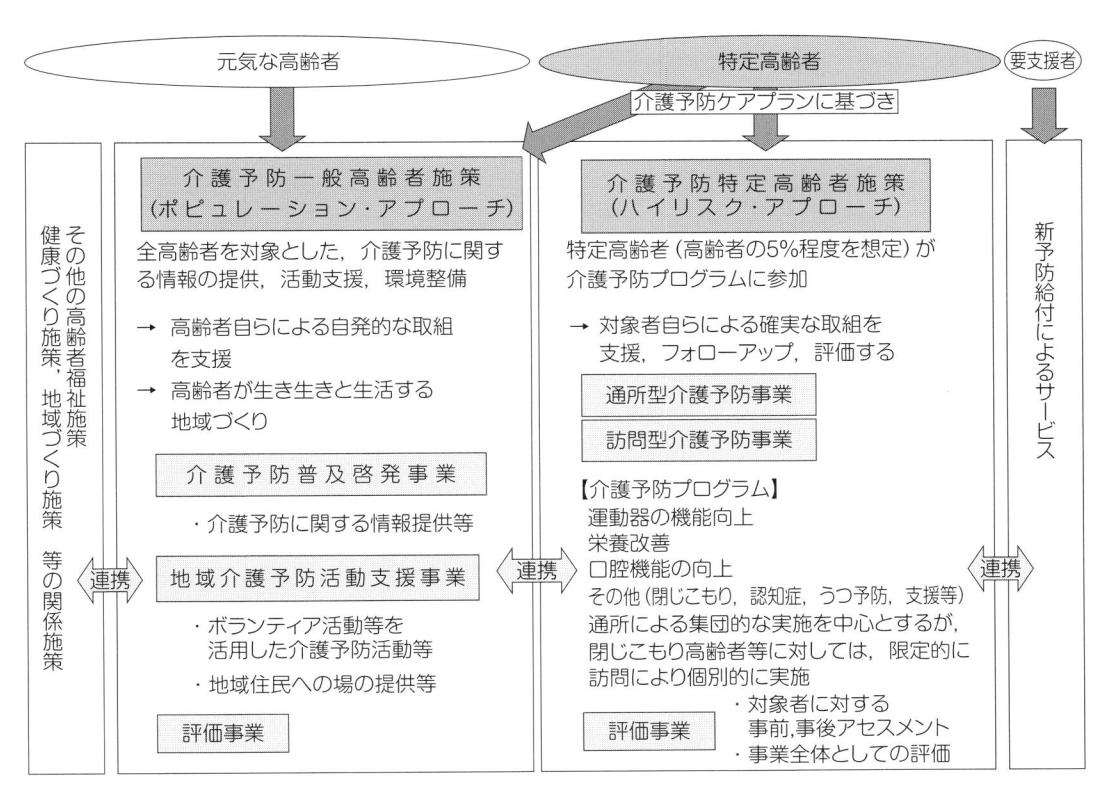

図5-25　地域支援事業における介護予防事業の流れ
(厚生労働省老健局：介護予防に関する事業の実施に向けての実務者会議資料. 2005)

元気な高齢者／特定高齢者／要支援者

介護予防ケアプランに基づき

介護予防一般高齢者施策（ポピュレーション・アプローチ）
全高齢者を対象とした，介護予防に関する情報の提供，活動支援，環境整備
→ 高齢者自らによる自発的な取組を支援
→ 高齢者が生き生きと生活する地域づくり

- 介護予防普及啓発事業
  ・介護予防に関する情報提供等
- 地域介護予防活動支援事業
  ・ボランティア活動等を活用した介護予防活動等
  ・地域住民への場の提供等
- 評価事業

介護予防特定高齢者施策（ハイリスク・アプローチ）
特定高齢者（高齢者の5％程度を想定）が介護予防プログラムに参加
→ 対象者自らによる確実な取組を支援，フォローアップ，評価する

- 通所型介護予防事業
- 訪問型介護予防事業

【介護予防プログラム】
運動器の機能向上
栄養改善
口腔機能の向上
その他（閉じこもり，認知症，うつ予防，支援等）
通所による集団的な実施を中心とするが，閉じこもり高齢者等に対しては，限定的に訪問により個別的に実施

- 評価事業
  ・対象者に対する事前,事後アセスメント
  ・事業全体としての評価

新予防給付によるサービス

その他の高齢者福祉施策，健康づくり施策，地域づくり施策　等の関係施策

⇔連携

れているプログラムとして「運動器の機能向上」,「栄養改善」,「口腔機能の向上」が介護予防サービスとして導入された.

一方,1次予防と考えられる地域支援事業における介護予防事業には,介護予防一般高齢者施策と介護予防特定高齢者施策がある(図5-25).介護予防一般高齢者施策のやり方は,ポピュレーションアプローチであり,一方,介護予防特定高齢者施策のそれは,ハイリスクアプローチである.生活機能の評価はすべての高齢者が対象で,地域支援事業における介護予防事業において実施されることになった.地域支援事業における介護予防事業には,新予防給付の3プログラムに加え,「閉じこもり予防・支援」,「認知症予防・支援」,「うつ予防・支援」の計6つのプログラムがある.介護予防事業に関しては,その有効性の評価が進められており,今後のあり方についての検討が始まっている.

8．エイジング

1）サクセスフル・エイジングとプロダクティブ・エイジング

サクセスフル・エイジングには適当な訳語はないが,意味としては「理想的な老い」になる.ローヴとカーンによれば,サクセスフル・エイジングは以下の3つの要素から構成されている.①疾病や障害が少ないこと,②心身の機能が高く保たれていること,③高い生活機能をもっていること,である.このように,健康長寿であるだけでなく,QOLの高い高齢期を意味していると考えられる.

最近,プロダクティブ・エイジングという概念が提唱されてきた.これも適訳はない.プロダクティビティ productivity とは直訳では生産性となり,物的な生産,商品の産出など有償労働を中心とする概念となるが,カーンはプロダクティブ・ビヘイビア productive behavior の枠組みを整理し提示した(表5-13).この考え方は,精神的な生産,家事労働など無償労働,ボランティアや地域における相談活動,そのほかさまざまの活動もプロダクティブとみることで,その概念を拡大している.これによって高齢者は非プロダクティブな存在からプロダクティブな存在へと意識変革,パラダイムチェンジがもたらされる可能性を秘めている.

2）高齢者のための国連原則

1982(昭和57)年に,国際連合は「高齢化に関する国際行動計画」を提案し,1991(平成3)年に「高齢者のための国連原則」が総会で採択された.この原則は,高齢化に関する国際行動計画の推進などを目的とし,高齢者の自立 independence,参加 participation,介護 care,自己実現 self-fulfillment,尊厳 dignity の5つが明記されている.各国政府はできるかぎり,これを国内プログラムに盛り込むことを求められた(表5-14).この原則は,高齢者に関わるすべての専門職にとって指針の一つとなるばかりでなく,すべての国民が高齢者について理解する上で重要な考え方であろう.

表5-13 プロダクティブ・ビヘイビア

1．有償労働(自営や専門的仕事)
2．無償労働(家庭菜園,家政など)
3．ボランティア活動
4．相互扶助
5．保健行動 self-care

表 5-14　高齢者のための国連原則

自　立 independence	高齢者は， ・所得，家族とコミュニティーの支援，および，自助を通じ，十分な食糧，水，住まい，衣服および医療へのアクセスを有するべきである ・労働の機会，あるいは，その他の所得創出機会へのアクセスを有するべきである ・労働力からの撤退をいつ，どのようなペースで行うかの決定に参加できるべきである ・適切な教育・訓練プログラムへのアクセスを有するべきである ・安全で，個人の嗜好と能力の変化に対応できる環境に住めるべきである ・できる限り長く自宅に住めるべきである
参　加 participation	高齢者は， ・社会への統合状態を持続し，その福祉に直接に影響する政策の形成と実施に積極的に参加し，その知識と技能を若年世代と共有すべきである ・コミュニティーに奉仕する機会を模索，発掘するとともに，その関心と能力に相応しい立場で，ボランティアの役割を務めることが可能となるべきである ・高齢者の運動あるいは団体を形成できるべきである
介　護 care	高齢者は， ・各社会の文化価値体系に沿って，家族とコミュニティーのケア，および，保護を享受すべきである ・最適レベルの身体的，精神的および感情的福祉の維持あるいは回復を助け，発病を防止あるいは遅延する医療へのアクセスを有するべきである ・その自立，保護およびケアを向上させる社会・法律サービスへのアクセスを有するべきである ・保護，リハビリ，および，人間的かつ安全な環境における社会的・精神的な刺激を提供する施設での適切なレベルのケアを利用できるべきである ・いかなる居住施設，ケアあるいは治療施設に住む場合でも，その尊厳，信条，ニーズおよびプライバシー，ならびに，その医療および生活の質に関する決定を行う権利の十分な尊重など，人権と基本的な自由を享受できるべきである
自己実現 self-fulfillment	高齢者は， ・その潜在能力を十分に開発する機会を追求できるべきである ・社会の教育，文化，精神およびレクリエーション資源にアクセスできるべきである
尊　厳 dignity	高齢者は， ・尊厳と安全の中で生活し，搾取および身体的あるいは精神的虐待を受けないでいられるべきである ・年齢，性別，人種あるいは民族的背景，障害あるいはその他の地位に関わらず，公正な取扱を受け，その経済的貢献に関係なく評価されるべきである

(国際連合広報センター：高齢化に関する国際行動計画および高齢者のための国連原則．53-54，1999)

E. 産業保健

1．産業保健の目的・内容

　WHO/ILO 共同委員会は「すべての職業における働く人々の身体的，精神的および社会的健康を最高度に維持増進させる」ことを目的とし，その内容を「労働条件による健康障害の予防，健康に不利な諸条件から雇用中の労働者の保護，生理的，心理的特徴に適合する職業環境への労働者の配置，以上を総合した人と仕事の調和」としている．

2．労働者を取り巻く環境

1）労働衛生行政の歴史（図 5-26）

　わが国では，労働者の保護を目的として，1911（明治 44）年に"工場法"が制定された．1947（昭和

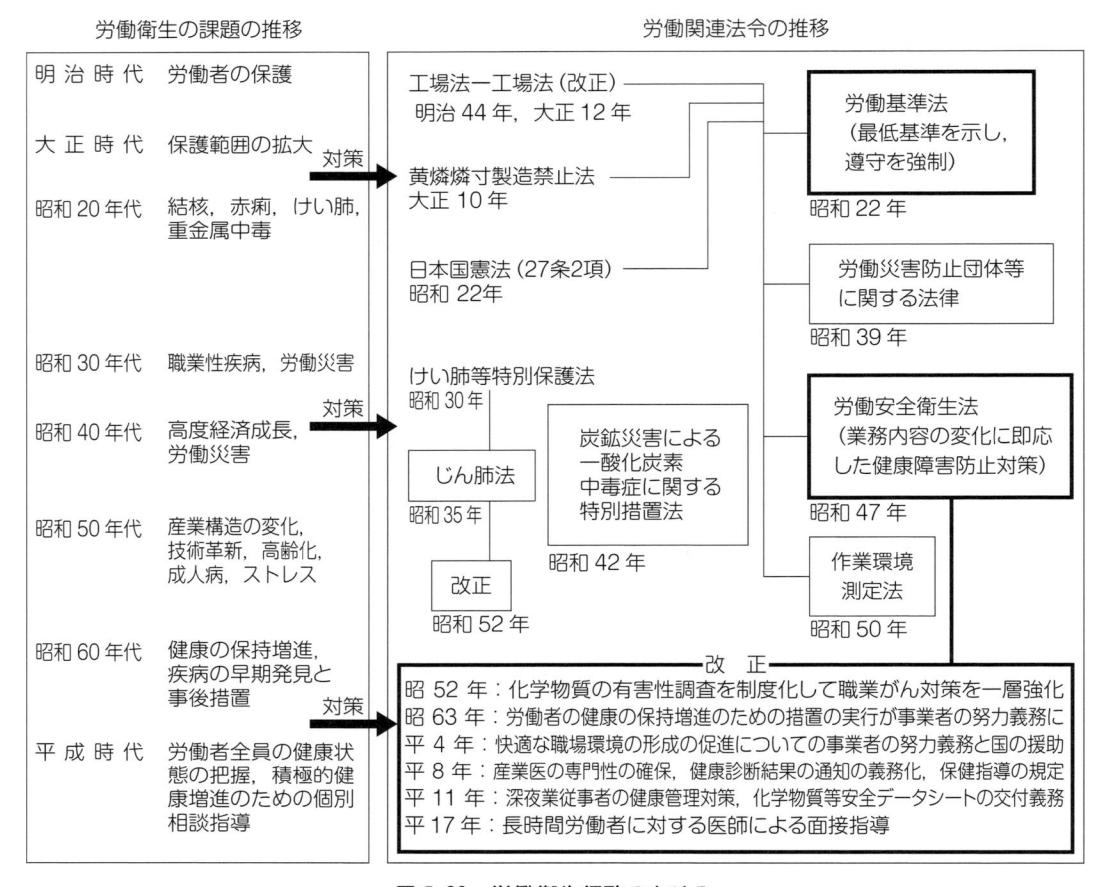

図 5-26 労働衛生行政のあゆみ

労働衛生の課題の推移

明治時代	労働者の保護
大正時代	保護範囲の拡大
昭和20年代	結核，赤痢，けい肺，重金属中毒
昭和30年代	職業性疾病，労働災害
昭和40年代	高度経済成長，労働災害
昭和50年代	産業構造の変化，技術革新，高齢化，成人病，ストレス
昭和60年代	健康の保持増進，疾病の早期発見と事後措置
平成時代	労働者全員の健康状態の把握，積極的健康増進のための個別相談指導

労働関連法令の推移

- 工場法―工場法（改正） 明治44年，大正12年
- 黄燐燐寸製造禁止法 大正10年
- 日本国憲法（27条2項） 昭和22年
- けい肺等特別保護法 昭和30年
- じん肺法 昭和35年 → 改正 昭和52年
- 炭鉱災害による一酸化炭素中毒症に関する特別措置法 昭和42年
- 労働基準法（最低基準を示し，遵守を強制） 昭和22年
- 労働災害防止団体等に関する法律 昭和39年
- 労働安全衛生法（業務内容の変化に即応した健康障害防止対策） 昭和47年
- 作業環境測定法 昭和50年

改正
- 昭52年：化学物質の有害性調査を制度化して職業がん対策を一層強化
- 昭63年：労働者の健康の保持増進のための措置の実行が事業者の努力義務に
- 平4年：快適な職場環境の形成の促進についての事業者の努力義務と国の援助
- 平8年：産業医の専門性の確保，健康診断結果の通知の義務化，保健指導の規定
- 平11年：深夜業従事者の健康管理対策，化学物質等安全データシートの交付義務
- 平17年：長時間労働者に対する医師による面接指導

（国民衛生の動向，2007）

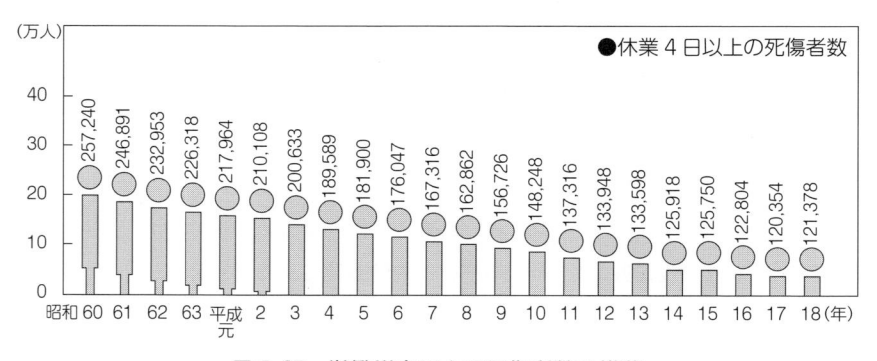

図 5-27 労働災害による死傷者数の推移

●休業4日以上の死傷者数

年	死傷者数
昭和60	257,240
61	246,891
62	232,953
63	226,318
平成元	217,964
2	210,108
3	200,633
4	189,589
5	181,900
6	176,047
7	167,316
8	162,862
9	156,726
10	148,248
11	137,316
12	133,948
13	133,598
14	125,918
15	125,750
16	122,804
17	120,354
18	121,378

（労働衛生のしおり，2007）

22)年にはそれまでの法令を集大成させて"労働基準法"が制定された．この法は労働者保護の最低基準を規定したものである．1972（昭和47）年に"労働安全衛生法"（安衛法）が制定され，業務の変化に

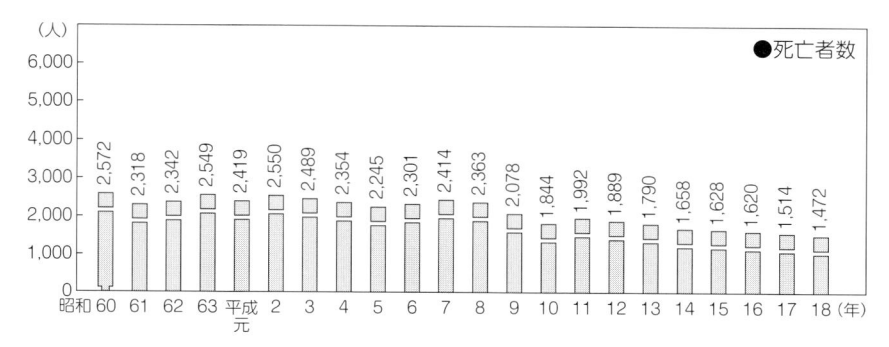

図 5-28　労働災害および業務上疾病による死亡者数の推移
(労働衛生のしおり, 2007)

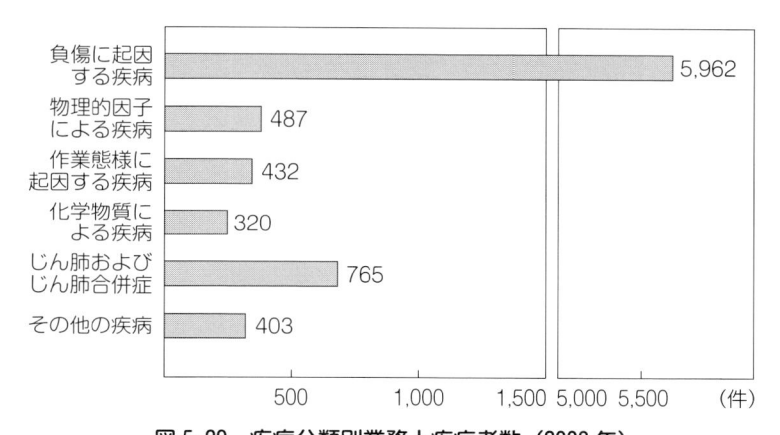

図 5-29　疾病分類別業務上疾病者数（2006 年）
(労働衛生のしおり, 2007)

即応し健康障害の予防と快適職場環境の形成を目指すことが可能となった．また，その時々の時代の変化やニーズに対応して，法令の制定や改正が行われてきた．

2）労働災害と業務上疾病の発生状況

わが国の労働災害による死傷者数は，1961（昭和36）年をピークとして減少してきている（図5-27）．2006（平成18）年の死傷者数は121,378人で，死亡者数は1,472人であった（図5-28）．

業務上疾病（休業4日以上）は，年々減少傾向を示してきたが，近年は増減を繰り返している．2006（平成18）年では8,369人で，その内訳は，負傷に起因にする疾病が5,962人と71.2％を占め（図5-29），なかでも腰痛（災害性腰痛）は4,889人と，業務上の負傷に起因する疾病の82.0％を占める．

3）最近の状況

技術革新などによる産業構造の急速な変化の一方で，パート，派遣などの雇用の変化・流動化，労働者の高齢化，外国人労働者の増加，過重労働などの問題が浮上してきた．こうした結果，産業保健には新たな問題が生じている．

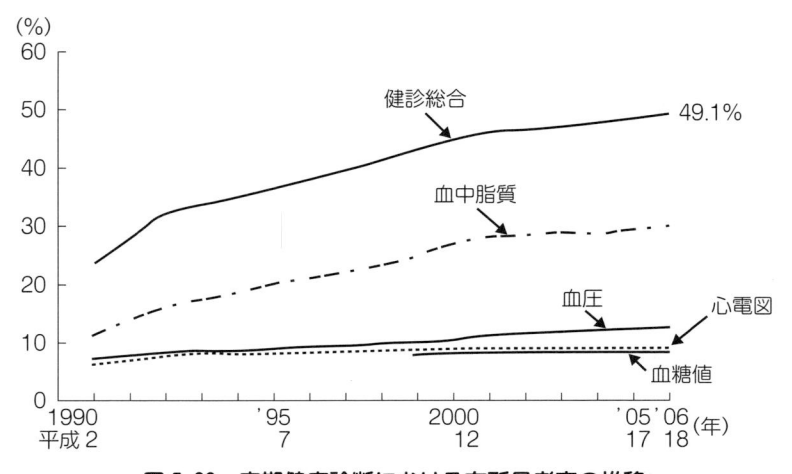

図 5-30　定期健康診断における有所見者率の推移
(国民衛生の動向, 2007)

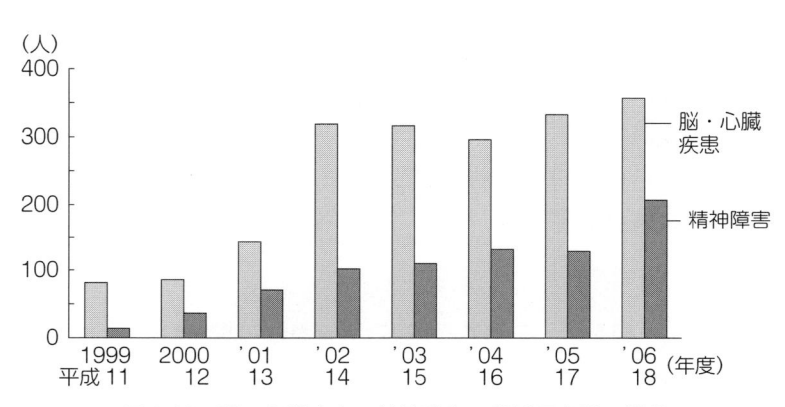

図 5-31　脳・心臓疾患，精神障害の労災認定数の推移
(国民衛生の動向, 2007)

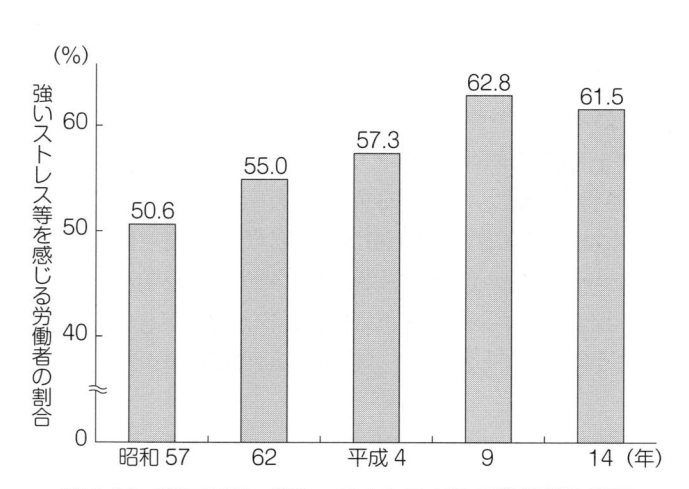

図 5-32　強い不安，悩み，ストレスがある労働者の推移
(労働衛生のしおり, 2007)

図 5-33 自殺者数の推移
資料　警察庁「自殺の概要資料」
(労働衛生のしおり，2007)

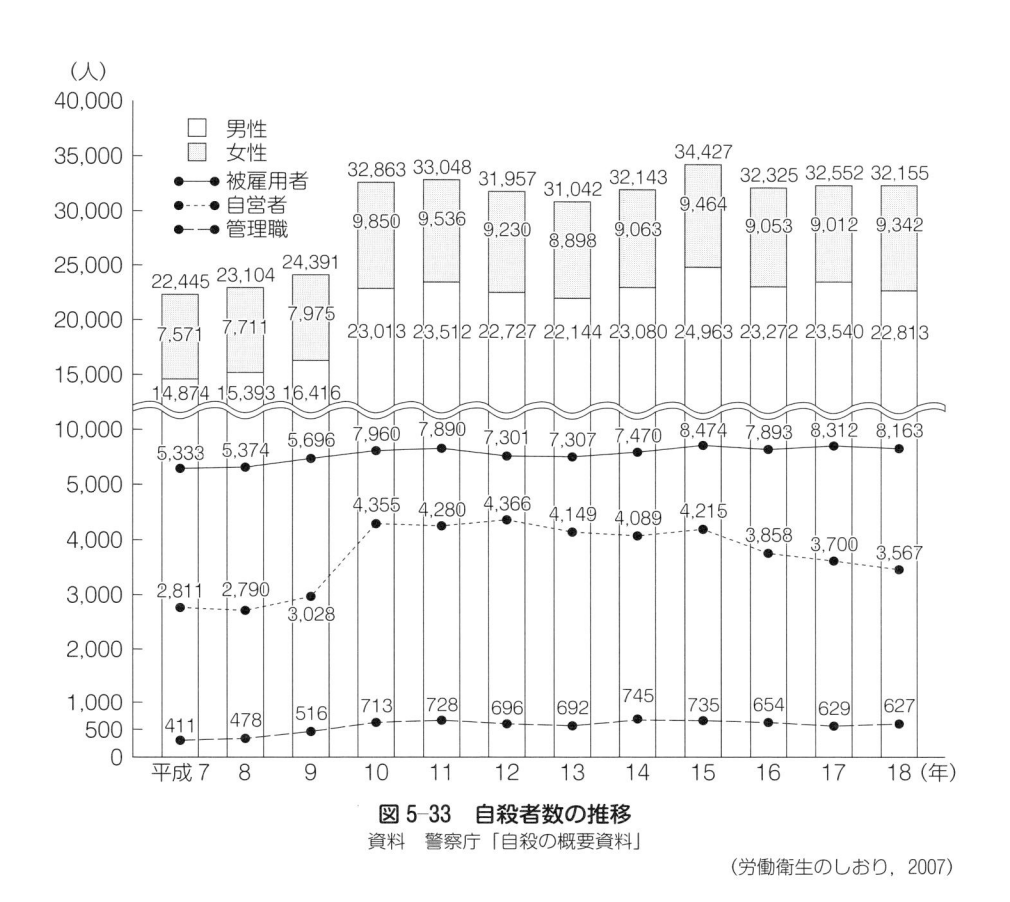

　一般健康診断で何らかの所見を有する労働者の割合は増加し続けており（図 5-30），同時に，かつての職業性疾病（特定の職業性因子により発生）から作業関連疾患（職業性の要因が発症あるいは増悪の一部として関与，高血圧，糖尿病，脳血管障害，ストレス関連疾患など）への転換がみられる（図 5-31）．さらに，強いストレスなどを感じている労働者の割合は6割を超え（図 5-32），うつ病をはじめとするメンタルヘルスに関する問題が重要となっている．また，自殺者は1998（平成10）年以降3万人を超えている（図 5-33）．

3．産業保健活動

1）労働衛生の3管理（図 5-34）

ⓐ 作業環境管理
　作業環境を的確に把握して，有害要因への設備対策などにより作業環境中の有害要因を除去し，より快適な作業環境の維持を図る．

ⓑ 作業管理
　作業内容や方法により有害因子が人体に及ぼす影響は異なるため，労働者の作業自体を管理することで影響を少なくし，職業性疾病の予防を図る．

ⓒ 健康管理

健康診断などにより労働者の健康を継続的に観察し，職業性疾病の予防と衛生管理の改善と向上を図る．健康診断には，①雇入時健康診断，②定期健康診断，③特殊健康診断，④海外派遣労働者健康診断などがある．

これらの3管理が円滑かつ効率的に進められるためには，総括管理体制を確立するともに，労働者に作業による健康への影響や，健康障害予防の知識と理解を深めるための労働衛生教育を進めることが重要である．最近では，これら3管理に加えて，総括管理と労働衛生教育を含めた5管理という考えがある．

2）労働安全衛生管理体制（図5-35）

"労働安全衛生法"により，事業者は安全衛生管理体制を整備することが義務づけられており，規模に応じて，総括安全衛生管理者，衛生管理者，産業医などを選任して（図5-36），労働安全衛生管理の業務を行わせることになっている．

ⓐ 総括安全衛生管理者（"安衛法"第10条）

安全管理者や衛生管理者などの管理者を指揮するとともに，表5-14（p.163）に挙げた業務を統括管理する．

ⓑ 安全管理者，衛生管理者（"安衛法"第11，12条）

総括安全衛生管理者の業務のうち，措置（表5-15）に該当するものを除いた安全あるいは衛生に関わる技術的事項を管理する．

		使用から影響までの経路	管理の内容	管理の目的	指標	判断基準
労働衛生管理	作業環境管理	有害物使用量 ↓ 発生量 ↓ 気中濃度 ↓	代替 使用形態，条件 生産工程の変更 設備，装置の負荷 遠隔操作，自動化，密閉 局所排気 全体換気 建物の構造	発生の抑制 隔 離 除 去	環境気中濃度	管理濃度
	作業管理	曝露濃度 体内侵入量 ↓ 反応の程度 ↓	作業場所 作業方法 作業姿勢 曝露時間 呼吸保護具 教育	侵入の抑制	曝露濃度	曝露限界
	健康管理	健康影響	生活指導 休養 治療 適正配置	障害の予防	生物学的指標 健康診断結果	生物学的曝露指標（BEI）

図5-34 労働衛生管理の対象と予防措置の関連

（国民衛生の動向，2007）

ⓒ 産業医（"安衛法"第13条）

　事業者は常時50人以上の労働者を使用する事業場ごとに，産業医を選任し，労働者の健康管理，その他（表5-16）を行わせなければならない．また，産業医は月1回以上の職場巡視を行い，作業方法または衛生状態に有害のおそれがあるときには，直ちに，労働者の健康障害を防止するための必要な措置を講じなければならない．同時に，事業者は産業医にその業務をなしうる権限を与えなければならない．事業所の規模による選任の必要な者は，図5-36に示したとおりである．

　また，1996（平成8）年の"労働安全衛生法"の改正により，産業医になるための要件が定められた（表5-17）．

ⓓ 衛生委員会（"安衛法"第18条）

　事業者は常時50人以上の労働者を使用する事業場ごとに，衛生委員会を月1回以上開催させ，表5-18

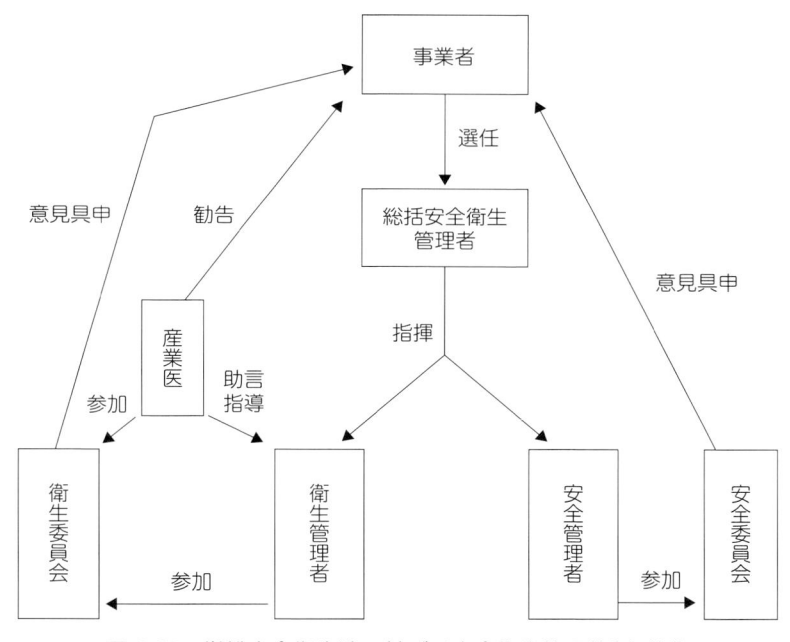

図5-35　労働安全衛生法に基づく安全衛生管理体制（例）
（国民衛生の動向，2007）

図5-36　事業場規模別の衛生管理者等選任表
（国民衛生の動向，2007）

に挙げた事項について調査審議し，事業者に対して意見を述べさせる．メンバー構成は**表5-19**に示す．安全委員会と衛生委員会を合わせて安全衛生委員会として開催することも可能である．

3）トータルヘルスプロモーションプラン（THP）

　高齢社会に伴い労働者に占める高齢者の比率が増加している．加齢による身体機能の低下が，さまざまな労働災害を生じさせると考えられる．また，高齢労働者は高血圧，虚血性心疾患の有病率が高い．さらに，産業構造の変化に伴い，ストレスやストレス関連疾患の増加がみられている．これらの現状を踏まえ，若年労働者からの継続した健全な生活習慣の維持と適切なストレスコントロールにより，生活習慣病の予防が必要と考えられるようになってきた．そのため，労働者本人の取り組みに加えて，事業者の心身両面からの積極的な健康管理の推進が必要と考えられる．**図5-37**に示したように，単なる健康診断で終えず，総合的な健康測定を行い，その結果をもとに産業医が個人レベルの指導票を作成し，それぞれの専門分野の知識・技能と労働衛生の知識を有したスタッフが指導を行っていく必要がある．

表5-15　総括安全管理者の業務

- 労働者の危険又は健康障害を防止するための措置に関すること
- 労働者の安全又は衛生のための教育の実施に関すること
- 健康診断の実施その他健康の保持増進のための措置に関すること
- 労働災害の原因の調査及び再発防止対策に関すること
- その他労働災害を防止するために必要な業務で，厚生労働省令で定めるもの

表5-16　産業医の職務

- 健康診断の実施及びその結果に基づく労働者の健康を保持するための措置に関すること
- 作業環境の維持管理に関すること
- 作業の管理に関すること
- その他，労働者の健康管理に関すること
- 健康教育，健康相談その他労働者の健康の保持増進を図るための措置に関すること
- 衛生教育に関すること
- 労働者の健康障害の原因の調査及び再発防止のための措置に関すること

表5-17　産業医の要件

- 日本医師会及び都道府県医師会が実施している日本医師会産業医学基礎研修あるいは産業医科大学が実施している産業医学基本講座を修了した者
- 労働衛生コンサルタント試験（保健衛生）に合格した者
- 学校教育法による大学において労働衛生に関する科目を担当する教授，助教授（准教授），常勤講師又はその職にあった者
- 平成10年9月30日において産業医として**表5-16**の職務を行った経験が3年以上ある者

表5-18　衛生委員会が審議する事項

- 労働者の健康障害を防止するための基本となるべき対策に関すること
- 労働者の健康の保持増進を図るための基本となるべき対策に関すること
- 労働災害の原因及び再発防止対策で，衛生に係るものに関すること
- その他，労働者の健康障害の防止及び健康の保持増進に関する重要事項

4）労働安全衛生マネジメントシステム

労働災害の発生状況は長期的には減少しているものの，今なお多数の労働者が被災し，その減少率は鈍化している．また，労働災害の多発期を経験した労働者が減少し，労働災害防止のノウハウが継承されないことによる安全衛生水準の低下が危惧されている．さらに，現時点まで無災害であった職場が必ずしも危険性のない職場であることを意味するものではなく，内在する労働災害の危険性を減少させるための継続的な努力が求められている．

健康診断での有所見者の増加，高齢労働者の増加などといった現状と合わせ，今後，労働災害の一層の減少を図っていくために，事業所の安全衛生水準を向上させる必要があり，「計画（Plan）—実施（Do）—評価（Check）—改善（Act）」という一連の過程（PDCAサイクル）を定めて，連続的かつ継続的に実施する安全衛生管理の仕組みを確立し，生産管理などの事業実施に係わる管理の仕組みと合わせて，適切に実施・運用されることが重要である．

このような中，わが国では労働省（現 厚生労働省）が「労働安全衛生マネジメントシステムに関する指針」（1999〔平成11〕年）を告示した．このシステムでは事業者が労働者の協力のもと，自主的に安全衛生活動を促進し，事業所の安全衛生水準の向上を図る．システムでは主要な過程の手順が定められる

表5-19 衛生委員会のメンバー

- 総括安全衛生管理者又はそれ以外の者で，当該事業場においてその事業の実施を統括管理する者若しくはこれに準ずる者の内から，事業者が指名した者
- 衛生管理者の内から事業者が指名した者
- 産業医の内から事業者が指名した者
- 当該事業場の労働者で，衛生に関し経験を有する者の内から事業者が指名した者

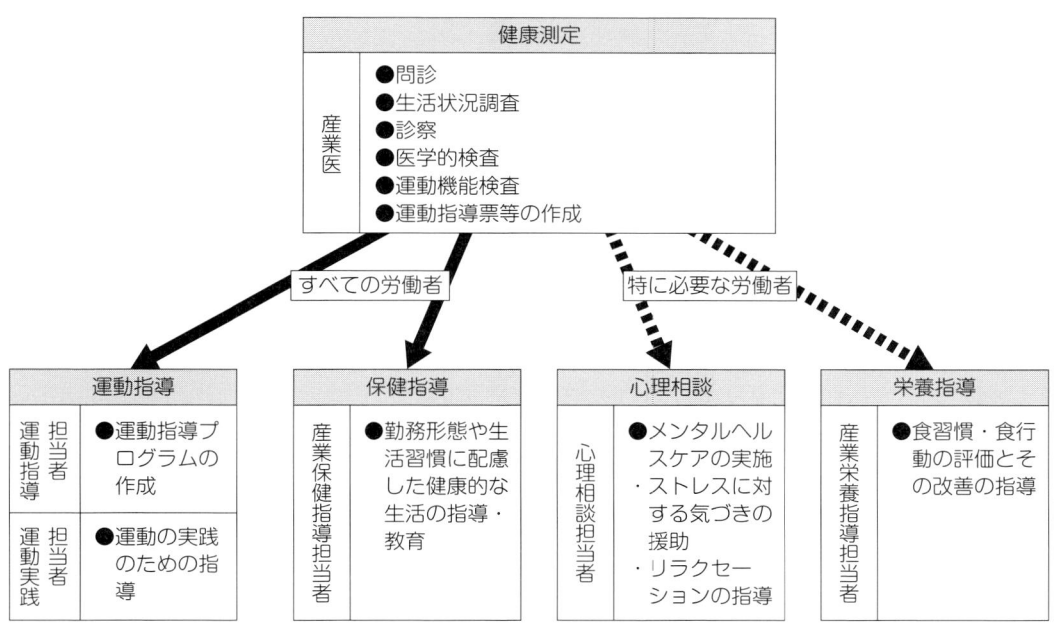

図5-37 THPにおける健康づくりスタッフの役割

（国民衛生の動向，2007）

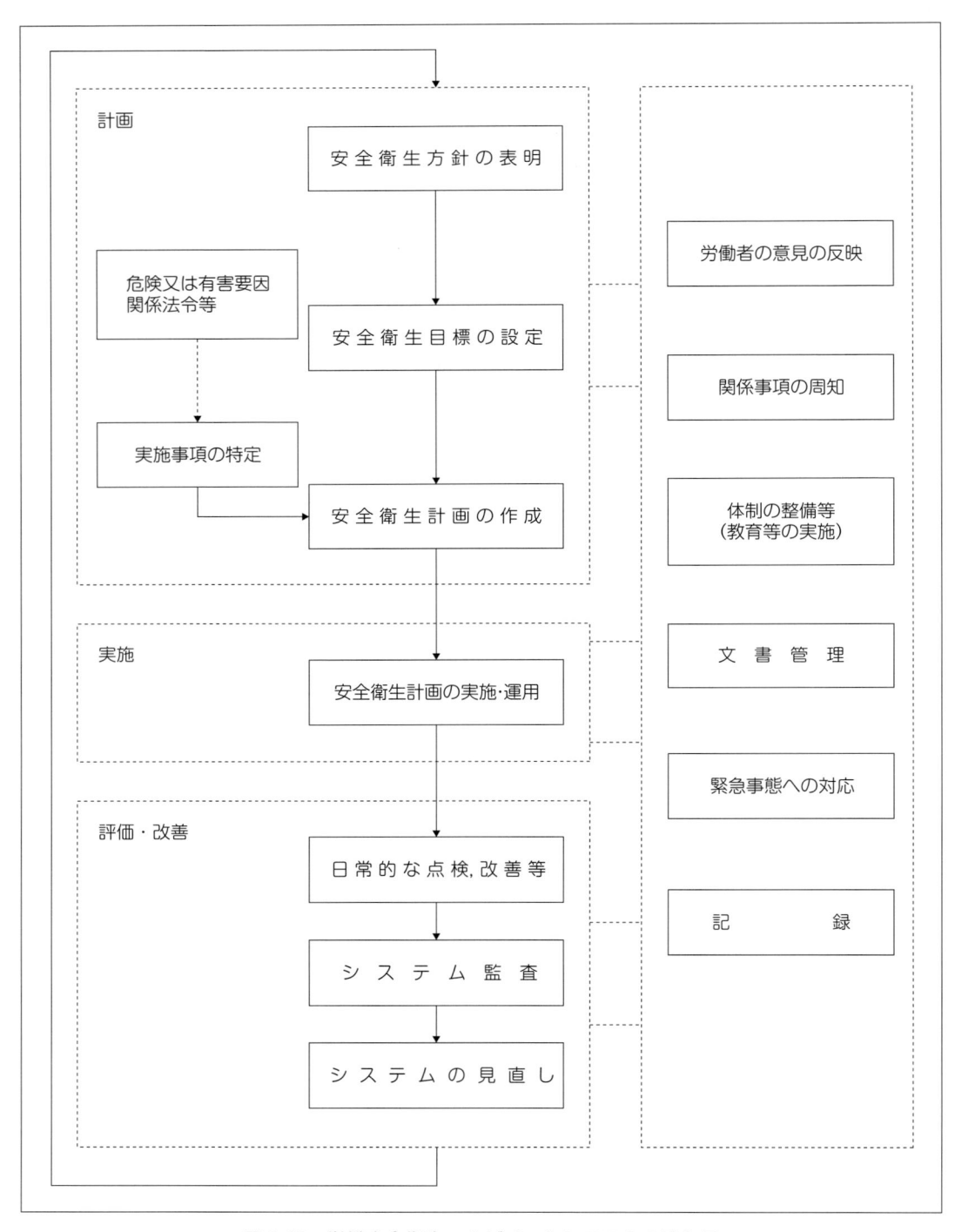

図 5–38　労働安全衛生マネジメントシステムの流れ図
資料　厚生労働省「労働安全衛生マネジメントシステムに関する指針について」

4. 有害因子と健康影響

健康に影響を及ぼす職業性有害因子は，物理的（暑熱・寒冷，放射線，騒音，振動など），化学的（化学物質，ガスなど），生物的（植物，微生物，昆虫など），心理・社会的（ストレス，長時間労働など）および人間工学的因子（VDT作業など）に区分される（表5-20, 21）．これらが複合して健康障害を引き起こしていることも多い．産業保健に関わる者には，有害因子別の健康影響の理解とともに健康影響（症候）からの有害因子の推定・同定のための能力が不可欠である．同時に，普段から職場巡視をはじめとして多くの機会から，作業現場の情報を得ておくことが非常に重要となる．

本来，有害因子が生じない環境下で労働を行うべきではあるが，現状では曝露あるいは職場環境に一応の基準が設けられている．日本産業衛生学会は，「1日8時間，週40時間程度の中等度の労働に従事した場合，平均濃度がこれ以下であれば，ほとんどすべての労働者の健康に悪影響をきたさないと判断される濃度」を許容濃度あるいは許容基準（物理的因子など）として勧告している．ほとんどが慢性中毒の管理に適した時間加重平均値であるが，塩化水素など急性中毒が問題となる物質に対しては，最大許容濃度（天井値）が定められている．同様に，アメリカ産業衛生専門家会議（ACGIH）は，それぞれTLV-TWA (Threshold Limit Value Time-Weighted Average) とTLV-C (Threshold Limit Value Ceiling) を勧告している．

一方では，作業環境管理を目的とした基準として管理濃度が定められている．有害業務を行う作業場においては，事業者は法令に定める作業環境測定を作業環境測定士に行わせなければならない（"安衛法"第65条，"作業環境測定法"第3条）．この測定値をもとに作業環境を評価区分する基準として，管

表5-20　産業保健現場で問題となる主な有害因子と健康影響

分類	因子	主症状	職場，環境，作業等（例）
物理的因子	暑熱	熱中症	夏季の屋外作業，炉前作業
	寒冷	凍傷	冷凍・冷蔵倉庫
	電離放射線	白血病，発がん，不妊	医療，研究，原子力発電
	紫外線	角・結膜炎，皮膚がん	野外作業，紫外線殺菌
	赤外線	角・結膜炎，火傷	炉前作業，溶接
	レーザー	角・結膜炎，火傷	溶接，医療，精密機器製造
	騒音	難聴	缶詰工場，建設業
	振動（局所）	血行障害，骨変形	林業，鉱業，建設業
	振動（全身）	自律神経障害	運送業，建設業
	高圧	減圧症	潜水作業
化学的因子	表5-21を参照		
心理・社会的因子	ストレス	うつ病，心身症，自殺	人間関係の悪化，上司とのトラブル，仕事の負担
	過重労働	脳・心・血管系障害	月100時間を超える超過勤務
	交代制勤務	睡眠障害	医療，監視・警備
人間工学的因子	VDT作業	頸肩腕障害，眼精疲労	コンピュータ作業，監視作業
	重量物取り扱い	筋・骨格系障害	建設業，製造・加工業
	中腰作業	筋・骨格系障害	製造業

表 5-21 化学的因子と健康影響

物質		職場，環境，作業等	主症状等	検査等
金属（化合物を含む）	鉛	鉛精錬，鉛再生，蓄電池，焼き物	貧血，神経障害，疝痛，脳症，下垂手，自然流産	血中鉛，尿中デルタアミノレブリン酸，赤血球プロトポルフィリン，好塩基性斑点
	四アルキル鉛	ガソリン（現在は日本ほか多くの国では無鉛）	中枢神経障害	尿中鉛，赤血球デルタアミノレブリン脱水素酵素
	水銀（無機）	乾電池，触媒，染料，殺菌剤，医薬品，帽子製造，写真処理	急性肺炎，腎障害，中枢神経障害	血中・尿・毛髪中水銀
	水銀（有機）	種子の消毒，製紙業，殺菌剤製造	運動失調，構音障害，視野狭窄，視力障害，聴力障害，意識障害，ハンター・ラッセル症候群（求心性視野狭窄，難聴，小脳失調，末梢神経障害，知能障害），水俣病	血中・尿・毛髪中水銀
	カドミウム	合金，乾電池，顔料の製造，溶接，精錬	肺水腫・浮腫，腎障害，イタイイタイ病	尿中カドミウム，腎機能検査
	クロム	合金製造，ステンレス鋼製造，メッキ，皮なめし，顔料製造	皮膚炎，皮膚潰瘍，鼻中隔穿孔，肺がん	尿中クロム
	マンガン	乾電池，溶接	精神症状，パーキンソン症候群	血中・尿中マンガン
	ベリリウム	合金	肺線維化・肉芽腫形成	血中・尿中ベリリウム，胸部Ｘ線，血球幼弱化試験
	ヒ素	農薬・防腐剤製造・使用	末梢神経障害，悪心，嘔吐，下痢，便秘，皮膚炎，爪のミーズ線，鼻中隔穿孔，皮膚がん，肺がん	尿中・毛髪中ヒ素
ガス	一酸化炭素	内燃機関，炭鉱	頭痛，めまい，動悸，悪心，脱力，呼吸困難，複視，精神・神経障害	
	二酸化窒素	硝酸製造，酪農	呼吸器刺激症状，呼吸器混合型障害，サイロ病	
	二酸化硫黄	硫酸製造，漂白・還元剤	気管支れん縮，眼や粘膜の強い刺激症状	
	硫化水素	レーヨン・セロファン製造，硫黄鉱業	気道刺激症状，呼吸中枢麻痺，低換気，平行機能障害	
	シアン化水素	有機合成，メッキ	組織内呼吸停止を伴う酵素阻害，死亡	尿中シアン
	フッ化水素	アルミニウム製造・精錬，ガラス工業	上気道刺激症状，皮膚潰瘍，角膜潰瘍，骨硬化像，斑状歯	血中・尿中フッ素
	酸素欠乏	地下作業場	頭痛，めまい，動悸，悪心，脱力	
有機溶剤	トルエン	塗装，接着剤	急性・慢性中枢神経機能低下，皮膚刺激，皮膚炎	尿中馬尿酸
	キシレン	塗装	鼻腔，気管支粘膜障害，肺炎，急性肺水腫，眼球刺激	尿中メチル馬尿酸
	ベンゼン	塗装，ゴムのり	皮膚炎，中枢神経機能低下，白血病，再生不良性貧血	尿中フェノール

(つづく)

	n-ヘキサン	接着剤	遠位側末梢神経障害	尿中2,5-ヘキサジオン
	トリクロロエチレン	洗浄剤	中枢神経機能低下，末梢神経・脳神経障害，皮膚刺激症状，皮膚炎，不整脈	尿中トリクロロ酢酸，尿中総三塩化物
	四塩化炭素	脱脂洗浄	皮膚炎，中枢神経機能低下，肝機能障害，腎機能障害	血中・尿中四塩化炭素
	イソシアネイト	ウレタン樹脂製造	喘息，呼吸機能低下	肺機能検査，特異的IgE
農薬	有機リン剤		コリンエステラーゼ阻害，コリン作用性症状（悪心，嘔吐，流涎，縮瞳，下痢，頭痛，発汗，筋束れん縮，痙攣，意識障害，死亡）	血清中コリンエステラーゼ
	カーバメイト		同上	血清中コリンエステラーゼ
	有機塩素剤		中枢神経の賦活あるいは機能低下	尿中有機塩素またはp-クロロフェニル酢酸
	パラコート		消化管出血，皮膚・粘膜刺激症状，肝機能障害，肺線維症	血中パラコート
粉じん	石綿（アスベスト）	石綿鉱山，石綿製品製造（断熱材，ブレーキパッド），解体業	石綿肺，肺がん，中皮腫	高解像CT，胸部X線，肺機能検査，動脈血ガス
	ケイ酸	鉱山，陶磁器	ケイ肺	胸部X線，肺機能検査，動脈血ガス

資料　荒記俊一 編：中毒学1版．朝倉書店，2002．荒記俊一：職業医学1版3刷．サイエンス社，1999
　　　Robert J.McCuney 編：Handbook of Occupational Medicine.1版，Little Brown，1998．

理濃度が用いられる．実際の測定では，一般的にA測定（平均的な作業場所）とB測定（強度の曝露が予想される作業場所）を行い，それらをもとに評価し管理区分に分けられ，適切な対応をとることが求められる（図5-39）．

　このほかに労働者の血液，尿などの生体資料を分析し，個人曝露を評価する生物学的モニタリングが行われている（一部の特殊健康診断項目として挙げられている．表5-22）．ACGIHでは，生物学的モニタリングをもとにした曝露指標についての基準（生物学的曝露指標：BEI）を定めている．

　急性・慢性の健康影響以外に，発がん性にも注意が必要となる（表5-23）．曝露してから発症するまでの潜伏期が長く，非職業性のがんと明らかには区別できないことが多い．

5．労働者災害補償保険制度（"労働者災害補償保険法"）

　業務上あるいは通勤途上で発生した負傷，疾病，障害，および死亡に対して，"労働者災害補償保険法"（"労災保険法"）により，労働者災害補償保険（労災保険）が給付される．保険者は国，また被保険者は労働者である．保険料は全額事業主負担であり，かつ強制加入となっている．この保険での医療給付には，労働基準監督署長（注：産業医，診察医などではない）により，業務に関連した疾病と認定されることが前提となっている．また，医療費は全額現物支給で，自己負担がない．一方，休業補償，障害補償，死亡時の遺族補償には金銭が支払われる．被災者に対して迅速かつ公平な保護をするとともに，被災労働者の社会復帰の促進などの労働者福祉の増進に貢献するための制度である．

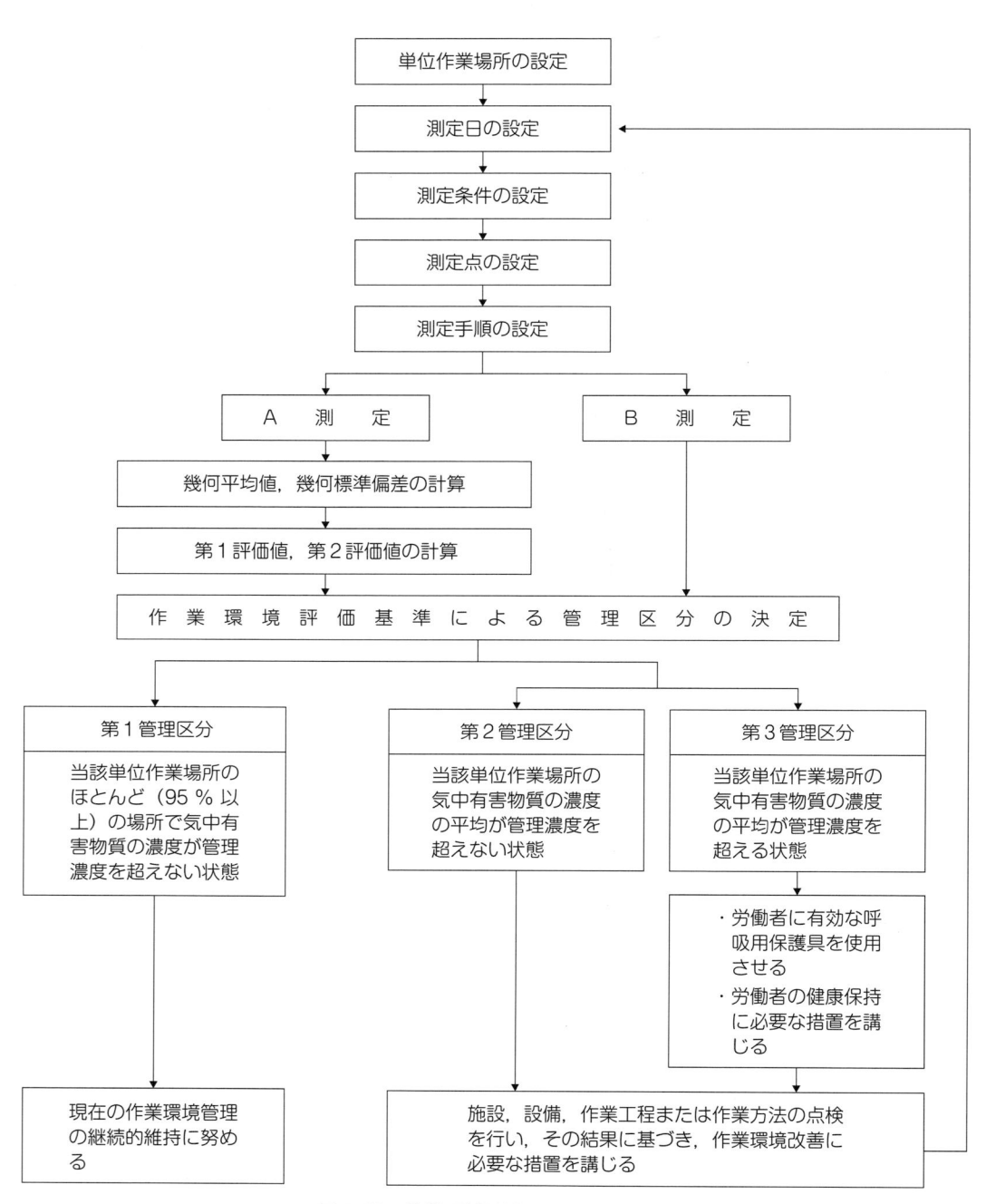

```
                    ┌─────────────────────┐
                    │  単位作業場所の設定  │
                    └──────────┬──────────┘
                    ┌──────────▼──────────┐◄──────────────┐
                    │    測定日の設定      │               │
                    └──────────┬──────────┘               │
                    ┌──────────▼──────────┐               │
                    │   測定条件の設定     │               │
                    └──────────┬──────────┘               │
                    ┌──────────▼──────────┐               │
                    │    測定点の設定      │               │
                    └──────────┬──────────┘               │
                    ┌──────────▼──────────┐               │
                    │   測定手順の設定     │               │
                    └──────────┬──────────┘               │
```

図 5-39 **作業環境測定のフローシート**

(労働衛生のしおり，2007)

Flow chart steps:
- 単位作業場所の設定
- 測定日の設定
- 測定条件の設定
- 測定点の設定
- 測定手順の設定
- A 測定 / B 測定
- （A測定より）幾何平均値，幾何標準偏差の計算
- 第1評価値，第2評価値の計算
- 作業環境評価基準による管理区分の決定

第1管理区分: 当該単位作業場所のほとんど（95%以上）の場所で気中有害物質の濃度が管理濃度を超えない状態
→ 現在の作業環境管理の継続的維持に努める

第2管理区分: 当該単位作業場所の気中有害物質の濃度の平均が管理濃度を超えない状態
→ 施設，設備，作業工程または作業方法の点検を行い，その結果に基づき，作業環境改善に必要な措置を講じる

第3管理区分: 当該単位作業場所の気中有害物質の濃度の平均が管理濃度を超える状態
- 労働者に有効な呼吸用保護具を使用させる
- 労働者の健康保持に必要な措置を講じる
→ 施設，設備，作業工程または作業方法の点検を行い，その結果に基づき，作業環境改善に必要な措置を講じる

表 5-22 主な生物学的モニタリングの項目と分布区分（特殊健康診断における管理区分）

	項目	単位	分布		
			1	2	3
鉛	血中鉛	µg/100 mL	20 以下	20 超　40 以下	40 超
	尿中 δ-アミノレブリン酸	mg/L	5 以下	5 超　10 以下	10 超
	赤血球中プロトポルフィリン	µg/100 mL 赤血球	100 以下	100 超　250 以下	250 超
キシレン	尿中メチル馬尿酸	g/L	0.5 以下	0.5 超　1.5 以下	1.5 超
N・N-ジメチルホルムアミド	尿中 N-メチルホルムアミド	mg/L	10 以下	10 超　40 以下	40 超
スチレン	尿中マンデル酸	g/L	0.3 以下	0.3 超　1 以下	1 超
テトラクロルエチレン	尿中トリクロル酢酸	mg/L	3 以下	3 超　10 以下	10 超
	尿中総三塩化物	mg/L	3 以下	3 超　10 以下	10 超
1・1・1-トリクロロエタン	尿中トリクロル酢酸	mg/L	3 以下	3 超　10 以下	10 超
	尿中総三塩化物	mg/L	0 以下	10 超　40 以下	40 超
トリクロロエチレン	尿中トリクロル酢酸	mg/L	30 以下	30 超　100 以下	100 超
	尿中総三塩化物	mg/L	100 以下	100 超　300 以下	300 超
トルエン	尿中馬尿酸	g/L	1 以下	1 超　2.5 以下	2.5 超
ノルマルヘキサン	尿中 2・5-ヘキサンジオン	mg/L	2 以下	2 超　5 以下	5 超

表 5-23 職業性悪性腫瘍と関連する主な物質等

腫瘍部位	物質名等
尿路系（膀胱がんなど）	ベンジジン，β-ナフチラミン，4-アミノジフェニル，4-ニトロジフェニル，オーラミン，マゼンタ
呼吸器系（肺がんなど）	ビス（コロロメチル）エーテル，ベンゾトリクロライド，石綿，電離放射線*，コークスまたは発生炉ガス，クロム，ニッケル
中皮腫	石綿
皮膚がん	電離放射線*，ヒ素，すす，鉱物油，タール，ピッチ，アスファルト，パラフィン
白血病	ベンゼン，電離放射線*
肝血管肉腫，肝細胞がん	塩化ビニルモノマー

＊電離放射線はこれ以外に，骨肉腫，甲状腺がん，多発性骨髄腫および非ホジキンリンパ腫に関連する．

6．産業保健推進センター（図 5-40）

　労働者の約 2/3 は産業医の選任義務のない労働者数 50 人未満の事業場に属している．そのような事業場のほとんどが，独自に産業医を選任し，労働衛生管理体制を確立しているとは考えにくい．このような小規模な事業場の事業者や労働者に対して，各種健康相談，個別訪問による産業保健指導，産業保健情報の提供を行うため全国 347 か所に地域産業保健センターが設置されている．また，産業医，産業看護職，衛生管理者などの産業保健関係者を支援するとともに，事業主などに対し職場の健康管理への啓発を行うことを目的として，全国 47 都道府県に産業保健推進センターが設置されている．

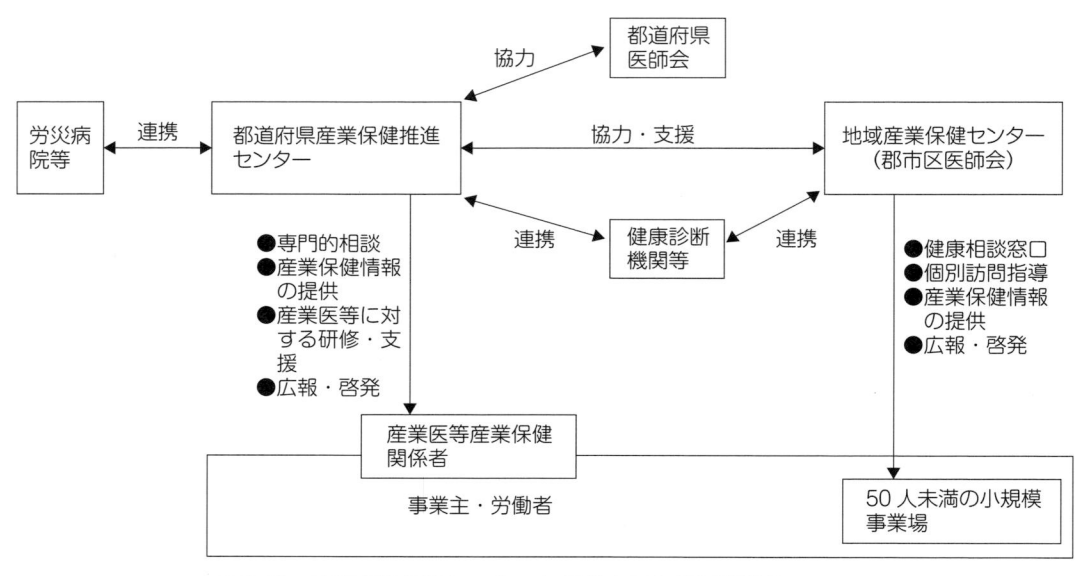

図5-40 地域産業保健センターと都道府県産業保健推進センター
(国民衛生の動向, 2007)

F. 精神保健

1．今日の精神保健の課題

「心の健康なくして，健康なし」(no health without mental health) といわれるように，精神的な健康は，先進国でも発展途上国でも人々の健康の重要な要素になっている．その重要性はますます増加している．わが国では，統合失調症など慢性精神障害をもつ人の社会復帰と地域での共生の推進が，過去60年間の地域における精神保健福祉の重要課題となってきた．これに加えて，近年では，自殺やうつ病，災害発生後の外傷後ストレス障害（PTSD）への対策を含む心の健康づくり対策の重要性が増している．労働者の精神保健（職場のメンタルヘルス）では，労働者の心の健康問題が急増する一方，職場での対策が進みつつある．思春期・青年期では，発達障害，幼児・児童虐待，いじめ，ひきこもりなどの課題がある．高齢者では，認知症の予防，介護予防，いきがい対策が課題となっている．今日の精神保健福祉は，多様な心の健康問題に対応することを求められている．

2．精神障害の特徴と疫学

1）精神障害の特徴

心の病気である精神障害は，脳の形態的ないし機能的変化のために精神または行動上の症状・問題を生じ，そのために本人の強い悩みや社会生活機能の障害を生じる疾患群である．誤解や偏見がつきまとうことも精神障害の予防と治療を困難にしている．精神障害は，遺伝要因や脳機能などの生物学的要因，パーソナリティ，対処行動などの心理的要因，生活出来事などのストレス要因の複合的な影響によって

発症することが明らかになりつつある．また個人的な要因だけでなく，貧困，不安定な雇用や教育水準などの社会経済状態も精神障害の発症に影響がある．

　心の病気に関しては，用語がいくらか混乱している点にも触れておきたい．精神疾患という用語は，一般には精神障害のうち医学的治療の対象となるもの（精神障害から一部のパーソナリティ障害や行動上の問題を除外したもの）とされている．しかし法律的には，精神障害者は「統合失調症，精神作用物質による急性中毒又はその依存症，知的障害，精神病質その他の精神疾患を有する者」（2005〔平成17〕年改正"精神保健福祉法"第5条）とし，精神障害＝精神疾患となっている．また精神病という用語は，複数の意味で使用されるので注意が必要である．たとえば，伝統的な診断の中で，精神疾患のうち重症で，病識が失われるものを指す場合や，幻覚，妄想などの症状を精神病性症状と呼ぶ場合などがある．

2）精神障害の診断分類

　精神障害の診断分類は，主に「WHO 国際疾病分類第10版」（ICD10），あるいは「米国精神医学会の精神障害の診断と統計のための手引き第4版用語修正版」（DSM-IV-TR）診断基準によって行われている．これらの診断分類では，操作的診断基準と呼ばれる，期間と症状数により診断を行う方式が採用されている．たとえば DSM-IV-TR ではいわゆるうつ病を大うつ病性障害と呼んでいるが，この診断のためには，2週間以上持続する憂うつな気分，または興味や関心の減退に加えて，食欲の変化，睡眠の変化，易疲労性，集中力の低下，自責感，自殺念慮など，このほかの症状が合計で5つ以上同時に出現することとされている．

3）わが国における精神障害の疫学

　精神障害を有する人の割合は高いが，医療を受ける人の割合は少なく，また本人・家族・社会への影響が大きいことは精神障害の疫学研究から明らかになっている．わが国の一般住民における疫学調査から，気分障害，不安障害，物質使用障害の12か月有病率（過去12か月間に経験した人の割合）および生涯有病率（これまでの生涯に経験した人の割合）を表5–24 に示す．過去12か月間には一般住民の10％が何らかの精神障害を経験しており，とくに大うつ病性障害やアルコール乱用・依存の頻度が高い．この調査では報告されていない統合失調症については，わが国での生涯有病率は0.55％とされている．

4）主要な精神障害

　ここでは，主要な精神障害であるうつ病および統合失調症について紹介する．

ⓐ うつ病

　うつ病は，気分障害というカテゴリーに分類される精神障害であり，前述したように2週間以上持続する憂うつな気分，または興味や関心の減退に加えて，食欲の変化，睡眠の変化，易疲労性，集中力の低下，自責感，自殺念慮などいくつかの症状が同時に出現する．わが国の一般住民におけるうつ病の12か月有病率は2％，生涯有病率は6～7％であり，うつ病はごく一般的な疾患である．うつ病を経験した人のうち医療機関を受診した人は4人に1人であり，多くの人は治療を受けていない．また慢性的に経過する人も2割程度ある．わが国では自殺予防と関連して，地域におけるうつ病の教育啓発や早期受診が進められている．

ⓑ 統合失調症

　統合失調症は，急性期には，妄想（実際にはないことを強く思いこむこと），幻覚（とくに，実際にはない，対話する声が聞こえる幻聴など），解体した会話（思考の障害による，内容に脈絡のない会話など），緊張病性の行動（無意味だったり，つじつまが合わなかったりする，一見して奇妙な行動）などの

表 5-24 わが国の一般地域住民における精神障害の有病率

	DSM-IV 診断	生涯有病率（％）	12ヵ月有病率（％）
不安障害	パニック障害	0.8	0.4
	全般性不安障害	1.8	0.9
	特定の恐怖症	3.4	2.3
	社会恐怖（社交不安障害）	1.4	0.7
	パニック障害の既往のない広場恐怖	0.2	0.1
	PTSD	1.4	0.6
気分障害	大うつ病性障害	6.2	2.1
	気分変調性障害	0.7	0.3
	双極 I-II 型障害	0.2	0.1
衝動制御の障害	間欠性爆発性障害	2.1	0.7
物質使用障害	アルコール乱用または依存	9.6	1.7
	（うちアルコール依存）	1.2	0.3
	薬物乱用または依存	0.2	0.0
	（うち薬物依存）	0.0	0.0
いずれかの障害		24.2	10.0

資料　世界精神保健日本調査（2002～2006年）

顕著な精神・行動上の障害（「陽性症状」という）を特徴とする．また慢性期には，感情の平板化（表情，しぐさ，感情表現の乏しさなど），思考の貧困（会話の量や流暢さの減少など），意欲の欠如（人とのつきあいに対する関心の低下や自主性の低下）などの「陰性症状」を特徴とする精神障害である．約4割はごくわずかな障害がある程度で自立した生活を送ることができる．しかし多くは長期に慢性的な経過をとり，社会的機能の低下を伴う人が多いため，わが国の精神保健における社会復帰対策の主要な対象となっている．また統合失調症は，ほかの精神障害と比べて周囲の偏見や無理解の対象となりやすい．以前は精神分裂病と呼ばれていたが，2002（平成14）年4月に日本精神神経学会が偏見や誤解を減らすために呼称を「統合失調症」と変更した．

3．地域精神保健の歴史と現状

1）慢性精神障害者に対する保健医療福祉のあゆみ
ⓐ 入院医療から地域でのケアに向けて

　わが国の精神障害者に対する最初の全国的な規定は，1900（明治33）年の"精神病者監護法"である．この法律においては，精神病者の監護の義務を家族が負うとして，私宅監置を認めており，多数の精神障害者が治療を受けないまま座敷牢に入れられていた．医療の点からみるときわめて不備なものであった．1919（大正8）年に精神障害者の医療を行う場としての精神病院の設置や，精神病院に対する国の助成などを定めた"精神病院法"が制定された．しかし，公立精神病院の設置は進まず，相変わらず私宅監置が続けられていた．1950（昭和25）年に"精神衛生法"が制定され，"精神病者監護法"および"精神病院法"は廃止されて，私宅監置も禁止された．"精神衛生法"は1965（昭和40）年に，精神障害の地域医療をさらに推進するように改定された．こうした法整備により，精神障害者の医療や保護に関する施策が進められることになった．

　1980年代に入り，精神障害者の人権と社会復帰が重視されるようになった．1987（昭和62）年，精神障害者の人権擁護と社会復帰の促進を柱に"精神衛生法"は"精神保健法"と改正された．"精神保健法"は1993（平成5）年に，これまで「精神病者，精神薄弱者及び精神病質者」と規定されていた精神

障害者の定義を，現在の医学用語に合わせて「精神分裂病，中毒性精神病，精神薄弱，精神病質その他の精神疾患を有する者」とするなどの改正が行われた．1995（平成 7）年には通院医療や退院後のケアの充実を目的として，"精神保健及び精神障害福祉に関する法律"（"精神保健福祉法"）に改正された．

2004（平成 16）年には，「精神保健医療福祉の改革ビジョン」が作成され，「入院医療中心から地域生活中心へ」という基本的な方策を進めること，また受入条件が整えば退院可能な約 7 万人の精神病院入院患者の解消を図ることが今後 10 年間の精神保健福祉の目標として示された．これを受けた 2005（平成 17）年の"精神保健福祉法"改正（2006〔平成 18〕年施行）では，精神病院などに対する指導監督体制の強化，精神障害者の適切な地域医療などの確保（精神科救急医療体制の確立，退院促進，市町村における相談体制の強化）が盛り込まれた．また，2002 年 4 月に日本精神神経学会が行った改定を受けて，精神分裂病から「統合失調症」に病名を変更した．

ⓑ 精神障害者を「障害者」として位置づける動き

1993（平成 5）年の"障害者基本法"で障害者に精神障害者が含まれることが明記され，以来障害者福祉の観点からの施策が推進された．1995（平成 7）年からは精神障害者保健福祉手帳制度が開始されて，障害の等級に応じて通院医療費の公費負担，各種税制の優遇措置，生活保護の障害者加算，公共交通機関の運賃や公共施設使用料の割引などの優遇措置が受けられるようになった．1997（平成 9）年に精神障害者が日常生活を営む上での種々の相談・助言・指導などを行う精神保健福祉士が法制化された．1999（平成 11）年にはさらに"精神保健福祉法"が改正され，患者の病院への移送制度，自傷他害（自殺などの自分を傷つける，または他人に害を及ぼすこと）の防止への家族の義務の撤廃など保護の必要な精神障害者への社会的責任の重視とともに，身近な福祉サービスの利用に関する相談や申請などにおいて市町村の役割が重要視されるようになった．

2005 年には，"障害者自立支援法"が成立し，翌年から精神障害に対する福祉サービスは，身体障害，知的障害に対する福祉サービスと一元化された．また精神科通院医療費の公費負担も自立支援医療制度へ移行した．

ⓒ 精神障害者の犯罪に関する法律と制度の動き

「心神喪失」とは，精神障害のために，自分の行為の善悪が判断できないか，自分の行動を制御できない状態のことであり，刑法 39 条は「心身喪失者の行為は，罰しない．心神耗弱者の行為は，その刑を減刑する」としている．すべての例ではないが，精神障害者の起こした犯罪について，心神喪失状態にあったとして，責任能力が問われず無罪となる判例もある．刑事責任能力や訴訟能力の有無を裁判所，弁護人，検察などの依頼により評価するために，精神科医らの専門家が調査を行うことを「精神鑑定」という．犯罪を行った触法精神障害者のその後の治療が適切に行われているかどうかについて議論があり，"心神喪失等の状態で重大な他害行為を行った者の医療及び観察等に関する法律"（"心神喪失者医療観察法"〔2003 年公布，2005 年施行〕）では，重大な犯罪を行った触法精神障害者に対して，裁判官と精神科医の合議による判断を行い，指定入院・通院機関において治療を指示し，治療経過について保護観察所が追跡調査・観察することとされた．

2）精神障害の医療

ⓐ 精神障害の患者数

2005 年の厚生労働省患者調査では，精神障害の推計総患者数は 302.8 万人であった（**表 5-25**）．全人口の 50 人に 1 人以上が精神医療を受けていることになる．うち入院患者は 35.3 万人，通院間隔を考慮

表 5-25 わが国における精神障害による総患者数

		総患者数（千人）	入院患者数（千人）	外来患者数（千人）
精神および行動の障害	血管性および詳細不明の認知症	145	54	91
	アルコール使用による精神および行動の障害	51	16	35
	その他の精神作用性物質による精神および行動の障害	9	1	8
	統合失調症，統合失調症型障害および妄想性障害	757	199	558
	気分［感情］障害（躁うつ病を含む）	924	28	896
	神経症性障害，ストレス関連障害および身体表現性障害	585	5	580
	精神遅滞	68	10	59
	その他の精神および行動の障害	124	13	111
神経系の疾患	アルツハイマー病	176	29	147
	てんかん	273	7	266
精神障害患者数		3,028	353	2,675

2005年患者調査による通院間隔を考慮した総患者数．このため各欄の人数合計は合計欄の人数と一致しない場合がある．精神障害患者数は，以前の報告と一致させるために「精神および行動の障害」から精神遅滞を除き「神経系の疾患」であるアルツハイマー病とてんかんを加えた数とされている．302.8万人は，総人口の2.4％に相当する．

した外来総患者は267.5万人である．最近は入院患者数は横ばいであり，外来患者数が増加している．入院患者では統合失調症が56％と多く，外来では気分障害（33％），神経症性障害（22％），統合失調症（21％）が多い．とくにうつ病の患者数は，1999年の24.3万人から2005年の63.1万人へと増加が著しい（患者調査）．

ⓑ 入院医療

① 入院治療の変遷

1930～50年代にかけて欧米では，入院・隔離偏重の精神医療を見直し，精神障害者をできるかぎり地域で治療しようとする，地域精神医療の動きが活発になった．これは，効果的な向精神薬の開発とともに，精神医療の目的を精神障害者の社会復帰においたことによる．これ以後，欧米では精神科病床数は減少し，入院期間は短縮され，多くの患者が地域に生活しながら外来治療を受けることとなった．

わが国における精神病院の8割は私立病院であり，精神医療は主としてこれら大規模の単科精神病院によって行われてきた．これは過去に公的精神病院を設立する予算が不足していたため補助金によって私立精神病院の設置を奨励したことにある．また措置入院患者の入院医療費の公的負担が引き上げられたことにより措置入院患者が増加し，精神病院の閉鎖性，拘束性が強まったという経緯がある．1965年ころまでは入院・隔離中心の精神医療が行われていた．しかしながら，通院医療の充実や退院促進事業などにより，近年，入院患者数はしだいに減少している．また，2005年の精神病院病床数は354,313床，入院患者数は324,335人である．2006年の精神病床の平均在院日数は320.3日であり，他科と比較すると依然として長いが，年々短縮してきている．

② 精神保健指定医と入院の形態

"精神保健福祉法"に基づく精神保健指定医は，5年以上の診療経験と3年以上の精神科診療の経験を有し，所定の研修を修了し，かつその提出したケースレポートが適切と認められた医師を厚生労働大臣が指定するものである．精神保健指定医は，患者が自発的でない場合の入院の要否や，入院患者の行動制限の要否を判断するなど患者の人権擁護に重要な役割をもっている．

精神障害者は，保護・隔離を要する場合にも，病識がないため，あるいは社会の偏見が強いため，本人が入院治療を受け入れないことも多い．しかし強制的な入院は，反面で患者の人権侵害に結びつく恐れがある．本人の意志に関わりなく非自発的に入院させる際には，慎重な手続きが求められる．

精神障害者の入院には，5つの形態がある（表5-26）．1つは「任意入院」と呼ばれ，患者自身の同意によって自発的に入院する場合である．患者本人の同意による入院は2/3を占めている．これ以外の4つは非自発的入院である．「措置入院」は精神保健指定医2人以上が診察し，患者が精神障害者であり，かつ入院させなければ精神障害のために自傷他害の恐れがある場合に，都道府県知事が国もしくは都道府県立の病院に入院させる制度である．措置患者数は年々減少している．「医療保護入院」は，精神保健指定医の診察の結果，精神障害者と診断され，入院の必要があると認められた者で，保護者（配偶者や扶養義務者，あるいは家庭裁判所で選任された扶養義務者など）の同意がある場合に，患者自身の同意がなくても精神病院の管理者が入院させることができる制度である．1999年の"精神保健福祉法"改正からは，家族などの負担を軽減するため医療保護入院や応急入院の場合には，患者の病院への移送を保健所などの行政機関が行うことになった．

③ 入院患者の処遇

各都道府県の精神医療審査会は，第三者機関として，措置入院，医療保護入院の要否について，定期病状報告をもとに審査し，また入院患者の退院や処遇改善請求に対する調査や判断を行っている．精神病院の入院患者の人権擁護のため，電話や手紙など信書の発受の制限や，行政機関の職員などとの電話・面会の制限を行うことができないことになっている．また，患者の隔離，身体的拘束についても精神保健指定医の判断が必要になる．

ⓒ 通院医療

通院医療については，以前は"精神保健福祉法"に規定されていたが，"障害者自立支援法"の成立後は，自立支援医療の中に位置づけられている．自己負担は1割であるが，所得や疾患の種類によって上限度額が設定されている．通院患者数は年々増加している．

表5-26　精神保健福祉法に基づく精神障害者の入院形態

任意入院	患者自身の同意による自発的な入院（2005年には全入院の62.4％）
措置入院	精神保健指定医2名以上が診察し，患者が精神障害者であり，かつ入院させなければ精神障害のために自傷他害（自殺など自分を傷つける，または他人に害を及ぼすこと）の恐れがある場合に，都道府県知事が国もしくは都道府県立の病院に入院させる制度（2005年には全入院の0.7％）
医療保護入院	精神保健指定医の診察の結果精神障害者と診断され，入院の必要があると認められた者を，保護義務者（配偶者や扶養義務者など）の同意がある場合に，患者自身の同意がなくても精神病院に入院させることができる制度（2005年には全入院の36.4％）
緊急措置入院	自傷他害の恐れがあり，緊急を要する場合
応急入院	これ以外で医療および保護の必要がある場合

ⓓ 地域の精神保健福祉の組織

　地域の精神保健の第一線機関は保健所である．これを技術面で指導・援助する機関として，各都道府県に1か所ずつ精神保健福祉センターがある．精神保健福祉センターには，精神科医，精神保健福祉士，臨床心理士，保健師などの専門技術職員が配置されている．これらの機関において実施されている業務を表5-27に示した．また市町村は，精神障害者に対する福祉サービスにおいて大きな役割を果たしている．このほか，精神薄弱者更正施設，児童相談所などが地域の精神保健福祉の役割を果たしている．

　1997年から法制化された精神保健福祉士は，精神障害者に対する保健福祉サービスの選択，日常生活の相談，日常生活技能の訓練などの相談，助言，指導を行う．原則として4年制大学で定められた科目を修得している人が精神保健福祉士試験に合格すると資格を取得することができる．2007（平成19）年度末で34,768人が登録され，精神病院や社会復帰施設で働いている．

ⓔ 精神障害者福祉と社会復帰対策

　2006（平成18）年に"障害者自立支援法"が施行され，精神障害者の社会復帰対策は同法に基づき体系に移行した．この法律では，身体障害，知的障害，精神障害の3つの障害をもつ人が，障害の種類に関わらず，必要とするサービスを得られる一元的な仕組みがつくられ，市町村が主体となってこれを提供することになっている．その費用は，国と地方自治体が負担するが，一方で，サービス利用に当たっては原則費用の1割を本人が負担することとなった．

　"障害者自立支援法"に基づく福祉サービスは，大きく分けると介護給付，訓練等給付，地域生活支援事業に区分される．これらの福祉サービスの種類と特徴を表5-28に示した．自立支援給付の利用に当たっては，本人が市町村に利用申請したあと，介護保険の要介護認定調査項目に加えて，調理や買い物ができるかなどの道具的ADL，多動やこだわりなど行動障害に関する項目，話がまとまらないなどの精神面に関する項目を加えた106項目の調査を行い，市町村審査会での総合的判断を踏まえて，市町村が認定を行うことになっている．

ⓕ セルフヘルプ（自助）グループ

　精神障害をもつ人や経験者が，お互いに精神障害からの回復や精神障害とともに生きることを目的としてグループを形成し，お互いに支え合う活動が行われている．セルフヘルプグループは，摂食障害，

表5-27　精神保健福祉における保健所，精神保健福祉センターの業務

	精神保健福祉法・地域保健法による業務
保健所	①管内の精神保健福祉に関する実態把握 ②精神保健福祉相談 ③訪問指導 ④患者家族会などの活動に対する援助・指導 ⑤教育・広報活動および協力組織の育成 ⑥関係諸機関との連携活動 ⑦医療・保護に関する事務
精神保健福祉センター	①保健所および精神保健関係諸機関に対する技術指導・技術援助 ②同，職員に対する教育研修 ③精神保健に関する広報普及 ④調査研究 ⑤精神保健相談（複雑または困難なもの） ⑥協力組織の育成

表5-28 障害者自立支援法による福祉サービス

介護給付	居宅介護（ホームヘルプ）	自宅で，入浴，排せつ，食事の介護などを行う
	重度訪問介護	重度の肢体不自由者で常に介護を必要とする人に，自宅で，入浴，排せつ，食事の介護，外出時における移動支援などを総合的に行う
	行動援護	自己判断能力が制限されている人が行動するときに，危険を回避するために必要な支援，外出支援を行う
	重度障害者等包括支援	介護の必要性がとても高い人に，居宅介護など複数のサービスを包括的に行う
	児童デイサービス	障害児に，日常生活における基本的な動作の指導，集団生活への適応訓練などを行う
	短期入所（ショートステイ）	自宅で介護する人が病気の場合などに，短期間，夜間も含め施設で，入浴，排せつ，食事の介護などを行う
	療養介護	医療と常時介護を必要とする人に，医療機関で機能訓練，療養上の管理，看護，介護および日常生活の世話を行う
	生活介護	常に介護を必要とする人に，昼間，入浴，排せつ，食事の介護などを行うとともに，創作的活動または生産活動の機会を提供する
	障害者支援施設での夜間ケア等（施設入所支援）	施設に入所する人に，夜間や休日，入浴，排せつ，食事の介護などを行う
	共同生活介護（ケアホーム）	夜間や休日，共同生活を行う住居で，入浴，排せつ，食事の介護などを行う
訓練等給付	自立訓練（機能訓練・生活訓練）	自立した日常生活または社会生活ができるよう，一定期間，身体機能または生活能力の向上のために必要な訓練を行う
	就労移行支援	一般企業などへの就労を希望する人に，一定期間，就労に必要な知識および能力の向上のために必要な訓練を行う
	就労継続支援（雇用型・非雇用型）	一般企業などでの就労が困難な人に，働く場を提供するとともに，知識および能力の向上のために必要な訓練を行う
	共同生活援助（グループホーム）	夜間や休日，共同生活を行う住居で，相談や日常生活上の援助を行う
地域生活支援事業	移動支援	円滑に外出できるよう，移動を支援する
	地域活動支援センター	創作的活動または生産活動の機会の提供，社会との交流などを行う施設
	福祉ホーム	住居を必要としている人に，低額な料金で，居室などを提供するとともに，日常生活に必要な支援を行う

うつ病などでも行われているが，アルコール乱用・依存のセルフヘルプグループが最もよく知られている．AA（alcoholic anonymous，匿名断酒会ともいう）は，1935（昭和10）年にアメリカで創設され，わが国では1957（昭和32）年に兵庫県で開始された．現在では国内に200か所あり，会員は匿名で参加し，患者のみの会合を定期的に行っている．関連して，アラノン（患者家族会），アラティーン（アルコール症患者の子どもの会）がある．また，断酒会は，AAをモデルにしてつくられたわが国独自の組織であり，酒害者同志の集団精神療法によって自らの意志で酒を断ち，社会復帰を果たそうとする活動である．1953年に「禁酒友の会」として高知県でスタートし，1963（昭和38）年には「全日本禁酒連盟」が結成されている．

4．心の健康づくりおよび自殺予防対策

1998（平成10）年に，わが国の自殺者数は急増して3万人を越え，その後も高い水準で推移している（図5-41）．増加したのはとくに中高年男性の自殺である．わが国の自殺率は，世界の中でも高い水準にある．2000（平成12）年には，国の健康増進目標である「健康日本21」における休養・心の健康の目標

として，①ストレスの低減，②睡眠への対応，③自殺者の減少を挙げ，その対策を推進するよう求めている．2002年には，厚生労働省自殺防止有識者懇談会報告書「自殺予防へ向けての提言」，翌年には，同地域におけるうつ対策検討会による「うつ対策推進方策マニュアル」，「うつ対応マニュアル」が出され，自殺およびそのリスク因子であるうつ病への対策の方向性が出されてきた．2006年には，"自殺対策基本法"が制定され，自殺予防のために国，自治体，事業者，個人の責務が規定された．2007年には同法に基づき，自殺総合対策大綱が作成され，自殺対策の具体的な方針が決定された．現在，地域でさまざまな自殺およびうつ病対策が進められている．

5．職場のメンタルヘルス

労働者の心の健康問題が増加している．仕事のストレスを感じている人は2002年の労働者健康状況調査では，労働者の62％に達している．管理職および被用者の自殺は1998年から増加し，毎年8〜9千人で推移している（警察庁自殺概要）．業務上発生した精神障害や自殺に対しては，労働災害が認定され，補償がなされている．また，長時間労働や過度なストレスなど業務上の負荷による脳・心疾患についても同様に労働災害が適応される．これらの申請・認定件数は年々増加している．近年では，長時間労働者に生じた自殺，いわゆる過労自殺については，事業者が安全に働かせる予防措置をとるなどの義務（安全配慮義務）を怠ったとして，企業が民事訴訟される事例もみられる．遺族側が勝訴した場合には，1億円近くの賠償金の支払いが企業に命じられている．厚生労働省は2006年に「労働者の心の健康の保持・増進のための指針」を公表し，職場におけるメンタルヘルスの基本的な進め方を具体化している．これに従って，職場のメンタルヘルスに取り組む事業場が増えている．2007年の"労働安全衛生法"改正では，長時間労働者への医師面接も義務化されている．

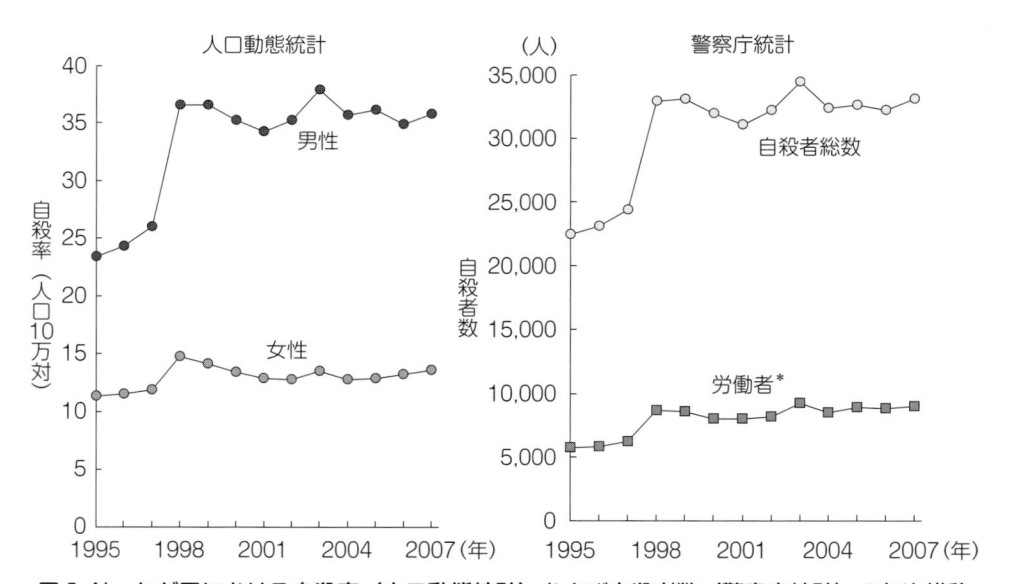

図 5-41 わが国における自殺率（人口動態統計）および自殺者数（警察庁統計）の年次推移
＊労働者とは管理職および被雇用者の合計

G. 学校保健

1. 学校保健とは

　学校保健という用語は"文部科学省設置法"の第四条の十二に認められる．第四条は「文部科学省は，前条の任務を達成するため，次に掲げる事務をつかさどる」として 97 項目にわたり記している条文である．第十二項は「学校保健（学校における保健教育及び保健管理をいう），学校安全（学校における安全教育及び安全管理をいう），学校給食及び災害共済給付（学校の管理下における幼児，児童，生徒及び学生の負傷その他の災害に関する共済給付をいう）に関すること」という内容であり，ここで，学校保健という概念は学校における保健教育と保健管理から構成されていることを示している．保健教育は，成長する子どもたちが自らの健康を保持するための能力の育成に関わることである．保健管理は，教育を受ける子どもたちや教育に従事し，またそれを支える仕事に携わる教職員の健康を良い状態に保つよう管理することであり，教育活動を円滑に展開する上での基盤を保証することに相当する．学校保健と学校安全に関わる規定を定めた法律が"学校保健安全法"である．学校保健に関わるその他の法律としては，"教育基本法"，"学校教育法"，"学校給食法"，"独立行政法人日本スポーツ振興センター法"などがある．教職員の保健管理については"学校保健安全法"とともに"労働安全衛生法"も関わりをもっている．

2. 学齢期に好発する疾患とその予防

　"学校教育法"第一条では「この法律で，学校とは，幼稚園，小学校，中学校，高等学校，中等教育学校，特別支援学校，大学及び高等専門学校とする」と規定している．学齢期とは，この中で義務教育の 9 年間，すなわち小学校と中学校の時期を示している．この時期は，基本的生活習慣がほぼ確立し，集団教育を受け，身体面では思春期前までは比較的ゆるやかに成長し，第 2 発育急進期を迎え大人の身体に近づく．運動発達面では，身体の基本的動きを繰り返し体験しながら巧みな動きを身につけ，呼吸器系，循環器系の発達・充実に伴い，持久的運動に慣れ親しんでいく．一生のうちで死の危険にさらされることの少ない時期であるが，10〜14 歳を例にとると，死亡原因としては不慮の事故，悪性新生物，自殺，心疾患が相対的に上位を占めている．学校現場で日常的に観察される疾患としては，むし歯，視力低下（屈折異常），鼻・副鼻腔疾患，肥満傾向児および痩身傾向児，脊柱側彎症，運動器*疾患・障害などである．近年，気管支喘息，アレルギー性鼻炎，アレルギー性結膜炎，食物アレルギー，さらにはアトピー性皮膚炎などのアレルギー疾患のある児童生徒が増えてきていることにも注意すべきである．

　予防の観点からは，2 次予防として"学校保健安全法"に基づく定期健康診断が毎学年 6 月末日までに実施され，その前に保健調査が行われるのでこれらが活用されるべきである．また，個別の疾患に関しては学校生活管理指導表，同（アレルギー疾患用）の 2 種類の様式の書類が（財）日本学校保健会より発行されており，保護者を通して主治医に必要事項を記入してもらい，学校に提出することにより，

＊：「運動器」とは，骨・関節，筋肉，靱帯，腱，神経など，身体を支えたり動かしたりする器官の名称をいう（「運動器の 10 年」日本委員会による）．

個々の児童生徒の健康状態に即した学校生活を送ることができるよう配慮されている．1次予防としては主として保健学習（小学校「体育」の保健領域，中学校「保健体育」の保健分野，高等学校「保健体育」の科目「保健」）や特別活動（学級活動，ほか）を中心に集団教育として生活習慣病予防，感染症予防などについての健康教育が行われるとともに，保健室などにおいて個別に養護教諭らによる保健指導などが行われる．健康診断，事後措置としての健康相談などにおいて，学校医，学校歯科医から疾病予防に関する保健指導が行われる．

3．身体発育の特徴

わが国では文部科学省が行政調査として毎年度，学校保健統計調査を実施している．この結果は速報版として12月にインターネット上で公開されるもののほか，年度末には「学校保健統計調査報告書」が刊行され，さらにインターネット上でも内容が公開されている．この調査は「児童・生徒および幼児の発育と健康状態を明らかにし，学校保健行政上の基礎資料を得ること」を目的として，毎年1回，全国の幼稚園，小・中・高等学校から標本抽出された調査実施校を対象に，定期健康診断にて実施される身体計測や疾病・異常について集計されたものである．

身長，体重，胸囲の測定については1900（明治33）年以来，座高については昭和初期より，毎年行われている．これらの身体計測は学校の健康診断においては不可欠のもので，健康や発育の評価を行う上での基礎資料となっている．毎年定期的に測定されたデータは測定された本人にとって有用な資料であることはもちろん，国レベルや都道府県レベルといった集団での発育状態の傾向を知ることもでき，資料としての意義はきわめて高い．身長，体重の推移は男女とも第二次世界大戦後，前年値を上回る「右上がり」の状況が1980（昭和55）年ごろまでは顕著であった．その後，年ごとの増加の程度は小さくなっていった．17歳では，身長については男女とも1994（平成6）年以降，顕著な増加は認められず，ほぼ上限値に達した観がある．21世紀に入ってもその傾向は変わらない．

学校の健康診断では身体計測として，身長，体重のほかに座高を測定している．身長から座高を引いた値を坐骨下脚長というが，これをほぼ下肢長に相当する計測値とみなすと，興味深い現象が読み取れる．17歳男女の坐骨下脚長の身長に占める割合について，1948（昭和23）年以降の推移をみてみると，男女とも1960（昭和35）年ごろまで低下傾向にあったものが，上昇に転じている．1980年代から上昇の程度が次第にゆるやかとなり，男子では1995（平成7）年，女子では1998（平成10）年をピークとして再び低下傾向を示している．現代の青年では単に以前に比べ体格が大きくなっただけではなく，身長と座高の関係が複雑に変化している様子がうかがえる．

4．体力・運動能力の現状と特徴

文部科学省が実施している体力・運動能力調査は毎年10月に公表されており，国民の体力，運動能力に関する各年代の動向や年次による変化を知ることができる．この調査は，東京オリンピック（1964〔昭和39〕年）が開催された年から毎年実施されている．最初の約10年は各年齢とも総合成績でみても年々向上が認められていたが，1970年代中盤からの10年は横ばい，さらに1985（昭和60）年以降は長期低下傾向にある．現代人は小学生から青年まで，広く体力・運動能力が落ちつつあることが示されて

いる．その背景として，生活の中における運動不足があることが推測される．これは高等学校卒業後の青年期に運動習慣が継続せず働き盛りの壮年期まで類似の状況が続いていることが推定される．体格は親の世代より大きくなったが，体力や運動能力は親の世代より劣っている青少年世代の現状がうかがえる．

5．学校保健に関わる人々

　学校保健に関わる校内の人々としては校長，副校長，教頭，主幹教諭，保健主事（保健主任），養護教諭，栄養教諭，一般教諭が常勤の職員であり，このほかに専門職として学校医（医師），学校歯科医（歯科医師），学校薬剤師，学校栄養職員（栄養教諭がいる場合は学校栄養職員にかわる），スクールカウンセラーがいる．前三者は学校三師と称されることもあり，ほとんどの場合，非常勤職員である．なお，保健主事には教諭または養護教諭が担当となり，学校保健と学校教育全体の調整，学校保健安全計画の立案など，学校における保健や安全についてのまとめ役を務める．学校医と学校歯科医が主として対人保健的事項の専門家であるのに対して，学校薬剤師は主として環境管理を担当する専門家である．通常はこれらの人々が校内連携により学校の保健と安全をつかさどるが，このほか必要に応じ，また学校保健委員会などを通じ，校外のさまざまな人々（医師，保健師，助産師，看護師，行政官，警察官，消防士，ほか）や組織（医療機関，保健所，市町村，企業，住民組織，ボランティア，ほか）が支援的に関わることがある．

6．学校医の職務

　文部科学省令である"学校保健安全法施行規則"第二十二条に，学校医の職務執行の準則として示されている（表5-29）．
　このほか，「学校医は，前項の職務に従事したときは，その状況の概要を学校医執務記録簿に記入して校長に提出するものとする」という記録に関する規定が付されている．

7．学校歯科医の職務

　文部科学省令である"学校保健安全法施行規則"第二十三条に，学校歯科医の職務執行の準則として示されている（表5-29）．
　このほか，「学校歯科医は，前項の職務に従事したときは，その状況の概要を学校歯科医執務記録簿に記入して校長に提出するものとする」という記録に関する規定が付されている．

8．学校薬剤師の職務

　文部科学省令である"学校保健安全法施行規則"第二十四条に，学校薬剤師の職務執行の準則として示されている（表5-29）．
　このほか，「学校薬剤師は，前項の職務に従事したときは，その状況の概要を学校薬剤師執務記録簿に

記入して校長に提出するものとする」という記録に関する規定が付されている．

表5-29　"学校保健安全法施行規則"（第四章）

第四章　学校医，学校歯科医及び学校薬剤師の職務執行の準則
第二十二条　学校医の職務執行の準則は，次の各号に掲げるとおりとする．（学校医の職務執行の準則）
一　学校保健計画及び学校安全計画の立案に参与すること
二　学校の環境衛生の維持及び改善に関し，学校薬剤師と協力して，必要な指導及び助言を行うこと
三　法第八条の健康相談に従事すること
四　法第九条の保健指導に従事すること
五　法第十三条の健康診断に従事すること
六　法第十四条の疾病の予防処置に従事すること
七　法第二章第四節の感染症の予防に関し必要な指導及び助言を行い，並びに学校における感染症及び食中毒の予防処置に従事すること
八　校長の求めにより，救急処置に従事すること
九　市町村の教育委員会又は学校の設置者の求めにより，法第十一条の健康診断又は法第十五条第一項の健康診断に従事すること
十　前各号に掲げるもののほか，必要に応じ，学校における保健管理に関する専門的事項に関する指導に従事すること
第二十三条　学校歯科医の職務執行の準則は，次の各号に掲げるとおりとする．（学校歯科医の職務執行の準則）
一　学校保健計画及び学校安全計画の立案に参与すること
二　法第八条の健康相談に従事すること
三　法第九条の保健指導に従事すること
四　法第十三条の健康診断のうち歯の検査に従事すること
五　法第十四条の疾病の予防処置のうち齲歯その他の歯疾の予防処置に従事すること
六　市町村の教育委員会の求めにより，法第十一条の健康診断のうち歯の検査に従事すること
七　前各号に掲げるもののほか，必要に応じ，学校における保健管理に関する専門的事項に関する指導に従事すること
第二十四条　学校薬剤師の職務執行の準則は，次の各号に掲げるとおりとする．（学校薬剤師の職務執行の準則）
一　学校保健計画及び学校安全計画の立案に参与すること
二　第一条*の環境衛生検査に従事すること
三　学校の環境衛生の維持及び改善に関し，必要な指導及び助言を行うこと
四　法第八条の健康相談に従事すること
五　法第九条の保健指導に従事すること
六　学校において使用する医薬品，毒物，劇物並びに保健管理に必要な用具及び材料の管理に関し必要な指導及び助言を行い，及びこれらのものについて必要に応じ試験，検査又は鑑定を行うこと
七　前各号に掲げるもののほか，必要に応じ，学校における保健管理に関する専門的事項に関する技術及び指導に従事すること

「法」は学校保健安全法をあらわす．表5-30を参照．
＊：学校保健安全法施行規則，第一章「環境衛生検査等」第一条：学校保健安全法（昭和三十三年法律第五十六号．以下「法」という．）第五条の環境衛生検査は，他の法令に基づくもののほか，毎学年定期に，法第六条に規定する学校環境衛生基準に基づき行わなければならない．

9. 養護教諭

　養護教諭は"学校教育法"第三十七条十二項にて「養護教諭は，児童の養護をつかさどる」と定められた教育職員である．なお，「つかさどる」対象について，教諭の場合は「教育」あるいは「保育」，栄養教諭の場合は「栄養の指導および管理」としている．養護とは何を意味するかについては，これまでに多くの議論がなされてきたが，藤田和也氏は「学校において健康への配慮や世話（ヘルスケア）をしつつ，それを通して子どもの発達を促し，援助していく営みを養護と規定する」と説明している．養護教諭の職務について，1997（平成9）年9月の保健体育審議会答申では新たな役割をとくにヘルスカウンセリング機能の充実に求め，児童生徒の心の健康問題に対応した健康の保持増進を実践できる資質の向上を図る必要があることを指摘した．1998（平成10）年の"教育職員免許法"の一部改正は，保健の授業を担任する教諭または講師の兼職発令を受けた養護教諭が保健の授業を担当することを可能にした．養護教諭は"学校教育法"により，小学校，中学校，中等教育学校では置かなければならない職種となっており，幼稚園，高等学校では置くことができる職種となっている．特別支援学校では幼稚部，小学部，中学部，高等部についてそれぞれ対応する学校種に合わせる規定となっている．

10. 健康診断と健康相談

　定期健康診断の法的根拠は"学校保健安全法"第十三条第一項（表5-30）に求めることができる．健康診断が有する意義に関しては，同法第十四条にその具体的活用法が示されている（表5-30）．健康診断は単なる検査の実施にとどまらず，その結果に基づいて健康上の問題が見いだされた人について，治療の勧告，学校生活についての指導，助言を行うことが大切である．また，健康相談などを活用し，個別の保健指導を行うとともに学校教育活動全般の中で健康教育として活用することも大切である．このように，健康診断には疾病や異常の早期発見（2次予防）としての意義のほかに，相談や指導を通じた1次予防としての意義が強くなってきている．

　臨時の健康診断については，同法第十三条第二項で「学校においては，必要があるときは，臨時に，児童生徒等の健康診断を行うものとする」としている．臨時の健康診断は，"学校保健安全法施行規則"第十条により，次に掲げるような場合で必要があるときに，必要な検査の項目について行うものとされている．①感染症または食中毒の発生したとき．②風水害等により感染症の発生のおそれのあるとき．③夏季における休業日の直前または直後．④結核，寄生虫病その他の疾病の有無について検査を行う必要のあるとき．⑤卒業のとき．なお，宿泊を伴う行事の前やマラソン大会の前に行われる学校医による面談などは次に述べる健康相談として位置づけるのが適当である．

　健康相談については，"学校保健安全法"第八条にて，「学校においては，児童生徒等の心身の健康に関し，健康相談を行うものとする」と一般原則を定め，続いて第九条において「養護教諭その他の職員は，相互に連携して，健康相談又は児童生徒等の健康状態の日常的な観察により，児童生徒等の心身の状況を把握し，健康上の問題があると認めるときは，遅滞なく，当該児童生徒等に対して必要な指導を行うとともに，必要に応じ，その保護者（"学校教育法"第十六条に規定する保護者をいう．第二十四条及び第三十条において同じ）に対して必要な助言を行うものとする」と定められている。とくに第九条の保健指導については旧法にはなく，2009（平成21）年度の改正で新たに設けられた部分である．これ

表 5-30　"学校保健安全法"（第二章　学校保健）

第二節 健康相談等	第八条 （健康相談）	学校においては，児童生徒等の心身の健康に関し，健康相談を行うものとする．
	第九条 （保健指導）	養護教諭その他の職員は，相互に連携して，健康相談又は児童生徒等の健康状態の日常的な観察により，児童生徒等の心身の状況を把握し，健康上の問題があると認めるときは，遅滞なく，当該児童生徒等に対して必要な指導を行うとともに，必要に応じ，その保護者（学校教育法第十六条に規定する保護者をいう．第二十四条及び第三十条において同じ）に対して必要な助言を行うものとする．
第三節 健康診断	第十一条 （就学時の健康診断）	市（特別区を含む．以下同じ）町村の教育委員会は，学校教育法第十七条第一項の規定により翌学年の初めから同項に規定する学校に就学させるべき者で，当該市町村の区域内に住所を有するものの就学に当たつて，その健康診断を行わなければならない．
	第十三条　一 （児童生徒等の健康診断）	学校においては，毎学年定期に，児童生徒等（通信による教育を受ける学生を除く）の健康診断を行わなければならない．
	第十三条　二	学校においては，必要があるときは，臨時に，幼児，児童，生徒又は学生の健康診断を行うものとする．
	第十四条 （児童生徒等の健康診断）	学校においては，前条の健康診断の結果に基づき，疾病の予防処置を行い，又は治療を指示し，並びに運動及び作業を軽減する等適切な措置をとらなければならない．
	第十五条　一 （職員の健康診断）	学校の設置者は，毎学年定期に，学校の職員の健康診断を行わなければならない．
	第十五条　二	学校の設置者は，必要があるときは，臨時に，学校の職員の健康診断を行うものとする．
第四節 感染症の予防	第十九条 （出席停止）	校長は，感染症にかかつており，かかつている疑いがあり，又はかかるおそれのある児童生徒等があるときは，政令で定めるところにより，出席を停止させることができる．
	第二十条 （臨時休業）	学校の設置者は，感染症の予防上必要があるときは，臨時に，学校の全部又は一部の休業を行うことができる．
	第二十一条 （文部科学省令への委任）	前二条（第十九条の規定に基づく政令を含む）及び感染症の予防及び感染症の患者に対する医療に関する法律（平成十年法律第百十四号）その他感染症の予防に関して規定する法律（これらの法律に基づく命令を含む）に定めるもののほか，学校における感染症の予防に関し必要な事項は，文部科学省令で定める．

により，健康相談を担当する人の範囲が広げられた．なお，旧法において，学校医が行う健康相談は，具体的には以下のような児童生徒がその対象とされてきた．

①健康診断の結果，継続的な観察指導を必要とする者
②日常の健康観察の結果，継続的な観察指導を必要とする者
③病気欠席がちの者
④心身の異常を自覚して自発的に健康相談の必要を認めた者
⑤保護者の依頼によって健康相談の必要を認めた者
⑥修学旅行，移動教室，遠足，運動会，対外運動競技会等の学校行事に参加させる場合に必要と認めた者

今後，保健指導や健康相談の実際について，整理され体系化が図られることが期待される．

11. 児童生徒の慢性疾患と保健管理

　健康診断によって見いだされる児童生徒の疾病と異常に関して多いのは，むし歯（う歯）であり，次いで裸眼視力1.0未満の児童生徒である．健康診断は医療としての診断を行う場ではないので，有病率ではなく，被患率（健康診断受検者のうち疾病・異常該当者の占める割合）で頻度が示される（学校保健統計等）．1990年代のはじめより，むし歯の被患率は減少傾向が続いている．裸眼視力1.0未満の生徒は，年代が上がるとともに割合が高くなっており，高等学校では63.8％に達している．

　また，性別，年齢別，身長別標準体重から算出される肥満度が20％以上の肥満傾向児の出現率は，男子では12歳および15～17歳で10％を超えており，15歳が11.4％と最も高くなっている．女子では，12歳が8.64％で最も高くなっている．また，肥満度が－20％以下の痩身傾向児の出現率は，男子では8～17歳で1％を超えており，11歳が3.4％と最も高くなっている．女子では8～17歳で1％を超えており，12歳が4.2％と最も高くなっている．このように身長と体重からみた体格の「ゆがみ」は肥満だけでなく「やせ」もあり，後者では中学生の年代では女子において高率となる傾向が認められることが注目される．

12. 学校における感染症

　学校において感染症が流行すると，集団に感染が拡大する危険が高まる．このため，"学校保健安全法"では「感染症の予防」の節を設けている．同法第十九条において「校長は，感染症にかかつており，かかつている疑いがあり，又はかかるおそれのある児童生徒等があるときは，政令で定めるところにより，出席を停止させることができる」と出席停止について述べ，次いで第二十条において「学校の設置者は，感染症の予防上必要があるときは，臨時に，学校の全部又は一部の休業を行うことができる」と臨時休業について規定している．省令である"学校保健安全法施行規則"では学校において予防すべき感染症の種類や出席停止の基準を定めている（表5-31）．出席停止とは出席でも欠席でもない第3の範疇であり，本規則に則り適用されている．表5-31の第三種の中の「その他の感染症」は，個々の症例について学校医またはその他の医師が学校においてほかの児童生徒への感染の恐れの可能性に基づき判断されるものである．

13. 心の健康とその推進

　現在の学校における児童生徒の健康上の問題として頻度が相対的に高く，かつ児童生徒の現在から将来に向けて重視すべき課題としては，精神保健的課題（心の健康）や生活習慣病予防が挙げられる．友人や教師との人間関係のつまずきや家族との関係などに起因する問題，ネットや携帯メールによる心の傷や負担などがきっかけとなり，不登校に陥ったり，不適切な行動に走ったりするというような例が珍しくなくなってきている．少子化や幼少時からの生活体験，対人経験の乏しさが背景としては存在し，どの子どもにおいても心の健康を推進することの意義が存在している．

　また，自閉症，アスペルガー症候群その他の広汎性発達障害，学習障害，注意欠陥多動性障害などの発達障害の子どもたちの受け入れ，支援などのニーズも現代の学校においては無視できぬ程度存在しており，広義にはこれらの課題も合わせて考える必要がある．

　養護教諭をはじめ，教員，管理職，栄養教諭，学校医，学校歯科医，学校薬剤師，スクールカウンセ

表 5-31　学校において予防すべき感染症と出席停止の基準

種別	対象疾患	出席停止の基準
第一種	エボラ出血熱，クリミア・コンゴ出血熱，痘瘡，南米出血熱，ペスト，マールブルグ病，ラッサ熱，急性灰白髄炎，ジフテリア，重症急性呼吸器症候群（SARS コロナウイルスによるものに限る），鳥インフルエンザ（病原体がインフルエンザウイルス A 属インフルエンザ A ウイルスであってその血清亜型が H5N1 であるものに限る）	治癒するまで
第二種	インフルエンザ（鳥インフルエンザ〈H5N1〉を除く）	発症した後 5 日を経過し，かつ，解熱後 2 日を経過するまで（未就学児童は 3 日を経過するまで）
第二種	百日咳	特有の咳が消える，または 5 日間の抗菌性物質製剤による治療終了まで
第二種	麻疹	解熱後 3 日を経過するまで
第二種	流行性耳下腺炎	耳下腺，顎下腺または舌下腺の腫脹が発現した後 5 日を経過し，かつ，全身状態が良好になるまで
第二種	風疹	発疹が消失するまで
第二種	水痘	すべての発疹が痂皮化するまで
第二種	咽頭結膜炎	主要症状消退後 2 日を経過するまで
第二種	結核，髄膜炎菌性髄膜炎	病状により学校医等において感染のおそれがないと認めるまで
第三種	コレラ，細菌性赤痢，腸管出血性大腸菌感染症，腸チフス，パラチフス，流行性角結膜炎，急性出血性結膜炎	病状により学校医等において感染のおそれがないと認めるまで
第三種	*その他の感染症：溶蓮菌感染症，A 型肝炎，B 型肝炎，手足口病，伝染性紅斑，ヘルパンギーナ，マイコプラズマ感染症，感染性胃腸炎など	*その他の感染症は必要があれば，学校医の意見を聞き，第 3 種の感染症として措置をとることができる疾患

留意点："感染症の予防及び感染症の患者に対する医療に関する法律"（平成 10 年法律第 114 号）第 6 条第 7 項から第 9 項までに規定する新型インフルエンザ等感染症，指定感染症および新感染症は，本表上記の規定に関わらず，第一種の感染症とみなされる．
資料　学校保健安全法施行規則（2014 年 4 月 30 日改正）

ラー等が相互に連携し，日常的な健康状況の観察や健康相談などを通し児童生徒の心身の健康状態を把握し，何らかの健康上の問題があると判断されるときには，すみやかに保健指導を行うべきであることが"学校保健安全法"に規定されているので，これを活用した取り組みがなされる必要がある．

しかしながら，心の健康の問題には画一的心理テストによるスクリーニングが必ずしもなじまない側面や課題を有しており，心の健康推進を目指した教育活動や一斉指導などは別として，主に個別の相談を丁寧に行う意義があるといえる．来談者である児童生徒や，場合によっては保護者との面談を重ね，問題の所在を探り，専門家の支援を受ける方向性や専門機関における相談や受診につなげることが学校においては主となろう．その場合，学校の教職員間で情報をどのように共有し，あわせて当該児童生徒のプライバシーを保護するかについて適切な配慮を行う必要がある．

14．安全教育と安全管理

安全教育は，それを専ら行う教科が存在せず，2008（平成 20）年 3 月に告示された学習指導要領の学校教育活動全体として行うこととした体育・健康に関する指導に主として記述されている．体育・健康に関する指導は，健康・安全で活力ある生活を営むために必要な資質や能力を育て，心身の調和的な発達を図ることをねらいとしている．安全に関する指導においては，身の回りの生活の安全，交通安全，

防災に関する指導を重視し，安全に関する情報を正しく判断し，安全のための行動に結びつけるようにすることが重要であるとされている．なお，特別活動には健康安全・体育的行事というものがあって，たとえば避難訓練，交通安全指導などが行われる．近年，子どもが日常生活における通年からは想像しがたい理不尽な事由により犯罪被害に遭う事例が存在し，学校における安全というと犯罪被害防止がまず頭に浮かぶことは否めないが，冷静に考えれば，不慮の事故（傷害），暴力（体罰，虐待，家庭内暴力，性被害，喧嘩，集団暴行，ほか），自殺，自傷行為のすべてを視野に入れ考えなければならない．

2009年に施行された"学校保健安全法"は，従来の"学校保健法"と比較すると，安全管理に関する規定を充実させ，学校の設置者の責務，学校安全計画の策定，学校環境の安全の確保，地域の関係機関などとの連携，発生時対処要領の作成や危険などを明記した．

文部科学省は，学校保健安全法に基づき，平成24年4月，「学校安全の推進に関する計画」を策定した．これは，各学校における安全に係る取り組みを総合的かつ効果的に生活安全，交通安全，防災教育を含めた災害安全を強化する観点から，国が取り組むべき安全に関する教育の充実や，地域社会，家庭との連携を図った学校安全の推進などの具体的方策を盛り込んでいる．

今日，生活の場の安全をより積極的に考え実践する活動として，スウェーデンにあるWHO地域安全推進協同センターが発信しているセーフコミュニティ safe community というものがある．わが国では，京都府亀岡市，青森県十和田市，神奈川県厚木市などが認証を受けており，これは「安全なまちづくり」とでもいうべき取り組みである．また，その場を学校に限局したセーフスクール safe school という取り組みも同様にWHOから提案されており，世界中に広がりを示している．これは学校を挙げての安全に配慮した教育と環境づくりの取り組みともいえる．わが国では大阪教育大学附属池田小学校，厚木市立清水小学校がセーフスクールの認証を受けている．

H. ヘルスプロモーション

1．予防の5段階の1次予防として

ヘルスプロモーション（当時は，健康増進と訳されていた）という用語は，予防医学の中に登場する．レベル（ハーバード大学公衆衛生学部）とクラーク（コロンビア大学医学部）が1950年代にアメリカで提唱した，疾病の自然史と予防の5段階（健康増進（ヘルスプロモーション），特殊予防，早期発見・治療，重症化防止・障害の制限，リハビリテーション）の1つである．この考え方は全体として予防医学ともいわれ，あるいは簡略化して予防の3レベルあるいは3段階（1次予防，2次予防，3次予防）と表現される．通例，はじめの2つを合わせて「1次予防」，次の2つを「2次予防」，最後の1つを「3次予防」と称する．

日本の結核対策ではレベルとクラーク以前に，岡治道が予防の5段階と同様の考え方を1932（昭和7）年に発表しており[8]，戦後の日本での結核対策の進展に大きく寄与している．レベルとクラークが1950年代に予防の5段階を提唱したのは，それまで，人々が模索していた疾病対策の理論の集大成であった．その効用は，たとえば結核の場合に顕著であり，"結核予防法"は数度の改定を経て総合的な施策が具体化され，結核患者の激減という成果を収めた．"結核予防法"に含まれている結核対策と，レベルとクラークの予防医学の体系を比較対照すると，以下のように，両者は同じ考え方に基づいていることがわかる．

①栄養改善—健康増進，②伝染防止・BCG 接種と化学予防—特殊予防，③健康診断と医療・短期化学療法—早期発見・治療，④患者管理—重症化防止・障害の制限，⑤在宅酸素療法—リハビリテーション

予防の 5 段階の考え方[9,10]は，それが実際に社会全体で実施されるには時間を要する．たとえば，わが国のがん対策では 2 次予防，すなわち早期発見・治療が従来は中心であり，1 次予防や 3 次予防は長く課題とされてきた．また，結核対策のような歴史のある疾患をみると，1 次予防から 3 次予防を実現するのに，日本では 60 年の歳月（1904〔明治 37〕年の内務省令から 1961〔昭和 36〕年の"結核予防法"改正まで）を要している．

"結核予防法"が制定され（1951〔昭和 26〕年 3 月），講和条約後（1951 年 9 月締結，1952 年 4 月発効）に"らい予防法"が制定（1953〔昭和 28〕年，1996 年廃止）された．"結核予防法"では，その目的に「結核の予防及び結核患者の適正な医療の普及」が謳われ，「予防接種・検診」と「患者の医療」が総合的に盛られている．それに対し，"らい予防法"の目的は「らいを予防するとともに，らい患者の医療を行い」とし，「適正」という語が抜け落ち，実態は患者の社会からの「隔離」に施策の重点が置かれていた．同様のことは，"エイズ予防法"（1989〔平成元〕年）でも起きている．欧米諸国はエイズの対策以来，公衆衛生法規を改革し，人権擁護（医療受け入れ拒否等の差別撤廃，最小限の強制措置と適正手続き，プライバシーの保護，社会基盤・情報の整備）を図っており，わが国でも，"感染症の予防と患者の医療の確保に関する法"で人権への配慮が大きな議論となった．

わが国は，1960 年代，慢性疾患対策において疾病のスクリーニングによる早期発見・治療が採用され，「2 次予防」が主体の予防医学が推進されていった．1990 年代に入り，このような検診，早期発見・治療を中心とした「2 次予防」の予防医学は，議論の的となり，生活習慣の変革を含む 1 次予防（医学）への取り組みがなされつつある．行政用語としての成人病を生活習慣病と名称変更（1997〔平成 9〕年）したのも，成人病という病気の早期発見・治療（「2 次予防」）よりも，住民・患者の生活習慣への施策（1 次予防）を強調するためであり，さらに，現在ではメタボリックシンドロームと呼んでいる．

2．PHC（ヘルスプロモーションの前提条件）

レベルとクラークがヘルスプロモーションを予防の 5 段階の「1 次予防」に提唱した後，「ヘルスプロモーション」（1986 年の WHO オタワ憲章）は独立した用語として，新しい公衆衛生の展開方法へと発展した．その間を橋渡しした世界の公衆衛生上の理念が，1978（昭和 53）年のアルマ・アタ宣言（WHO／UNICEF）における PHC（プライマリ・ヘルスケア）の登場である．

アルマ・アタは旧ソ連邦にあるオアシスの町であり，リンゴの園という意味がある．この町で採択されたアルマ・アタ宣言には，世界から集った 2,000 人の各国代表（その多くは厚生大臣などの施策決定者）が参画した．「Health for All：すべての人々を健康に」が PHC のスローガンである．PHC の特徴は，健康を人権として位置づけ，WHO が世界の健康問題に取り組み始めたことにある．WHO が，UNICEF（国連児童基金）というほかの国連の専門機関と協力し，強力なキャンペーンを実施，ほかの国際機関（世界銀行，国連開発計画など）を巻き込んでいった．PHC は WHO の一戦略にとどまらず，世界の健康問題を考え，改善する人々（医療専門家に限らない行政，経済，農業，食糧，人口などの各分野の人々）にとって，共通基盤となった．

レベル・クラークの予防の 5 段階では，第 2 段階（特殊予防），第 3 段階（早期発見・治療），第 4 段

階（重症化防止・障害の制限）は，とくに専門家の能力が発揮される場面であったが，PHC は住民の参加や健康教育を導入している．専門家と住民の関係が対等に置かれ，具体的な社会制度・システムとして，さらに医療技術（適性技術と呼ばれる）として普及させた[11]．

医師のいない地域での治療には，住民ボランティアを訓練して応急処置を施す．そのための薬局を村人が協同で運営し，安価に薬を入手できるようにする．下痢の脱水の治療には，静脈内点滴より安く，かつ水の不足している家庭でも対応できる ORT（経口補液療法：ブドウ糖，食塩，重炭酸ソーダ，塩化カリウムを 1L の水に溶かして飲ます[12]）を配布して対処する．衛生環境（水）の促進に，手押しポンプを村で設置するように働きかける．感染症の予防に，予防注射を徹底し，住民を訓練して簡易便所を配布する．無料では住民が薬や器具を大切にしないので，少なくても使用料を徴収する．国や地方行政，医療専門家，ボランティアが熱意をもって活動を継続し，地域住民の信頼を勝ち得れば，住民も自ずと働き出す．自分たちの健康が守られることに，気がつき，友人，隣人を助け合うことに喜びを見出す[13]．

PHC は多くの人が健康に，少なくとも基本的ニーズは満たせるようにと，住民の参加や健康教育による保健・医療を展開する．PHC は日本がかつて実践した活動方法であり，第 2 次世界大戦後，結核と母子保健・家族計画，衛生環境を中心に多くの実績を上げてきた．たとえば，結核は抗生物質と専門家のみで解決してきたわけではなく，国民ぐるみの結核予防運動（かつて 400 万人の結核予防婦人会があった）がその中核である．現在の開発途上国をみれば，抗生物質がありながら，毎年 900 万人もの結核患者と 300 万人の結核死が生じていることからも何が重要であるか，PHC のような住民参加に基づく基本的な保健医療システムの重要性が理解できよう．なお，WHO は 2008（平成 20）年の世界保健報告のテーマを「今こそ PHC」としてまとめている．

看護にとって PHC は，ナイチンゲールの活動にその精神と実践・施策が，如実にあらわれている分野である．カナダのブリティッシュ・コロンビア州（新渡戸稲造の庭園や地域精神衛生システムで有名な太平洋側にある州）の看護協会が，PHC とヘルスプロモーションを基礎に据えた，看護戦略を採用している．

北欧では PHC による医療改革が展開されている．たとえば，フィンランドでは 1972（昭和 47）年に"PHC 法"が制定されている．WHO が PHC を提唱した当時のマーラー事務局長（1973 年から 15 年間）は，北欧の国デンマークから登場し，結核対策の専門家であった．

3．現代の健康課題とヘルスプロモーション

わが国の健康課題の中で，国民病といわれた結核や母子の健康問題は，「法」の整備や住民の参加を得た公衆衛生活動の展開によって，結核による死亡や妊産婦の死亡，乳幼児の死亡は激減し，これらの感染症を中心とした健康課題は大きく改善された．

現代では，高齢化に伴う成人・老人を中心とした生活習慣病（がん・心疾患・高血圧・脳血管疾患・糖尿病など）への対応が重要な健康課題となっている．わが国が，1978 年から取り組んでいる「国民健康づくり対策」は，かつての結核対策や母子保健対策のような顕著な効果を上げていない．最近は，こころの健康，虐待，子育て不安，リプロダクティブ・ヘルス＆ライツなどの新しい課題に加え，結核の非常事態宣言が厚生労働省から出されるなど，感染症が再び新しい健康課題となっており，社会全体での取り組みが必要となっている．こうした健康課題を理解することがヘルスプロモーションの必要性に

つながる．例として，①性感染症，②禁煙，③自殺を取り上げる．

　①性感染症：若者（全国の国立大学学生ら）の性行動調査（京都大学・木原）の結果によると，高校卒業時には20％程度，大学卒業時には60～70％の男女が性交を体験しているが，避妊具の使用率が落ちるなど，安全な性行動が若者には身についていない．この結果として，性感染症，HIV／エイズが最近増加しており，10年前の欧米の急激な増加傾向をほぼ踏襲している．性教育などの対策は，小学校からの学校教育が不可欠であるが，学校では，性や健康に対する具体的な教育は立ち遅れている．学校保健には地域の保健専門家が関わりにくいため，枠を超えた活動が必要となる．

　②禁煙：わが国の喫煙率は，男性が過去50年間，40～50％前後で大きな変化がなく，女性が13％台で年々，増え続けている．先進国の中で，高喫煙率の国は珍しい．

　禁煙は，最も効果的に，生活習慣病のリスクを減らせる方法であるが，わが国は，テレビコマーシャルの容認や未成年者の自動販売機でのタバコの購入規制が遅れていたこと，高校3年生の喫煙率が男子で37％という実態など，未だ対策が立ち遅れている．学校や地域での取り組みと，喫煙率の高い成人の職域での取り組みが重要となる．

　③自殺：経済環境の悪化の結果，わが国の自殺者数は，過去10年間，従来の5割増しの状況となっている．自殺は，10歳代から60歳代前半までの4大死因の1つに含まれているが，ほかの疾患に比べて，行政の対策は立ち遅れている．健康管理で企業の果たした役割が大きかったように，自殺防止に関しても，半減運動などに企業が取り組み出しており，今後，地域保健と産業保健との連携が求められている．

4．欧米のヘルスプロモーション

　健康は病気を治すことによってではなく，つくるものであるというヘルスプロモーションの新しい運動（オタワ憲章）は，WHOの健康の定義から40年後の1986年に提唱された[14]．

　わが国は，従来，欧米の先進的な公衆衛生活動を学びつつ，国情にあった日本独自の公衆衛生の体系を発展させ，平均寿命が長くなり，経済的に欧米を追い越すところまできた．

　グローバル化する社会の中で，欧米では，ここ20年間に，新たな公衆衛生の政策を展開し，それらの効果が明確にあらわれている．格差社会の中で，多様な健康課題を解決するために，欧米で実績を上げている新しい政策理論の一つが，ヘルスプロモーションの理念・方法で，わが国の「健康日本21」のもととなったものである．

　1978年のアルマ・アタ宣言の後，PHCの精神（健康は人権である）を生活習慣病や新しいライフスタイルの健康づくりに適応させたのがヘルスプロモーションであり，この考え方は，1986（昭和61）年，カナダのオタワで採択されたWHOのオタワ憲章がもとになっている．

　ヘルスプロモーションには，①健康的な公共政策づくり（飛行機の中での禁煙など）②支援的な環境づくり（食品売場にカロリー表示をした食品，減塩醤油などを置くなど）③地域活動の強化（団塊の世代や高齢者を対象とした地域住民に，健康意識を高める講座を開設し，地域の健康づくりに積極的に取り組むなど）④個人技術の開発（家庭用の血圧計，プリン体を減らしたビールなど）⑤健康サービスの方向転換（検診を中心とした2次予防から，健康づくりを主眼とした1次予防へなど）の5つの活動領域があり，社会全体で取り組む活動となっている．

　Health for All（WHOアルマ・アタ宣言）を受け，アメリカで1979（昭和54）年に始まった政策は，

Healthy People といわれ，ブレスローの研究成果が生かされたヘルスプロモーションの方法を取り入れている．ブレスローは以下の7つの健康習慣を提案した．

①睡眠，②肥満を避ける，③適度の運動，④喫煙しない，⑤適度の酒，⑥朝食をとる，⑦間食を控える，である．

ブレスローの研究に基づき，米国厚生教育省は疾病の原因は生活習慣・行動に5割，遺伝的素因に2割，環境要因に2割，保健医療の不適切さ（社会的環境）に1割あるとした．疾病の原因の7割が人間の側（宿主）に，3割が環境にあるとしている．個人の自己決定を重んじ，公衆衛生対策の中心を健康な生活環境対策に重点をおく方法を取っている．

アメリカ流のヘルスプロモーションは，疾病の原因の7割を個人に求めるため，個人の責任が強く求められ，犠牲者非難（病になった本人が悪いという自業自得説）につながる危険がある．ヘルスプロモーションは，PHCと合わさってはじめて効果をあらわす．この二つが車の両輪といわれるのは，個人の責任と，社会的責任（健康は人権）のバランスが重要なためである．たとえばヘルスプロモーションでは，肥満は遺伝子の問題であり，食習慣の問題，ただし，肥満を悪化させるとわかったトランス脂肪酸を含む食品は規制する．PHCでは肥満は過食をしてしまう生活習慣，労働条件の改善から考えねばならず，"食育基本法"の取り組みが必要になる．

ヘルスプロモーションはレベル・クラークの予防の5段階の第1段階である健康増進を広げて，①政策づくり，②支援環境づくり，③地域活動，④個人技術，⑤ヘルス・サービス，にまで拡大している．その目的は，人々があらゆる生活の舞台で健康を享受できる公正な社会の創造にある．健康は生きる目的でなく，毎日の生活の資源であり，健康なライフ・スタイルを越えて，well-being に関わるということである（アメリカではグリーンのプリシード・プロシードモデルが一般的となっており，そこではQOLが目標となっている．図5-42）．

1986年のオタワ憲章以降，ヘルスプロモーションはWHOのヨーロッパ地域事務局を通じて，世界に広がりつつある．それ以前にも，1950年代からのブレスロー（アメリカ）によるライフ・スタイルの研究，1974（昭和49）年のカナダの厚生大臣ラロンド・レポート（健康の新しいパースペクティブ），1976（昭和51）年のイギリスの保健福祉省の予防と健康報告，1979年のアメリカのHealthy people 報告書，などがある．これら先進諸国における疾病構造の変化（急性感染症から慢性疾患へ）に対応する，公衆衛生の改革案が今日のヘルスプロモーション運動の下敷きとなっている．それらを総括して，WHOのヨーロッパ地域事務局（当時）のキクブッシュ女史らが，1980（昭和55）年から健康教育と社会学の専門家の力を得て，ヘルスプロモーションの概念を固めていった．

具体策の一つであるヘルシー・シティ計画をみると，町づくりが，もはや健康分野の活動を越えて，直接民主制の再生となっている．ヨーロッパの町が，城壁に囲まれた区切れをもち，教会と広場と市役所を中心に，市民社会として発展してきたことと関係が深い．日本を含むアジアでは，健康な町（ヘルシー・シティ）を健康な地域（ヘルシー・コミュニティー）と読み替えたほうが実現性が高いものの，地域の崩壊が進みつつあり，その前途は容易ではない．

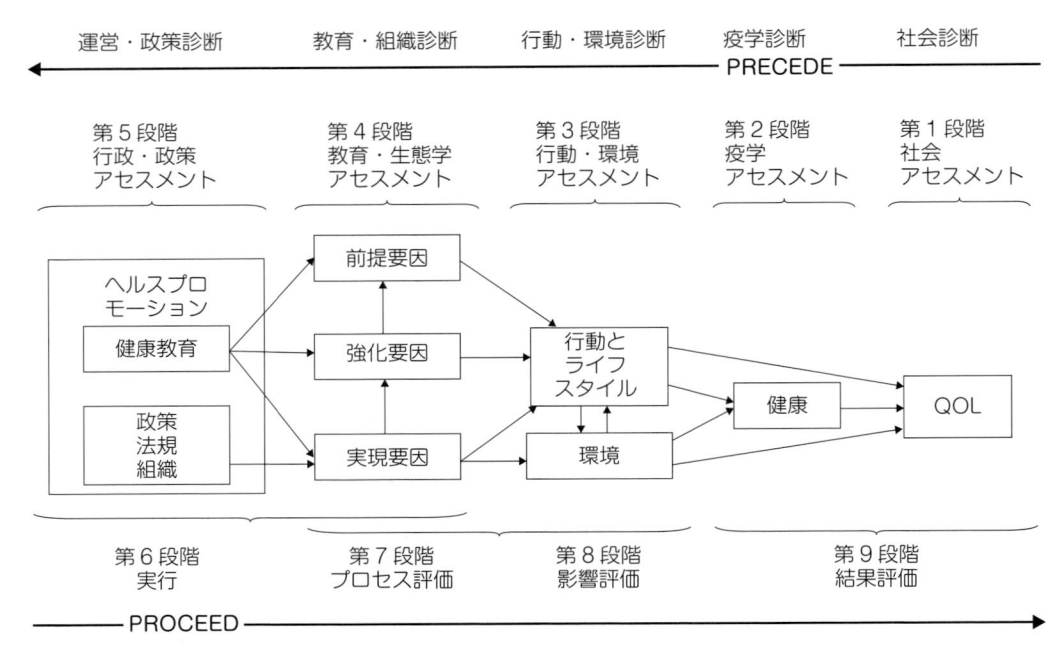

図 5-42 プリシード・プロシードモデル

5．わが国のヘルスプロモーション：国民健康づくり対策から「健康日本 21」，"健康増進法"へ

アルマ・アタ宣言の年（1978 年）に，わが国は「国民健康づくり対策」を開始し，市町村保健センターを全国に建設し，ハードの整備と保健師，栄養士らのマンパワーの確保を図った．1988（昭和 63）年から，「第 2 次国民健康づくり対策」へと継続され，計 20 年間行った．「国民健康づくり対策」は，一定の成果が上がったが，死亡率や有病率が半減するなどの劇的な効果は上がっていない．その原因は，①施策が栄養・運動中心で，健康課題への総合性が不足していたこと，②健康づくりの目標として，消極的対策（栄養・運動・休養）を掲げ，禁煙対策などの積極性が不足していたこと，③日本の健康づくりには，科学的根拠（今でいう EBM（根拠に基づく医療））が不十分であったこと，④「国民健康づくり対策」の推進に当たって，住民主体，地方の独自性を意図したが，実際は上意下達，画一的となってしまったこと，などが指摘されている．

「健康日本 21」（2000〔平成 12〕年からの「第 3 次国民健康づくり対策」）では，施策目標を一新して 1 次予防を重視し，健康支援環境を整備するため，住民参加の促進，数値目標の設定，多様な実施主体による推進，地方計画（都道府県及び市町村の健康増進計画）の策定を大きな特色として掲げている．2002（平成 14）年 7 月，「健康日本 21」の法的基盤を整備する"健康増進法"（英訳すれば"ヘルスプロモーション法"である）が成立した．国民が健康増進を図る際に，国・地方公共団体・保健事業実施者・医療機関などが協力して支援すること，母子保健・学校保健・産業保健・医療保険・老人保健などが，一体的に事業を推進すること，そのための情報（食品，生活習慣などの情報）を提供することを定めている．

「健康日本 21」の地方計画の策定・実施に当たっての留意点は，①数値目標は住民に必要なことから，②総合計画の作業部会で仲間をつくる，③やりたいことを実現する計画は試行錯誤，である．また，やってはいけないこととして①計画書や資料を集めて，お題目をつくるだけで終わること，②分量を同じに調整し優先順位をつけないこと，③はっきりとした表現を削除し，「…を努める，計る，推進する」など数値目標を曖昧にすること，④計画の目標を事務局で立て住民参加を経ないこと，⑤計画が市長・町長室の棚にしまわれ，計画づくりだけに終わり，実効性が伴わないこと，⑥これまでの計画との関連性（保健医療計画・老人保健福祉計画・介護保険事業計画・介護保険事業支援計画・母子保健計画）を考えずプランに振り回され，「健康日本 21」に必要な総合性が欠けること，が挙げられる．

また，「健康日本 21」の地方計画を効果的に実施するには，①目標設定に住民参加で夢を語る（住民との話し合いは，問題からではなく，地域づくり型保健活動（岩永）のように夢から入ること．どういう町にしたいのかを皆で話し合うこと），②行動計画は夢と現実のすり合わせ（住民の声を反映させるために，自主グループ，推薦，自主的参加など行政以外の力を活用し，企画段階からの住民参加が大切である．行動計画は，旅行のプランを練るようなものであり，集団が行動するには，明確な目標と日程が必要），③「健康日本 21」の推進体制や組織の整備・設置も肝要であり，健康に関する住民参加型の総合政策懇話会（学識経験者・関係団体・市民公募）や健康福祉審議会を設置している自治体（静岡市など）もある．

わが国のヘルスプロモーションは，"健康増進法"により基盤が整備されつつあるが，予算配分は十分ではない．とくに，2006（平成 18）年よりの「骨太の方針」（医療構造改革）によって，ヘルスプロモーションの前提となる社会保障（療養病床や介護サービス）の削減が進みつつあり，WHO のいう「今こそ PHC」の時代に逆もどりしつつある．

【参考文献】
1) Nagaya K, et al : Causes of maternal mortality in Japan. JAMA，283（20）: 2661-2667, 2000.
2) 守泉理恵：先進諸国の出生率をめぐる国際的動向．海外社会保障研究, 160 : 4-21, 2007.
3) 阿藤 誠, 赤地麻由子：日本の少子化と家族政策：国際比較の視点から．人口問題研究, 59（1）: 27-48, 2003.
4) 太田祖電 他：沢内村奮戦記．あけび書房, 1983.
5) 大井田隆 他：わが国における妊婦の喫煙状況．日本公衆衛生雑誌, 54（2）: 115-122, 2007.
6) 須藤紀子, 佐藤加代子：市町村保健センターにおける妊婦に対する飲酒指導の実態．栄養学雑誌, 63（4）: 227-233, 2005.
7) World Health Organization : Proposed international guidelines on ethical issues in medical genetics and genetic services.
8) 岩崎龍郎：岡治道先生の結核病物語その1．資料と展望, 1（1）: 9-10, 1992.
9) H.R.Leavell : The basic unity of private practice and public health, Am.j.Pub.Health, 43, 1501-1506, 1953.
10) H.R.Leavell, E.G.Clark : Preventive medicine for the doctor in his community an epidemiological approach（2nd.ed）, Mcgraw-Hill, 1958.
11) 松田正己, 島内憲夫編著：みんなのための PHC 入門, 垣内出版, 1993.
12) R.A.Cash, 我妻尭訳：国際保健医療学入門, 22, 国際協力医学研究振興財団, 1993.
13) 石川信克：人びとの自立にかかわる, みんなのための PHC 入門．松田正己, 島内憲夫 編, 垣内出版, 1993.
14) 島内憲夫：ヘルスプロモーションの概念と日本的展開．保健婦雑誌, 48 : 1058-1063, 1992.

第 6 章
医療と衛生・公衆衛生

A. 保健医療の制度と組織

1. わが国の保健医療制度

1) 最近の社会変動と保健医療福祉

　人口構造の変化，環境衛生の改善，医療技術の進歩などにより疾病構造も変化し，死因では悪性新生物，心疾患，脳血管疾患のいわゆる生活習慣病が全死亡の6割以上を占め，受療率をみると循環器系疾患がきわめて高い．有病率では，循環器系疾患と高齢者の受診が増えていることが特徴である．
　保健医療福祉サービスを方向づけるためには，人口や疾病の構造と同時に，生活様式や家族形態の変容，地域社会や産業構造の変化についても十分に把握しておく必要がある．

2) 保健医療の現状

　質的にも量的にも増大しつつある保健医療の需要をまかなうためには，保健医療を支える人員や施設，設備などの保健医療資源の効果的な活用の方策を立てる必要がある．

ⓐ 保健医療従事者の確保

　各職種ごとに資格，業務が定められ，その人員を要請確保するための計画が進められている．
　2006（平成18）年現在，医師数は27.8万人となり，人口10万人当たり217.5人になっている．現在の医師不足が問題になっている一方で，生涯教育，専門医制，かかりつけ医，地域間の格差などの問題もある．歯科医師は9.7万人，就業している看護師は119.4万人，保健師4.0万人などとなっている．
　このほか，薬剤師，助産師，各種の療法士や検査技師など，現在および将来の保健医療施設で要求される多様な職種の従事者が，需要に応じて十分に配置できるよう計画性をもって養成される必要がある．

ⓑ 医療施設

　"医療法"によると，病院とは患者20人以上，診療所とは19人以下の収容施設を有するもので，診療所では患者を48時間を超えて収容しないのが原則である．
　病院のうち，高度の医療を提供するものを特定機能病院，かかりつけ医から紹介された患者に医療を提供したり，病院の機器などを共同利用する病院を地域医療支援病院という．
　全国の医療施設は，2006年には病院数8,943（病床数162.7万床），一般診療所数は約9.9万であり，歯科診療所は6.7万となっている．
　病院病床のうち56％（91.1万床）が一般病床であり，療養病床22％（35.0万床），精神病床は22％（35.2万床），残りが結核病床，感染症病床となっている．開設者別にみると，医療法人が開設するものが最も多い．また平均在院日数は，一般病床で19.2日程度で，先進欧米諸国に比して長い．

ⓒ リハビリテーション

疾病治療の完成には，社会への復帰も含まれる．リハビリテーションには，医学的，職業的，社会的リハビリテーションの3種類があり，相互に関連が深い．交通事故，産業災害などの被害者には青壮年層が多いため，リハビリテーションが重要な意義をもつ．また，精神障害，生活習慣病の増加に伴い，中高年層に対するリハビリテーションの需要も増えている．

現在，肢体不自由者・聴覚言語障害者・視覚障害者などの更生施設，精神薄弱者支援施設，身体障害者授産施設などがあるが，施設数は不足している．

ⓓ 医療計画

1985（昭和60）年の"医療法"改正に基づき，都道府県ごとに医療計画を策定することが義務づけられ，医療圏の設定，必要病床数，医療圏ごとの医療提供体制整備に関する事項を各都道府県はその地域医療状況を踏まえて作成することになった．1次医療圏とは市町村レベルで，2次医療圏はおおむね人口30万人程度の日常生活圏レベル（現在，全国で358圏域）で，都府県レベルを3次医療圏とした．この2次医療圏内の病床数を受療率などによって上限となる数を決め，この数を超えた地域に新たな病院の開設を規制することが「必要病床数」という考え方である．都道府県知事が病院を開設しないように勧告しても，この必要病床数を超えて病院を開設する場合には，その病院を医療保険制度の対象外にできる制限もある．さらに医療機関の連携の強化や高額医療機器の共同利用などについても医療計画に記載されている．

最近ではほとんどの都道府県で，日常生活圏である2次医療圏ごとに地域特性を踏まえ，保健に関する施策を含めた「地域保健医療計画」を策定している．また，"地域保健法"では，保健所は2次医療圏を参考にして保健区域を決めることになっており，さらに"地域保健法"の基本方針では，保健所は医療計画の策定に関与することになっている．

ⓔ 包括的保健医療とプライマリ・ケア

国民の健康水準を向上させるためには，疾病の予防，早期発見，治療，リハビリテーション，健康増進に至る一貫した包括的保健医療サービスが地域住民に提供されることが必要である．

現在では，とくに次のようなプライマリ・ケアを行うことのできる臨床医が求められ，在宅医療の推進が進められている．

　　①普通にみられる病気や外傷などに適切な処置がとれ，適切な時期に専門医に患者を送り届けることができる．
　　②病気の予防の措置や指導ができる．
　　③慢性疾患の患者や身体障害者には，心身両面にわたる生活管理の指導ができる．

ⓕ 救急医療

医療計画において，地域の救急医療機関の機能分化を図り，日常生活圏である2次医療圏単位で，初期，2次，3次の救急体制を完結することになっている．初期救急医療機関とは，外来診療によって救急患者の医療を担当する医療機関であり，住宅当番医や休日夜間急患センターは初期救急医療機関である．2次医療機関とは，入院治療を必要とする重症救急患者の医療を担当する医療機関であり，24時間で救急医療を提供する医療機関を日常生活圏に整備することになった．3次救急医療機関とは，2次救急医療機関では対応できない重篤な患者に対し，高度な医療を提供する医療機関で，救命救急センター（2008〔平成20〕年，全国208か所）と呼ぶことにしている．

1991（平成3）年に救急救命士が制度化され，医療機関まで搬送される間に，重症者に対して適切な救急救命処置の確保を図れることになった．

g へき地医療対策

無医地域（地域の中心的な場所から，半径4kmの区域内に50人以上が居住していて，かつ容易に医療機関を利用することができない地域）など医療の機会に恵まれない住民のために，へき地中核病院，へき地保健指導所，へき地診療所，患者輸送車（艇）などの設置，巡回診療，へき地医療情報システムの開発，医療従事者の確保などが行われている．

3）国民医療費

国民医療費は1954（昭和29）年度にはじめて推計され，2,000億円余りであったが，それ以来増加の一途をたどっている．

とくに，国民皆保険制度が達成された1961（昭和36）年度以降の増加は著しい．その後の国民健康保険の給付率の改善，高齢者医療費支給制度などによる受療機会の増加や，医療技術の高度化などによりいっそう増加し，医療費の総額が，国民総生産や国民所得の中で占める割合が問題とされている．国民医療費の国民総生産に対する割合をみると，1964（昭和39）年には3％，1975（昭和50）年には4％，1982（昭和57）年には5％を超えた．2005（平成17）年度には33.1兆円，国民一人当たりの医療費はほぼ25.9万円となっている．

医療費の範囲は傷病の治療費に限定されるため，正常な妊娠・分娩・産褥の費用や，健康診断，眼鏡，義肢の大部分や，入院に際しての室料差額，歯科の差額徴収などの費用は含まれていない．

2．衛生行政の組織

衛生行政を担当する機関として，中央においては厚生労働省をはじめとする各省庁，地方においては都道府県および市町村などがあり，さらに第一線機関としての保健所がある．

1）中央衛生行政組織

a 厚生労働省

厚生労働省は，衛生行政の中心機関である．本省と，外局である社会保険庁からなり，付属機関および地方支部局が付置され，2001（平成13）年に厚生省と労働省が合併してできた機関である．

厚生労働本省の内部部局のうち，医政局，健康局，医薬局，食品保健部，障害保健福祉部および安全衛生部が衛生行政と関係が深い．

医政局：医療施設や医療従事者の体系的な整備，保健医療政策の企画立案．医薬局：薬事，麻薬，血液事業．食品保健部：食品保健．障害保健福祉部：精神保健福祉．安全衛生部：労働衛生．

このほかに雇用均等・児童家庭局（母子保健・福祉），老健局（高齢者保健，介護保険），社会・援護局（社会事業，生活困窮者），年金局，保険局などがある．

付属機関としては，国立感染症研究所，国立保健医療科学院などの研究・教育機関があり，ほかに国立病院・国立診療所，検疫所，地方厚生局，都道府県労働局，労働基準監督署などがある．

b 環境省

1971（昭和46）年，公害問題など環境の保全に関する行政を総合的に推進するため，環境庁が発足し，2001（平成13）年には厚生省から廃棄物行政が移管され環境省が設置された．付属機関としては国

立環境研究所がある．

c 文部科学省

　文部科学省が担当する学校保健行政は，保健教育および保健管理のほか，児童・生徒の健康問題と関係の深い学校給食，学校安全についても関わっている．スポーツ・青少年局では，学校保健，学校給食，体育，スポーツについて分担し，高等教育局は医学教育を，生涯学習政策局は社会教育を扱い，生涯教育事業（青少年教育，高齢者教育など）を担当している．

2）地方衛生行政組織

a 都道府県

　都道府県では，衛生や福祉を主管する部局（保健福祉部，健康福祉部など）および環境を主管する部局（環境部，環境保全部など）によって分担され，その下に医務課，薬務課，健康対策課，環境衛生課などが置かれている．

b 保健所

　保健所は，1935（昭和10）年に東京都京橋に都市保健館，埼玉県所沢に農村保健館が設置され，1937（昭和12）年には"保健所法"が公布され，次第にその数が増加した．1947（昭和22）年に新しい"保健所法"が制定され，整備が進められた．

　その後，都道府県と市町村の役割を見直し，地方分権を推進することになり"地域保健法"と改められた．2008年3月末の時点で517か所の保健所が設置されている．

　保健所は，次の項目について指導およびこれに必要な事業を行うため，下記のように種々の職員が設置されている．

　　①地域保健に関する思想の普及および向上に関する事項
　　②人口動態統計その他地域保健に係る統計に関する事項
　　③栄養の改善および食品衛生に関する事項
　　④住宅，水道，下水道，廃棄物の処理，清掃その他の環境の衛生に関する事項
　　⑤医事および薬事に関する事項
　　⑥保健師に関する事項
　　⑦公共医療業務の向上および増進に関する事項
　　⑧母性および乳幼児並びに高齢者の保健に関する事項
　　⑨歯科保健に関する事項
　　⑩精神保健に関する事項
　　⑪治療方法の確立していない疾病その他の特殊の病気により長期に療養を必要とする者の保健に関する事項
　　⑫エイズ，結核，性病，伝染病その他の疾病の予防に関する事項
　　⑬衛生上の試験および検査に関する事項
　　⑭その他地域住民の健康の保持および増進に関する事項

　さらに必要に応じ，次の事項を行うことができるとされている．

　　①地域保健に関する情報を収集し，整理し，活用すること
　　②地域保健に関する調査および研究を行うこと
　　③歯科疾患その他厚生労働大臣の指定する疾病の治療を行うこと

④試験および検査を行い，並びに医師らに試験および検査に関する施設を利用させること
⑤市町村相互間の連絡調整を行い，および市町村の求めに応じ，技術的助言などの援助を行うこと，また，基本指針では保健所の機能について企画調査機能などを強化することとしている．

保健所の職員には，医師，歯科医師，獣医師，薬剤師，保健師，助産師，看護師，診療放射線技師，臨床検査技師，衛生検査技師，管理栄養士，栄養士，歯科衛生士，統計技術者，食品衛生監視員，環境衛生監視員，環境衛生指導員，鼠族昆虫駆除員，予防および防疫担当者，衛生工学指導員，結核予防担当者，衛生教育指導員，医療社会事業員などの資格を有する者および事務職員が配置されている．保健所長については，医師である技術吏員であり，3年以上の公衆衛生実務経験者，国立保健医療科学院の養成訓練課程を修了した者など，一定の資格のある者でなければならないとされている．

c 地方衛生研究所

都道府県と一部の都市に設置され，地方の公衆衛生活動に必要な科学技術面の調査研究，研修指導，試験検査，情報の解析提供などに当たっている．

従来の細菌，寄生虫，薬事，化学，環境衛生などの検査のほか，公害など高度の技術水準を要する問題にも対応できるよう，施設・設備の整備が進められている．

d 市町村

政令市や特別区には衛生局または衛生部（局）が置かれ，市町村には衛生課，保健課，生活課などが置かれて衛生行政を管理している．

市町村は，保健衛生に関するほとんどすべての事務の実施責任者で，予防接種，結核検診，高齢者保健，防疫，清掃，汚物・塵芥処理，ネズミ・昆虫駆除，児童福祉，老人福祉，母子保健などを行う．

地域住民へのサービスを強化するための場として，1978（昭和53）年から全国の市町村に市町村保健センターが設置されることになり，保健師などが，住民の生活により密着したサービスを行う拠点として利用することとなり，現在設置数2,710か所となっている．

e 労働局

労働衛生行政にかぎって，国が直接的に行い，労働基準監督官，地方労働衛生専門官らが業務に当たり，都道府県ごとに労働局が置かれている．

各都道府県労働局には，労働衛生指導医，地方じん肺検査医および粉じん対策指導員が非常勤職員として配置されている．

f 労働基準監督署

各労働局のもとに約330か所の労働基準監督署が設置され，労働者の安全と健康を守るための労働衛生事業を担当している．

B. 医療経済・医療保険

1. 自助・互助・公助

社会やコミュニティの助け合いの形態をあらわす言葉として，「自助」，「互助」，「公助」がある．自助は自力で，互助は互いに助け合って，公助は公（おおやけ）の組織の援助を得て，物事を遂行することである．たとえば，日本の伝統的コミュニティには「講」や「結い」と呼ばれる，困った際に互いに金

銭や労力を融通し合う互助の仕組みがあった．医療や健康問題においても，これらの言葉が意味する状況はしばしば起こりうる（表6-1）．禁煙や定期的な運動など，健全な生活習慣の維持はまず自ら進める覚悟が必要だが（自助），いったん病気になってしまった場合や障害を負った場合には，自助だけではどうにもならないことが多く，互助や公助の仕組みが必要になってくる．ここでは，互助の仕組みである医療保険，そして公助の仕組みである公費医療などの諸制度について，医療経済的な解説も加えながら詳述する．

2．社会保障の概念

現在，多くの先進諸国が福祉国家と呼ばれ，多少の温度差はあるものの，いずれの国においても社会保障の体制が整えられている．わが国は，1946（昭和21）年制定の日本国憲法第25条で「すべて国民は，健康で文化的な最低限度の生活を営む権利を有する．」と国民の権利をうたい，同条2項で「国は，すべての生活部面について，社会福祉，社会保障及び公衆衛生の向上及び増進に努めなければならない．」と国の責務を規定している．

憲法の理念を受けて，1950（昭和25）年，社会保障制度審議会は，社会保障とは「社会保険，公的扶助，社会福祉及び公衆衛生を含む包括的概念」であると勧告し，日本の社会保障の体系を方向づけた．その実際については次節で述べるが，一般に社会保障は，人々の生活の保障，疾病・貧困の悪循環の防止，所得の再分配，国民経済の安定などの役割や機能をもつ．

3．わが国の社会保障の体系

1950年の社会保障制度審議会の勧告は，わが国の社会保障の定義と範囲を明確にするとともに，4つの柱を立ててこれを推進していくことをうたっている（表6-2）．

表6-1 医療や健康問題における自助，互助，公助

助け合いの形態	健康づくり	医療費
自　助	自ら取り組む生活習慣の改善（禁煙，減量，定期的な運動など）	自費，貯金 家族・親戚などからの援助
互　助	健康ボランティア活動，患者会，医療NGO活動など	民間保険 公的保険・社会保険など
公　助	保健所，市町村保健センターなど	公費医療 公営・国営医療など

表6-2 わが国の社会保障の体系

4つの柱	内　容
所得保障（生活保障）	年金保険，雇用保険（失業時），生活保護など
医療保障	医療保険，公費医療
公衆衛生および医療	予防，医療供給一般，生活環境，学校保健など
社会福祉	障害者福祉，母子福祉，高齢者福祉，介護保険など

1つめの柱が，所得保障であり，個人や世帯が経済的に困窮したときの対策である．最低限度の生活を続けるための保障でもあるので，生活保障ともいわれる．

2つめの柱は，医療保障である．病気やけがをしたときに，少ない経済負担で医療サービスを受けられる仕組みとして（公的）医療保険制度がある．現在のように国民全員が何らかの公的医療保険に加入することを，国民皆保険と呼ぶが，これが達成されたのは1961（昭和36）年のことであった．また，特定の疾患や患者に対しては，法律などに基づいて医療費の一部または全額が公費から支給される，公費医療の仕組みがある（p.210）．

3つめの柱は，公衆衛生および医療である．ここでいう「公衆衛生」と「医療」は特別な文脈で使われており，本来の意味より限定されている．すなわち，国や自治体の責任のもとで行われる予防サービス（法律に基づく予防接種や健康診断など），民間の医療機関が進出しないような地域や分野への医療供給（へき地医療，不採算な医療サービスなど），上下水道やゴミ処理などの生活環境衛生事業などである．

4つめの柱は，伝統的な社会福祉の諸サービス，すなわち障害者福祉，母子福祉，高齢者福祉などである．従来，これらのサービスの財源はもっぱら公費（税金）であったが，2006（平成18）年の"障害者自立支援法"の施行に伴い，原則1割の自己負担が課せられた．このことが社会福祉の現場に，いくつかの混乱を引き起こしていることが報道されている．

総じてわが国の社会保障制度の特徴として，公的な保険の仕組み（社会保険方式と呼ぶ）を利用した制度が多いことが挙げられる．社会保険方式は，保険料という形であらかじめ経済的な貢献（負担）を行い，保障が必要になったときに援助（給付）を受ける仕組みであるため，負担と給付の関係がわかりやすいという特長をもつ．しかし，税金に比べると所得の再分配機能が小さく，また社会保険にも多くの公費（税金）が投入されており，負担と給付の関係は必ずしも明確でないと指摘されている．今後，わが国の社会保障制度において，公費の仕組み（公助）と社会保険の仕組み（互助）の組み合わせを，どのように変えて行くかが大きな政治課題となっている．

4．医療保険制度

わが国の医療保障の中核をなし，医療サービスの財源の大半を占めるのが，（公的）医療保険制度である．なお，健康保険制度と呼ばれることもあるが，厳密には医療サービスの費用の保険であり，後述する個々の制度の固有名称と紛らわしいこともあるため，本書では医療保険制度という用語を使うことにする．

1）保険の種類（表6-3）

わが国の医療保険は，ある時期に一度に成立したものではなく，いくつかの法律（"健康保険法"など）に基づいて順次整備されてきたという歴史的経緯があるため，さまざまな種類の保険が並立している．国民は（長期滞在の外国人を含めて），主に年齢や扶養者の職業に基づいて加入すべき保険が法律で定められている．

表6-3では，さまざまある保険を大きく3つに分類している．1つめの被用者保険は，被用者（雇用されている者）および家族を対象にしており，雇用主の形態によってさらに4種類の保険に分類される．組合管掌健康保険は，規模の大きな企業ごとに健康保険組合を組織し，当該企業の従業員および家族を対象に保険を運営する．政府管掌健康保険は，単独では健康保険組合を組織できない中小企業の従業員

表6-3 医療保険の種類とその概要

	保険の種類	加入対象者	加入者人口（家族を含む）	保険者（運営主体）	保険料	自己負担[*1]
被用者保険（職域保険）	組合管掌健康保険	大企業の従業員，その家族	3,000万人	健康保険組合[*2]	年収の9％程度（雇用主と折半）	原則3割
	全国健康保険協会管掌健康保険[*3]	中小企業の従業員，その家族	3,500万人	全国健康保険協会（協会けんぽ）	同上	同上
	共済組合	公務員，私立学校教職員，その家族	900万人	共済組合	同上	同上
	船員保険	船員，その家族	13万人	協会けんぽ	同上	同上
国民健康保険（地域保険）	国民健康保険	自営業者，農家，無職者，年金生活者，その家族	3,800万人	市町村，国保組合	資産・所得に応じて，市町村ごとに定められる	同上
後期高齢者医療制度（長寿医療制度）	2008年度に創設された制度	75歳以上の者	1,500万人	広域連合（都道府県）	主に所得に基づいて都道府県ごとに定められる	原則1割

[*1] 乳幼児や高齢者の自己負担割合は低く設定されている．また1か月当たりの自己負担総額には加入者の所得に応じて，上限額が設定されている（高額療養費制度）．
[*2] 全国に約1,400の健康保険組合がある．
[*3] 以前の政府管掌健康保険である．社会保険庁の解体に伴い，2008年に設立された全国健康保険協会（協会けんぽ）が保険者となった．

および家族を対象に，政府の組織する公法人（全国健康保険協会，略称は協会けんぽ）が保険を運営する．ほかに，公務員，私立学校教職員，ならびに家族を対象にした種々の共済組合，船員および家族を対象にした船員保険がある．

　被用者でない者は，市町村などの運営する国民健康保険に加入しなければならないことが法律（"国民健康保険法"）で定められており，それが「国民皆保険」の法的根拠ともなっている．被用者でない者とは，具体的には自営業者，専業農家，無職の者，年金生活者など，ならびにその家族である．国民健康保険は被用者保険に比べて加入者の年齢が高く，平均所得も低いため，財政赤字を抱える保険が多く，相当額の公費補助を国や自治体から受けている．また，人口規模の小さい自治体ほど高齢化が進んでおり，加入者規模の観点からも保険として非効率のため，将来の再編・統合が検討されている．なお，市町村の運営する国民健康保険以外に，自営業者（開業医，開業弁護士など）の組合の運営する国民健康保険がある．

　2008（平成20）年4月，75歳以上の国民全員を対象とした新しい医療保険制度である後期高齢者医療制度（長寿医療制度）が発足した．これは，国民健康保険の財政悪化を救うため，後期高齢者について都道府県を単位とした独立の制度に加入させ，相応の負担をしてもらうことなどを目的としている．しかし，これまで保険料負担のなかった高齢者（扶養家族となっていた者）にも保険料負担が生じること，財源の大半が公費やほかの医療保険からの拠出に基づいており保険制度といい難いこと，後期高齢者という名称や後期高齢者だけを別立てにすることが不評であったことなどから，制度の廃止あるいは改組に向けた議論が進められている．

2）保険料負担とサービス給付

　保険は加入者が一定の保険料を負担することにより成立する．保険料の決め方は，保険の目的や種類

表6-4 医療保険におけるモラルハザード

モラルハザードの種類 (発生時期)	内容	影響
事前的（病気になる前）	普段の健康維持の努力の低下	疾病リスクの増加 医療費増加
事後的（病気になった後）	不必要・過剰な医療サービスの消費	医原性疾患の発生 医療費増加

表6-5 出来高払い方式と定額払い方式の比較

	出来高払い方式	定額払い（包括払い）方式
長所	個々の医療行為に対する経済的裏づけが保障される	効率的な医療へのインセンティブがある
短所	医療費増加につながりやすい 過剰医療の可能性がある（非効率な医療，入院の長期化）	医療機関に財政リスクがある 必要な医療が行われない可能性がある（粗診粗療のおそれ）

によってさまざまな形態が考えられるが，わが国の医療保険制度のもとでは所得に対する一定割合が原則になっている（表6-3）．また，負担の結果として得られる給付については，現物給付が原則となっている．ここでいう現物とは，医療サービスのことである．

サービス給付を受ける際に自己負担を課すか否かも，保険の性格づけに大きく関わる問題であるが，わが国の医療保険制度ではさまざまな経緯により，原則3割（年齢や所得によって，1割負担，2割負担などの措置がある）に統一されている．なお，医療保険にはモラルハザードと呼ばれる問題点があり（表6-4），モラルハザード対策としての自己負担の是非は医療経済学の重要な研究テーマである．これまでのエビデンスに基づけば，自己負担によるモラルハザード抑制効果は限定的であり，低所得層に対しては免除が必要であると考えられている．

いずれの医療保険においても，1か月の自己負担額が一定額（当該患者・世帯の所得で異なる）を超えると，それ以上の自己負担は免除される．これを高額療養費制度と呼ぶ．また，一部の医療サービスについては医療保険の支払い対象とならないものがあり（入院の場合の差額病床，治療の際の特殊器材の使用など），その場合は保険外負担という形で全額，患者が負担することになる．

3）医療機関への支払い

医療保険から医療機関への支払いは，診療報酬点数表と薬価に基づいて行われる．前者は医療機関や在宅医療で実施される医療行為に関する支払額の体系であり，点数で表示され，1点10円で計算される．後者は医療保険の支払い対象となる薬剤の価格表である．いずれも国の審議会（中央社会保険医療協議会）において定期的な改正作業がなされる．

医療機関は診療報酬点数表と薬価に基づいて個々の患者の医療費を計算し，診療当日に患者から自己負担額を徴収し，残りの額（1か月単位）を診療報酬請求明細書（レセプト）と呼ばれる書式を用いて医療保険に請求する．

近年の医療費増加を受けて，患者に対するモラルハザード対策だけでなく，医療機関に対する支払いにおいても医療費抑制の仕組みが導入されつつあり，その代表的なものが定額払い（包括払い）方式である．表6-5に，出来高払い方式との比較を示した．

5. 公費医療

医療費総額に占める割合としては少ないが，公費（税収）から医療費の一部または全額が支給される仕組みがいくつかあり，これらを総称して公費医療と呼んでいる．対象者数や制度的枠組みから，3つに分類して説明する．

1）"生活保護法"による医療扶助

"生活保護法"では，基準に該当する世帯に対して生活扶助（日常生活に必要な費用の補助）をはじめとして8種類の公的扶助（公助）を行っている．医療扶助もその1つであり，当該世帯の医療費は全額，"生活保護法"の財源で医療機関に支払われ，患者の自己負担はない（ただし，医療機関からの請求手続きは診療報酬点数表などに基づき医療保険の仕組みに準じて行われる）．2012（平成24）年時点で，生活保護の対象者は約214万人，医療扶助の総額は約1兆68百億円である．

2）法律に基づく公費医療

"生活保護法"の医療扶助以外にも，種々の法律に基づく公費医療の仕組みがある（表6-6）．たとえば，入院治療の必要な未熟児の医療費について，自己負担分を公費で補助している（"母子保健法"の養育医療）．

3）難病に関する公費医療

従来，毎年の国の予算措置による公費医療として，特定疾患治療研究事業が実施されてきた．同事業に基づく特定疾患（いわゆる難病）のうち，56疾患については，一定の条件の下で自己負担額の一部または全額が公費から支給された．2014（平成27）年5月，国会で「難病の患者に対する医療等に関する法律」が成立したことから，同法に基づく新たな制度が2015年1月から開始され，対象は約300疾患に拡大される予定である．

6. 医療保険と療養担当規則

医師は医籍に登録し，医師免許を取得すれば医業を行えるが，医療保険制度のもとで診療活動を行う（医療保険から支払いを受ける）ためには，所属医療機関の所在地の社会保険事務所に保険医として登録する必要がある．医療機関も同様に，保険医療機関の指定を受けなければならない．そして，保険医，

表6-6 公費医療に関わる主な法律

児童福祉法（育成医療，小児慢性特定疾患）
予防接種法（予防接種被害の救済措置）
戦傷病者特別援護法
母子保健法（養育医療）
原子爆弾被爆者援護法
精神保健福祉法（措置入院）
感染症法（知事の勧告等に基づく入院，結核患者の通院治療）
障害者自立支援法（自立支援医療）

保険医療機関が保険診療において守るべきルールが厚生労働省の定める"保険医療機関及び保険医療療養担当規則"である．同規則では，「保険医は，診療に当たっては，懇切丁寧を旨とし，療養上必要な事項は理解し易いように指導しなければならない．（第 13 条）」や「保険医は，診療に当たっては，健康保険事業の健全な運営を損なう行為を行うことのないよう努めなければならない．（第 19 条の 2）」などが定められている．

7．国民医療費

厚生労働省は毎年，医療保険制度のデータを用いてわが国の医療費総額を推計しており，これを一般に国民医療費と呼んでいる（表 6-7）．2012（平成 24）年度の推計では総額で約 39 兆円となり，同年度の国民所得の約 11％に相当した．内訳は医科外来約 14 兆円，入院約 15 兆円，歯科約 2.7 兆円，その他（処方せん薬局など）約 7 兆円である．年齢別では 65 歳以上の高齢者の医療費が総額の約半分を占め，疾病別では循環器系，悪性新生物の順に医療費に占める割合が高い．また，財源別でみると，保険料 49％，公費（国，地方自治体）39％，患者負担 12％となっており，保険料の占める割合は半分程度にすぎない．

なお，国民医療費には正常出産，差額病床，健康診断，美容形成，市販薬購入などの費用は含まれていない（医療保険の適用とならないため）．

8．医療の評価

医療は専門性の高いサービスであるため，医療サービスの受け手（患者）が，個々の医療サービスの必要性や質を正しく判断することは容易ではない．したがって，医療サービスの評価の仕組みを医療制度の中に組み込んで行くことが必要になる．評価の手順として強調されるのは，誰の視点で行うかと，サービス提供のどの側面に注目するかという点である．前者については，サービスの提供者（医師，医療従事者，医療機関），利用者（患者），そして第三者（同僚医師，外部専門家）の 3 つの視点がある．後者については，Donabedian によって提唱された「構造」，「過程」，「結果」という 3 つの観点が有名である．国民の医療に対する期待水準の上昇に応じて，医療の評価の必要性も今後ますます高まると考えられる．

表 6-7　国民医療費の推移

年度	国民医療費（億円）	国民所得に占める割合（％）
1980（昭和 55）	119,805	5.9
1985（昭和 60）	160,159	6.1
1990（平成 2）	206,074	5.9
1995（平成 7）	269,577	7.2
2000（平成 12）	301,418	8.1
2005（平成 17）	331,289	8.9
2010（平成 22）	374,202	10.7
2012（平成 24）	392,117	11.2

C. 地域医療

1．医療連携

1）医療連携の歴史的展開
医療連携はこれまで，第1期，第2期を経て発展してきた（表6-8）．

ⓐ 第1期：「かかりつけ医」機能強化のための連携
「第1期」は医師会主導の動きである．診療所がかかりつけ医機能を強化するために，患者を病院に紹介する連携だった．早い地域では1980年代半ばから，多くは1990（平成2）年前後に活動が始まった．1993（平成5）年度に医師会が提唱し，厚生省（当時）の協力のもとに行われた「かかりつけ医」推進モデル事業に端を発している地域が多い．その後，病診連携モデル事業へと展開した地域もある．かかりつけ医事業では医師会から地域住民への啓発キャンペーンが行われたが，同時に診療所から地域の中核病院への働きかけも始まり，救急時の入院病床確保や検査機器使用の要請などが行われた．診療所から患者を紹介するためには病院の情報を得る必要があり，厚生省（当時）や地域行政の支援を受けて，行政がらみで病院の診療機能リストや情報システムが整備されていった．かかりつけ医事業の終了で補助金が打ち切られるとともに活動が沈滞した地域も多いが，この事業を契機として全国的に，開業医が病院と交渉する動きが広がったことが，第2期の病院主導の連携の基盤となっている．

ⓑ 第2期：病院経営のための病診連携
「第2期」は，1990年代後半から今日に至るまでの，急性期病院の経営のための連携である．中核病院の中に相次いで地域医療連携室がつくられ，ここを中心として病診連携の活動が活発になり，病院の経営トップを巻き込んでの近隣医療施設への「営業」が繰り広げられるようになった．直接的なインセンティブは診療報酬点数の誘導である．医療機能の分化施策のために，90年代には「平均在院日数」の短縮，2000年代に入ってからは「紹介率」に加算がつき，強力な誘導の方向づけがなされた．

急性期病院にとっては，平均在院日数を短くするためにはまず，長期入院患者を転院させるための長期ケア病院との後方連携が必要になる．さらに，在宅支援をしてくれる診療所との連携も必要になる．次の段階としては，病院の平均在院日数が下がると空床が発生して赤字になるため，診療所から紹介を受けて入院患者を確保しようとして，前方連携を必要とするに至った．一部の病院では，経営戦略的に診療所の囲い込み現象が起こったところもある．

しかし，2006（平成18）年の診療報酬改定で紹介率加算がはずされたことで，医療連携のフェイズは名実ともに「第3期」へ突入した．開業医の頭数や票集め的な連携は終わりを告げ，第3期の連携はもっと本質的な医療のあり方を踏まえた連携となる．

現在のところは，第2期の病院経営のための連携から第3期の患者中心の連携，つまり地域ネット

表6-8　連携の歴史的発展段階

段　階	第1	第2	第3
時　期	〜1990年	1990年〜	2000年〜
中　心	診療所	病院	システム
背　景	開業医高齢化	経営環境競合激化	本格的高齢社会

ワーク構築へ移行する過渡期の混乱を呈している．しかし，各施設が自らの経営上の損得で連携しているかぎり，前述した患者中心の連携，多くの医師・医療者が一人の患者をみるという発想に至ることはできない．今度の診療報酬改定で連携パスに加算がついたのはそのような背景を踏まえてのことである．

ⓒ 第3期：患者中心の医療のためのシステム連携

「第3期」の特徴は，次のような点である．
① 患者中心の連携であること．医療必要度に基づくきめが細かい連携
② 疾病の自然史に従った連携が必要
③ 前方と後方がつながった連携であること．予防から，救急，急性期，回復期，慢性期，末期まで継続している連携
④ 病院の外来機能を診療所に移行させる．病院勤務医に過重な負担になっている急性期病院の外来診療を減らして，医師の負担を軽減させる

現在，わが国の病院には，医師の過重労働や，医療事故などの理由で若い医師が病院を辞めていくという深刻な問題が生じている．わが国の勤務医は長時間労働をしているにも関わらず，医師1人が退院させる患者の数はヨーロッパの60％である．その理由の一つは外来患者を多くみているからである．ヨーロッパのいくつかの国では，退院後のフォローはすべて開業医が行っている．

逆紹介以外の対策としては，開業医が病院の外来を担当して診療を助けるシステム，夜間休日救急を病院で行うなどのアイデアが想定されている．そのとき，病院は，ほかの医療機関との間で壁のない病院へと大きく変貌を遂げるのである．

2）地域医療計画と連携

高齢化，患者中心の医療の必要性から，行政においてもこれまでの上から目線，提供支援の側からのアプローチを改め，患者中心に一人の患者の疾病を自然史に沿って追い，それに必要な資源を整備する新たな医療計画の手法が"第五次医療法"改正の中で提案された．具体的にはがん，心筋梗塞，脳卒中，糖尿病の4疾患，感染症，乳幼児ケアなど5事業を中心にケアの連携を想定し計画を立てるという提案である．ここにおいて疾病の変化，ケアの変化，そして政策の転換が一致したといえよう（図6-1）．

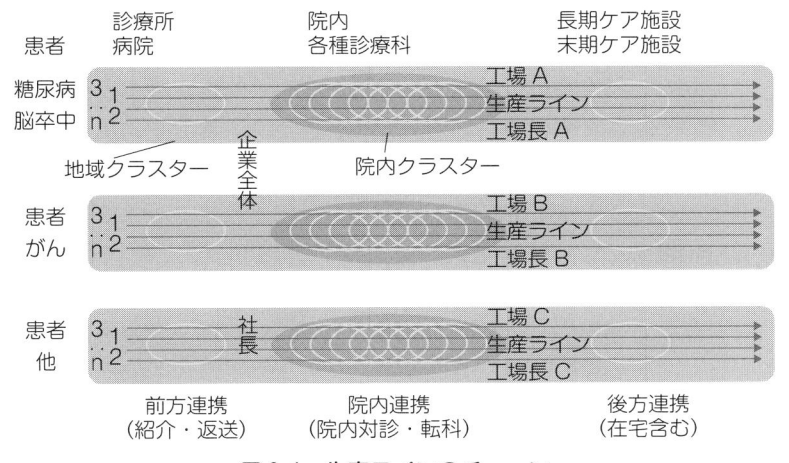

図6-1 生産ラインのチェーン
（長谷川敏彦：世界の医療制度改革—健康変革の潮流．保健医療科学，55（4），2007）

表6-9 医療マネジメント

レベル	リンク	システム	マネジメント
地　域	施設と施設	地域医療システム	地域医療ネットワーク経営
病　院	部門と部門	病院システム	病院経営
病　棟	専門家グループと専門家グループ	病棟システム	病棟経営
臨　床	提供者と患者	臨床システム（人物金情報技術）	臨床マネジメント

3）病院管理のパラダイムシフト—医療マネジメント

これまで地域の医療システムは医療管理 medical administration もしくは病院管理 hospital administration と呼ばれてきた．しかし，administration とは限られた資源を決められたルールの中で用いて組織を運営することを意味している．今日，需要 demand が質的にも量的にも大きく変化し，資源 resource が限られている超高齢社会では，需要に対していかに資源を有効に使うかが社会の課題になり，管理 administration から経営 management にシフトしていく必要があるといえよう．しかも management は病院単体ではありえず，地域全体の病院・診療所，リハビリ・福祉施設を含むネットワーク全体での経営の必要性が浮かび上がる．患者中心に地域の資源を有効に活用すること，それこそがまさしく医療マネジメントの概念にほかならない（表6-9）．これらには当然古典的な技法も含まれ，また臨床家を介した予防もきわめて重要で，治療・リハビリ・介護もその内容を統合することとなる．このような新たな医療需要のもとに，公衆衛生は大きな可能性を有している．すなわち第2世代の関心事であった原因追究から，第3世代の医療の有効性の評価，さらには単体の医療のみならず医療システムの有効性・効率性を評価する学問体系である．

これからの公衆衛生はかつてそうであったように疫学や統計学の基本的方法論に加えて，経済学，場合によっては経営学など新たな分野を加え，新しい学問体系に生まれ変わらなければならないのではなかろうか[7]．

2．在宅医療

世界に類をみない速度で超高齢社会を迎えたわが国では，高齢者介護の場として「病院」から「自宅」への政策の転換が起きている．「在宅介護」においては，介護サービスとともに医療の提供が必要とされている．しかし，現状は，両者ともようやくその第一歩が踏み出されたところである．

1）往診から訪問診療へ

患者の自宅を医療提供の場と法律上定めたのは，1992（平成4）年に施行された"医療法"の第2次改正の際である．それ以前は，"医療法"（1948〔昭和23〕年）により病院と診療所にかぎって医療の提供を認めていた．そのため，緊急時に患者もしくは家族からの要請に応じて「自宅」へ出向く，「往診」のみで在宅医療が行われてきた．さらに，国民皆保険制度の整備により，自己負担が軽くなり，入院医療が受けられるようになった．そのため昭和30年代以降，「病院医療」が医療の主流となっていった．そこには，病院で高度な検査機器で検査し，最新の治療を受けることが，最善の医療であるというトレン

ドが成立していった．しかし，感染症中心から，慢性疾患の増加による疾病構造の変化が生じた．その中で，がん患者や脳血管疾患などによる「寝たきり」患者の増加が，「病院医療」の限界を示すこととなった．自宅に医療の場を求める患者・家族から，「往診」ではない新たな医療のニーズが生じ，「訪問診療」が制度化される契機となった．

2）訪問診療とは

訪問診療は"医療法"第一条の二第2項において，「医療は国民自らの健康保持増進のための努力を基礎として，医療を受ける者の意向を十分に尊重し，病院，診療所，介護老人保健施設，調剤を実施する薬局その他の医療を提供する施設，医療を受ける者の居宅等において，医療提供施設の機能に応じ効率的に，かつ，福祉サービスその他の関連するサービスと有機的な連携を図りつつ提供されなければならない」と規定されるに至り，緊急対応的な診療中心から，計画的な診療中心に形を変えた．診療報酬上も，「往診」と「訪問診療」は明確に区別され，「通院困難な在宅患者に対して，患者の同意を得て，計画的な医学管理の下に定期的に訪問して診療を行った場合に」算定できる在宅患者訪問診察料が設けられた．このように訪問診療においては，「通院困難な患者」を対象とすること，診療に当たり，「患者の同意」を得ること，「計画的な医学管理」を行うこと，「定期的」に診療を実施すること，最後に「訪問」して診療することが必要条件とされている．逆に，診療報酬上「往診料は，『定期的ないし計画的に』行った診療に対しては算定できない」とされた．

3）在宅医療の特性

在宅医療においても，技術革新は目覚ましく，自宅においても「病院医療」に遜色ない医療が受けられるようになった．人工呼吸器のように在宅での使用により，よりコンパクトに，より安全にと性能が改善されたものもある．また，情報技術ITを駆使して診療所にいながら，患者の状態が把握できる，モニタリングシステムも開発されている．このように技術の進歩は目覚ましいものがある．しかし，在宅医療において，これらの機器，技術を駆使することが，必ずしも良い結果につながるとはいえないことがある．自宅は，治療が主体のスペースである病院とは違い，生活のスペースであり，医療は，その生活を安定させるための有効な手段の一つである．いたずらに高度な機器を持ち込んだり，煩雑な治療を指示することにより，患者や家族の生活を乱すと，その時点で在宅医療は継続不能の状態に陥る．

そのため，在宅医療開始前に，患者や家族のニーズを明確にし，必要な医療，利用可能な人的資源，社会的資源の検討，経済的状況の把握が必要となる．そして，それらの準備のもとに在宅医療開始した後，状況の変化に合わせて，臨機応変に医療内容を見直すことが要求される．これらの過程は，決して医師のみで実施できるものではなく，介護スタッフ，看護スタッフ，リハビリスタッフ，ケアマネージャー，ソーシャルワーカーなど多職種の連携により，はじめて可能となる．

また，病院での主治医と在宅担当医との間での意思疎通も非常に重要である．その際，診療情報提供書による情報提供が主体となるが，可能なかぎり，訪問診療開始前に合同カンファレンスを実施する必要がある．そうすることで，お互いの医療環境が把握でき，連携をスムーズにすることが可能となる．患者や家族は，在宅医療の開始が，病院との関係終了と考え，不安を抱くケースが少なくない．在宅医療への移行が，病院との関係終了ではなく，患者や家族にとって新たな選択肢と認識してもらうことが必要である．このことは，在宅医療導入期の混乱を回避するために不可欠である．在宅医療か「病院医療」かの二者択一ではなく，状況に合わせて，療養の場を選択できる環境を整備しておくことが必要である．

4) 在宅医療の課題

在宅医療において課題は尽きることがないが，今後大きな課題となるのは「消極的在宅」の問題である．

在宅医療は，病を得てもその人らしく生活するための有効な手段であることは，これまで述べてきた．しかし，それは自宅という環境を積極的に利用しようとする場合である．それとは別に，病院からの退院を余儀なくされ，行き場を失った患者と家族が，仕方なく在宅介護を始める，「消極的在宅」という流れがある．多くの場合，病診連携がなされることもなく，「外来へ通って来てください」という病院スタッフの言葉を最後に，医療から切り離され，孤立してしまう患者と家族である．格差社会が進む中で，必死に生活を維持している家庭に，介護が必要な家族が加わることで，生活が崩壊する場面に出くわすことが昨今増えてきている．高齢者が，介護保険の自己負担分を支払うことができないため，サービスを削る．サービスが減ることで，家族の負担と本人の要介護度が増していくという，負のスパイラルが発生する．このような状況で医療を提供しようと試みても，生活が崩壊していては意味をなさないのである．この「消極的在宅」は今後医療体制の崩壊により増加していくことは想像に難くない．

われわれはこの現象にどう対応するべきか．前述のように「病院」と連携を密にし，退院前アプローチをチームで行い，在宅難民化を回避する手立てを検討する必要がある．さらに長期的には，療養型病床が減少する中，緊急時のシェルターとなりうる施設を整備することも検討に値する．

もう一つの課題として，「制度の複雑さ」が挙げられる．

現在の訪問診療では，医療保険と介護保険の併用となっている．介護保険での居宅管理指導料の算定が可能となっているためである．しかし，このことは患者・家族にはなかなか理解が得られないのが現状である．

また，徐々に改善されつつあるが，短期入所サービス利用時の訪問診療，訪問看護のアクセスの制限がある．一貫性の確保，患者・家族の安心の面から改善が求められている．老老介護など介護負担が問題となっている現在，短期入所サービスは必要不可欠であるが，その利用に不安を感じる患者・家族が多いのも現実である．

5) 在宅緩和ケア

緩和ケアの場としても自宅は重要である．しかし，「病院医療」の隆盛とともに，臨終の場も病院中心へと変化した（図6-2）．しかし，そこで提供される終末期医療に対して疑問が呈されるようになった．

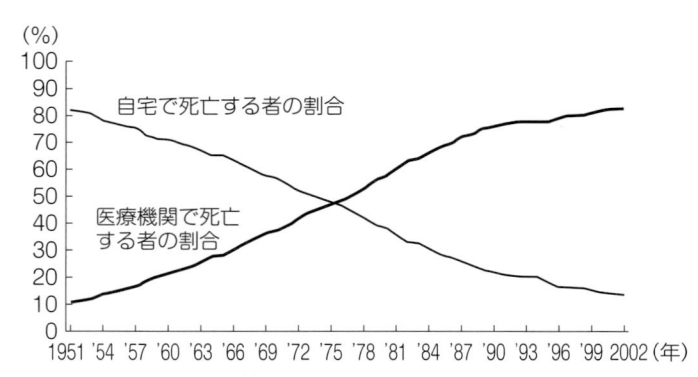

図6-2 医療機関における死亡割合の年次推移
資料 厚生労働省大臣官房統計情報部

明らかに根治不能であると客観的データが示すがん患者も，最期まで病院での治療が継続される時代があった．しかし，在院日数の短縮が叫ばれるようになると，一転して緩和ケア対象となった患者は退院を強いられることとなった．そのため，まず緩和ケアを専門に担う病棟・施設が整備された．その一方，自宅に終末期医療の場を求める声も少なくない（図6-3）．その声を受け，在宅緩和ケアを専門に活動する医師もみられるようになった．当初緩和ケアは，がん患者の疼痛緩和が一番の目的であったが，がん患者に限定されず，神経難病，慢性呼吸不全などの幅広く対象とするに至った．また，身体的疼痛のみならず，精神的，社会的苦痛，さらには霊的spiritualな苦痛もその治療の対象とされた（図6-4）．

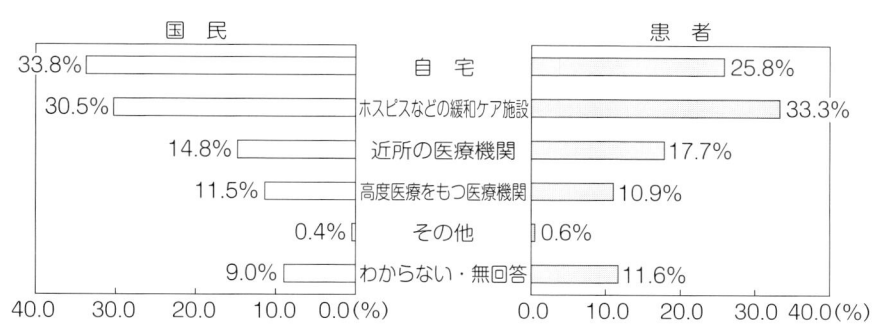

図6-3 自分自身が終末期医療を受ける場所（患者N＝979，国民N＝1,364）
「末期がんなどにかかって終末期医療を受けるとすればどのような場所が理想だと思いますか」
（第2回日本の医療に関する意識調査．日医総研ワーキングペーパー，137，2006）

国民		患者
33.8%	自宅	25.8%
30.5%	ホスピスなどの緩和ケア施設	33.3%
14.8%	近所の医療機関	17.7%
11.5%	高度医療をもつ医療機関	10.9%
0.4%	その他	0.6%
9.0%	わからない・無回答	11.6%

Palliative care is an approach that improves the quality of life of patients and their families facing the problem associated with life-threatening illness, through the prevention and relief of suffering by means of early identification and impeccable assessment and treatment of pain and other problems, physical, psychosocial and spiritual.
Palliative care
・provides relief from pain and other distressing symptoms ;
・affirms life and regards dying as a normal process ;
・intends neither to hasten or postpone death ;
・integrates the psychological and spiritual aspects of patient care ;
・offers a support system to help patients live as actively as possible until death ;
・offers a support system to help the family cope during the patients illness and in their own bereavement ;
・uses a team approach to address the needs of patients and their families, including bereavement counselling, if indicated ;
・will enhance quality of life, and may also positively influence the course of illness ;
・is applicable early in the course of illness, in conjunction with other therapies that are intended to prolong life, such as chemotherapy or radiation therapy, and includes those investigations needed to better understand and manage distressing clinical complications.

図6-4 緩和ケアの定義
(WHO, 2002)

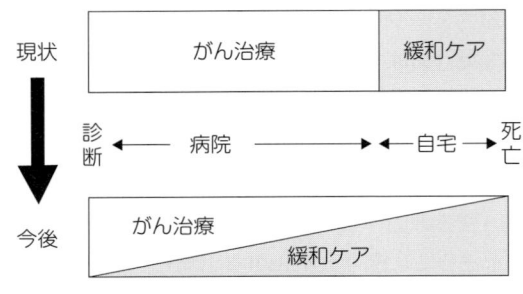

図6-5 緩和ケアの実施段階の変化
(WHO, 1990より改変)

　このような緩和ケアの概念の変化により，自宅が緩和ケアの場としてクローズアップされると思われるが，実際患者の立場になると医療機関を選択するケースが多い（図6-3）．その理由は，家族の負担という，高齢者や障害者の問題と共通した理由が一つ．もう一つには，身体的疼痛緩和に対する不安が考えられている．制度的に麻薬などの使用制限が厳しく，その使用に熟練した医師が，地域医療の現場に少ない現状がある．医師不足の深刻さは，がん疼痛治療のため，訪問診療車に，緊急車両として，赤色灯の搭載を地方自治体が許可するに至っていることにあらわれている．

　さらに，緩和ケアの場をスムーズに自宅に移すに当たっては，その開始時期についても注意が必要である．これまでわが国では，根治療法の終了が緩和ケアの開始となるケースが大半であった．そのため，「訪問診療の開始＝緩和ケアの開始」という図式が成り立ってしまっていた．今後は，診断と同時に緩和ケアが開始され，訪問診療への移行が円滑に図られることが望まれる（図6-5）．

D. 医薬品

　医療は患者個人を対象とするが，公衆衛生は集団を対象とする．公衆衛生における診断学は疫学であり，これを医学的事象に適用した臨床疫学は，病因解析などに用いられている．臨床試験は医療における介入研究であり，新薬の承認，あるいは既存薬の新たな適用の申請のために行う臨床試験を治験という．治験は製薬企業の臨床開発部門が中心に実施されてきたが，2003（平成15）年に施行され改正"薬事法"により医師や医療機関が主体となって治験を行うことが可能になった．

1．治　験

　"薬事法"において，治験の定義は「医薬品・医療機器等の製造販売についての厚生労働大臣の承認を受けるために申請時に添付すべき資料のうち，臨床試験の試験成績に関する資料の収集を目的とする試験の実施」となっている．しかし，実際には「医薬品もしくは医療機器の製造販売承認を得るために行われる臨床試験」を指す言葉として用いられている．動物を対象とした前臨床試験（非臨床試験）により薬の候補物質もしくは医療機器の安全性および有効性を検討し，安全で有効な医薬品もしくは医療機器となりうることが期待される場合に行われる．

1）治験に関与する組織・職種
ⓐ 医療機関側
① 治験責任医師
治験の実施に関して責任を有する医師または歯科医師のこと．各治験，医療機関ごとに1人ずつ存在する．

② 治験分担医師
治験責任医師の指導のもとに，治験に関する業務を分担する医師または歯科医師のことであり，1つの治験に何人いてもよい．

③ 治験協力者（治験コーディネーター CRC：clinical research coordinator）
治験責任医師または治験分担医師の指導のもと，治験業務に協力する者のこと．通常，看護師，薬剤師，臨床検査技師などの医療関係者が治験協力者となる．インフォームド・コンセント取得補助，治験のスケジュール管理，治験中の患者のサポート，症例報告書作成補助などを受けもつ．

④ 治験事務局
医薬品の臨床試験の実施の基準（GCP：good clinical practice）に基づいて治験実施に関するさまざまな事務を担当する組織．医療機関の長により指名される．

⑤ 治験施設支援機関（SMO：site management organization）
治験実施施設である医療機関と契約し，医療機関における煩雑な治験業務を支援する機関（通常は企業）．

ⓑ 製薬企業（治験依頼者）側
① 医薬品開発業務受託機関（CRO：clinical research organization）
製薬企業における新薬の開発，とくに治験実施に関する業務の一部を代行する機関（通常は企業）．

② モニター（CRA：clinical research associate）
治験が治験実施計画書（プロトコール）や各種法令などを遵守し，科学的・倫理的に行われていることを確認するため，治験依頼者が任命する．カルテなど，治験に関係する医療記録を閲覧することが認められており，被験者の人権，安全および福祉が保障されていること，治験責任医師または治験分担医師から報告された治験データが正確かつ完全であることを確認する義務を負う．また，医療機関と治験依頼者との情報交換は，ほぼすべてモニターを介して行われる．

2）臨床試験
ⓐ 第Ⅰ相（フェーズⅠ）試験
自由意思に基づき志願した健常成人を対象とし，被験薬を少量から段階的に増量し，被験薬の薬物動態（吸収，分布，代謝，排泄）や安全性（有害事象，副作用）を検討することを主な目的とした試験である．動物実験の結果を受けてヒトに適用する最初のステップであり，安全性を検討する上で重要なプロセスであるが，抗がん剤などの副作用が強いと予想されるものは，倫理的な観点から健常人での試験を行わないことがある．

ⓑ 第Ⅱ相（フェーズⅡ）試験
第Ⅰ相の結果を受けて，比較的軽度な少数例の患者を対象に，有効性，安全性，薬物動態などの検討を行う．多くは，次相の試験で用いる用法・用量を検討するのが主な目的であり，「探索的臨床試験」とも呼ばれる．また，毒性の強い抗がん剤に関しては，腫瘍縮小効果などの短期間に評価可能な指標を用

いて有効性を検証し，承認申請を行うことがある．

ⓒ 第Ⅲ相（フェーズⅢ）試験
患者を対象に，実際の治療に近いかたちでの有効性や安全性の検証を主な目的として，より大きな規模で行われる．それまでに検討された有効性を証明するのが主な目的であるため，ランダム化や盲検化などの試験デザインが採用されることが多い．「検証的臨床試験」とも呼ばれる．大規模になることもあり，多施設共同で行う場合が多い．

ⓓ 製造販売承認申請
第Ⅰ相から第Ⅲ相までの試験成績をまとめ，医薬品の製造販売承認申請が行われる．「医薬品医療機器総合機構」による審査を受けて承認されると医薬品としての販売が可能となる．

ⓔ 第Ⅳ相（フェーズⅣ）試験
「製造販売後臨床試験」と呼ばれ，市販後に広く使用されることにより，第Ⅲ相試験まででは検出できなかった予期せぬ有害事象や副作用を検出するのが主な目的である．市販後調査によって行われるのが通例である．

3）ランダム化比較試験（RCT：randomized controlled trial）
治験および臨床試験などにおいて，データの偏り（バイアス）を軽減するため，被験者を無作為（ランダム）に処置群（治験薬群）と比較対照群（既存の治療薬群，プラセボ群など）に割り付けて，評価を行う．評価したい薬物または治療法が適正に評価される方法として，現在最もよく採用されている．

4）メタ研究（メタ・アナリシス）
すでに報告された複数の独立した研究のデータ（文献など）から，同じような登録条件の症例をまとめて統計的な手法で整理（再解析）する方法のこと．採用するデータは，信頼できるものにしぼり，それぞれに重みづけを行う．メタ研究は，個々の研究の標本サイズが小さく有意な効果を見出せない場合や，大きな標本サイズの研究が経済的・時間的に困難な場合に有用である．ポジティブな結果が得られたときにのみ発表する「報告バイアス」や，編集者が，統計学的に有意な結果の得られていないものをリジェクトする「出版バイアス」が知られており，単に報告されたデータを集めるだけでは，ポジティブな方向へバイアスがかかる．また，質の低い論文を優れた研究成果と同等に扱うと過大評価につながる．メタ研究では，バイアスの影響を極力排除し，評価基準を統一して客観的・科学的に多数の研究結果が包括的に評価される．

メタ研究の推進を目的として，1992（平成4）年に，イギリス政府の支援のもとにオックスフォードにコクランセンター Cochrane Centre がつくられた．コクランライブラリー The Cochrane Library とは，コクラン共同計画 The Cochran Collaboration が行っているメタ研究であり，ランダム化比較試験の行われたデータをすべて集め，その中から信頼できるものを選び，総合評価を行っている．コクランセンターは教育研修などでコクラン共同計画のメンバーをサポートし，コクラン共同計画の目的達成を推進している．

2．薬物に関する法令

1）"薬事法"
この法律は，医薬品，医薬部外品，化粧品および医療機器の品質，有効性および安全性の確保のため

に必要な規制を行うとともに，指定薬物の規制に関する措置を講ずるほか，医療上特にその必要性が高い医薬品および医療機器の研究開発の促進のために必要な措置を講ずることにより，保健衛生の向上を図ることを目的としている（第1条）．したがって，この法律は，①福祉法規（医薬品等の品質，有効性および安全性の確保），②警察取締り法規（不良医薬品等の取り締まり），③研究開発振興法規（医薬品等の研究開発の促進）の性格をもつ．

ⓐ 医薬品

この法律で「医薬品」とは，次に掲げるものをいう．

① 日本薬局方におさめられているもの：日本薬局方収載品はすべてが医薬品となる．
② 人または動物の疾病の診断，治療または予防に使用されることが目的とされているものであって，機械器具等でないもの（医薬部外品を除く）：ツベルクリン，エックス線撮影用造影剤，血液・尿検査薬など．
③ 人または動物の身体の構造または健康に影響を及ぼすことが目的とされているものであって，機械器具等でないもの（医薬部外品及び化粧品を除く）：ワクチン類，殺虫剤，殺そ剤など．

医薬品，医薬部外品，化粧品もしくは医療機器に該当しないものは「効能」「効果」をうたうことはできない．食品については，疾病の予防などの効果をうたえば"薬事法"違反として規制対象になる．ただし，保健機能食品については保健機能（特定保健用食品）や栄養機能（栄養機能食品）をうたうことが認められている（"食品衛生法"）．

ⓑ 医療用医薬品・処方せん医薬品

医師らによって使用され，またはこれらの者の処方せん，もしくは指示によって使用されることを目的として供給される「医療用医薬品」のうち，調剤用薬（乳糖，デンプン類，精製水，単シロップなど），公衆衛生用薬（防腐剤，防虫剤，殺虫剤など）のように，医師の処方せんに基づいて使用するという考え方に馴染まないものを除き，原則として「処方せん医薬品」である．

ⓒ 一般用医薬品

医師による処方せんを必要とせずに購入できる医薬品．大衆薬，市販薬，OTC医薬品（over the counter drug，OTC薬），家庭用医薬品などとも呼ばれる．副作用の重篤度などから第一～三類医薬品に分類される．

さらに2014（平成26）年の"薬事法"と"薬剤師法"の改正により原則3年で第一類医薬品に移行させる要指導医薬品が新設された．これまで第三類医薬品に限定されていたネット販売がすべての一般用医薬品に拡大されるが，要指導医薬品については薬剤師が対面で情報提供や指導を行う．ネット販売についても第一類医薬品の販売は薬剤師に限定され，第二および第三類医薬品は登録販売者と薬剤師がともに販売することができる．ネット販売は許可を受けた実店舗を有する薬局・薬店に限られる．

ⓓ 毒薬・劇薬（表6-10）

毒薬・劇薬は医薬品の一種である（"薬事法"44条以下）．毒性が強いもの，または劇性が強いものを

表6-10 急性毒性（LD50）
(動物の種類または投与法により差異があるものは，原則として最も強い急性毒性を採用する)

分類	経口投与	皮下投与	静脈（腹腔）投与
毒薬	<30 mg/kg	<20 mg/kg	<10 mg/kg
劇薬	<300 mg/kg	<200 mg/kg	<100 mg/kg

薬事・食品衛生審議会の意見を聴いて厚生労働大臣が指定する．毒薬は黒地に白枠，白字をもって，品名および「毒」の文字が記載されていなければならない．劇薬は白地に赤枠，赤字をもって，品名および「劇」の文字が記載されていなければならない．また，保管に際しては，施錠できる場所にほかのものと区別して貯蔵および陳列しなければならない．具体的には，急性毒性における半数致死量（LD50）が，経口投与で体重1 kg当たり30 mg以下，皮下注射で体重1 kg当たり20 mg以下のものを毒薬，経口投与で体重1 kg当たり300 mg以下，皮下注射で体重1 kg当たり200 mg以下のものを劇薬という．"毒物及び劇物取締法"により定義される毒物・劇物としばしば混同されるが全くの別定義であり，"毒物及び劇物取締法"2条により，毒薬・劇薬などの医薬品は毒物・劇物ではない．ただし同じ有効成分でも，製剤の形態で劇薬と劇物に分かれるものもあるが，同一製剤が劇薬と劇物の両方に指定されることはない．

ⓔ 医薬部外品

この法律で「医薬部外品」とは，次に掲げるものであって人体に対する作用が緩和なものをいう．

① 次のイからハまでに掲げる目的のために使用されるものであって機械器具などでないもの：日本薬局方収載品はすべてが医薬品となる．
　イ．吐きけ，その他の不快感または口臭もしくは体臭の防止
　ロ．あせも，ただれなどの防止
　ハ．脱毛の防止，育毛または除毛
② 人または動物の保健のため，ねずみ，はえ，蚊，のみ，その他これらに類する生物の防除の目的のために使用されるものであって，機械器具などでないもの：医薬品ではないので，一般小売業（コンビニ，スーパーなど）でも販売可能である．

ⓕ 指定薬物

2007（平成19）年4月1日より違法ドラッグ（いわゆる脱法ドラッグ）を指定薬物として規制するための"薬事法の一部を改正する法律"が施行された．近年，インターネットなどで販売されている違法ドラッグによる健康被害が頻発し，これら薬物の使用が，覚醒剤や麻薬などの乱用へのゲートウェイになることが危惧されてきた．指定薬物とは，「中枢神経系の興奮もしくは抑制または幻覚の作用（当該作用の維持または強化の作用を含む）を有する蓋然性，かつ，ヒトの身体に使用された場合に保健衛生上の危害が発生するおそれのあるもの（"大麻取締法"で規定される大麻，"覚せい剤取締法"で規定される覚せい剤，"麻薬及び向精神薬取締法"で規定される麻薬および向精神薬，ならびに"あへん法"で規定されるあへんおよびけしがらを除く）」として，厚生労働大臣が指定する物質であり，31物質，1植物（salvinorin Aを含有するサルビア）が新たに規制対象となった．

2）"毒物及び劇物取締法"（表6-11）

毒物および劇物は，法律で指定されているものおよび薬事・食品衛生審議会の答申をもとに政令で指定されているものがある．毒物および劇物に指定されると，製造，輸入，販売，取扱などが厳しく規制される．また，毒物および劇物を販売する場合には，化学物質安全性データシート（MSDS）の添付が義務づけられている．

3）薬物四法

"麻薬及び向精神薬取締法"，"覚せい剤取締法"，"あへん法"，"大麻取締法"は薬物四法を構成する．"麻薬及び向精神薬取締法"や"覚せい剤取締法"では，薬物の輸入，輸出，製造，流通，所持，施用，

表 6-11　規制対象物質の分類

分　類	基　準
毒　物	大人で換算すると，たとえば誤飲した場合の致死量が 2 g 程度以下のもの
劇　物	大人で換算すると，たとえば誤飲した場合の致死量が 2～20 g 程度のものあるいは刺激性が著しく大きいもの
特定毒物	毒物のうちで極めて毒性が強く，かつ広く一般に使用されるもの
普通物	上記に該当しないもの

使用等を規制しているのに対し，"大麻取締法"は，大麻の栽培と大麻の流通，所持等を規制し，また，"あへん法"はけしの栽培とあへんの輸入，輸出，生産，流通，所持等を規制している．

ヘロイン（ジアセチルモルヒネ）は，有害性が高く，モルヒネなどの麻薬で代用可能であることなどから 1945（昭和 20）年に医療目的の使用が禁止され，輸入，輸出は全面的に禁止されている（"麻薬及び向精神薬取締法"）．わが国において乱用が大きな社会問題化している覚せい剤についても，輸入，輸出は全面的に禁止されている（"覚せい剤取締法"）．あへんの供給を適正なものとするため，輸入，輸出，収納，麻薬製造業者および麻薬研究施設の設置者への売渡の権能は，国に専属し，そのほかの流通を禁じている．麻薬および覚せい剤の流通については，供給段階から使用の段階に向かう一方通行であり，流通経路を限定することによって正規流通以外への流出を防止している．向精神薬の場合には医療を含め，その用途は広いことから向精神薬を取り扱える業者，病院，研究機関等を明確にし，その間で流通が行いうることとなっている．

ⓐ "麻薬及び向精神薬取締法"

麻薬および向精神薬の輸入，輸出，製造，製剤，譲渡などについて必要な取締りを行うとともに，麻薬中毒者について必要な医療を行うなどの措置を講ずることなどにより，麻薬および向精神薬の乱用による保健衛生上の危害を防止し，公共の福祉の増進を図ることを目的とする法律である（同法 1 条）．

ⓑ "覚せい剤取締法"

覚せい剤の乱用による保健衛生上の危害を防止するため，覚せい剤および覚せい剤原料の輸入，輸出，所持，製造，譲渡，譲受および使用に関して必要な取締りを行うことを目的とする法律である（同法 1 条）．麻薬および向精神薬と異なり中毒者の治療を目的としていない．

この法律で「覚せい剤」とは，アンフェタミン，メタンフェタミンなどである．この法律で「覚せい剤原料」とは，エフェドリン，メチルエフェドリンなどである．ヒロポン（メタンフェタミンの商品名）は現在でも，法律で許可された特定の医療機関に対して販売されている．

ⓒ "あへん法"

医療および学術研究の用に供するあへんの供給の適正を図るため，国があへんの輸入，輸出，収納および売渡を行い，あわせて，けしの栽培ならびにあへんおよびけしがらの譲渡，譲受，所持などについて必要な取締りを行うことを目的とする法律である（同法 1 条）．供給・流通における国の独占権は国際条約に基づくものである．

ⓓ "大麻取締法"

大麻の所持，栽培，譲渡などを規制することを目的とする日本の法律である．この法律で「大麻」とは，大麻草（カンナビス・サティバ・エル）およびその製品をいう．ただし，大麻草の成熟した茎およびその製品（樹脂を除く）ならびに大麻草の種子およびその製品を除く．繊維もしくは種子を採取する

目的で大麻草を栽培する場合には都道府県知事の免許が必要となる．

　葉および花穂に含まれるテトラヒドロカンナビノール（THC）は陶酔作用を引き起こす．花穂や葉を乾燥させた大麻加工品を乾燥大麻（マリファナ）という．花穂や葉からとれる樹液を圧縮して固形状の樹脂にした大麻加工品を大麻樹脂（ハシシ）という．THC は，日本では"麻薬及び向精神薬取締法"において麻薬に指定されている．THC は生育中の大麻では THCA（THC のカルボン酸体）として存在し，伐採後に熱や光によって徐々に脱炭酸されて THC へと変化していく．乾燥大麻の中では THC と THCA が共存しており，この総 THC（THC＋THCA）でいわゆる「マリファナ」の THC 含有率をあらわす．

❺　"国際的な協力の下に規制薬物に係る不正行為を助長する行為等の防止を図るための麻薬及び向精神薬取締法等の特例等に関する法律"（"麻薬特例法"）

　麻薬犯罪に伴うマネーロンダリングが世界的に問題化したため先進主要各国が「麻薬及び向精神薬不正取引防止条約」を締結し，その国内法として 1992（平成 4）年に施行された．覚せい剤など薬物の不法輸入や製造，大量販売などを営利目的で継続した場合，"覚せい剤取締法"より重い「無期または 5 年以上の懲役および 1 千万円以下の罰金」が科せられ，薬物販売の不法収益没収も定めている．

E．衛生法規

　衛生法規は，日本国憲法第 25 条，「すべての国民は健康で文化的な最低限度の生活を営む権利を有する．国は，すべての生活部面について，社会福祉，社会保障及び公衆衛生の向上及び増進に努めなければならない」を，その基盤としている．

　衛生法規を大別すると，職場や学校などに属している特定集団を対象とする特別衛生法規と，それ以外の一般住民を対象とする一般衛生法規とがある．

　一般（地域）衛生法規は，医療業務に従事する者の資格および職能や医療施設などについて規定する医務衛生法規，医薬品および医療用具に関する事項の規制や薬剤師の資格および職能などについて規定する薬務衛生法規と公衆衛生法規に分類される．公衆衛生法規は，さらに疾病予防の分野についての予防衛生法規，食品衛生，環境整備や公害の分野について規制する環境衛生法規と，保健・健康増進など近年に至って要求されるようになった新しい分野についての保健衛生法規に分類される．

　このほか，社会保障，社会福祉に関する法規や多くの関係法規があり，それらが互いに関連し合って，衛生行政を推進している．主要な衛生法規には次のようなものがある．

1．主な衛生関連法規

1）保健衛生関連法規
　"地域保健法"，"健康増進法"，"精神保健及び精神障害者福祉に関する法律"，"母子保健法"，"母体保護法"，"高齢者の医療の確保に関する法律"．

①　"地域保健法"
　本法が制定される以前より，地方における公衆衛生の向上および増進を図るために，都道府県または政令市，および特別区が保健所を設置し，その地域における公衆衛生全般にわたる指導を行い事業を展

開してきた．"地域保健法"は1994（平成6）年に地方分権を推進するために都道府県と市町村の役割を見直すことを目的として制定された．その基本理念は，地域住民の健康保持および増進を目的としている．国および地方公共団体が講ずる施策は，わが国における急速な高齢化の進展，保健医療を取り巻く環境の変化などに即応し，地域における公衆衛生の向上および増進を図ることである．また，地域住民の多様化と高度化する保健・衛生・生活環境などに関する需要に的確に対応することができるように，地域の特性および社会福祉などの関連施策との有機的な連携に配慮しつつ，総合的に推進されることとした．具体的な規定として保健所に関する事項，市町村保健センターに関する事項，地域保健対策に係る人材確保の支援に関する計画が定められている．

② "健康増進法"

わが国における急速な高齢化の進展および疾病構造の変化に伴い，国民の健康の増進の重要性が著しく増大している．そのため，本法は国民の健康増進の総合的な推進に関し基本的な事項を定めることを目的として2002（平成14）年に制定された．具体例として，国の健康増進に関する方向や目標，都道府県や市町村の健康増進計画の策定，国民健康・栄養調査の実施，受動喫煙の防止などが規定されている．さらに国民，国および地方公共団体，健康増進事業実施者の責務と協力が規定されており，①国民は健康な生活習慣の重要性に対する関心と理解を深め，生涯にわたり健康の増進に努めなければならないとし，②国および地方公共団体は，健康の増進に関する正しい知識の普及，情報の収集，整理，分析と提供，研究の推進と人材に養成および資質の向上を図ることに努めるとし，③健康増進事業者（政府，市町村，各種健康保険組合，各種共済組合など）は必要な健康増進事業を積極的に推進するように努めなければならないとしている．

③ "母子保健法"

"母子保健法"は母性ならびに乳幼児の健康の保持増進を図るため，1965（昭和40）年に制定された．本法は，母子保健に関する原理を明らかにし，母性ならびに乳幼児に対する保健指導，健康診査，医療その他の措置を講じ，国民保健の向上に寄与することを目的としている．その基本理念は「母性は，すべての児童がすこやかに生まれ，かつ，育てられる基盤であることにかんがみ，尊重され保護されなければならない」とし，乳幼児は心身ともに健全な人として成長するために，その健康が保持され，尊重されなければならないとしている．母子保健の向上に関する措置として，都道府県および市町村は，妊娠，出産または育児に関し，相談，指導および助言を行い，ならびに地域住民の活動を支援することにより母子保健に関する知識の普及に努めるものとしている．また，市町村は，①1歳6か月から満2歳未満の幼児，②3歳から4歳未満の幼児に対し健康診査を行い，栄養摂取に必要な援助も行うことになっている．妊娠した者は，速やかに市町村長に届け出て，市町村は母子健康手帳を交付し，また市町村長は保健指導を有する妊産婦を医師や保健師らに訪問させて必要な指導を行わせる．さらに体重2,500g未満の未熟児が出生したとき，保護者は速やかに都道府県，保健所設置市または特別区に届け出なければならないとし，その届け出のあった自治体の長は職員に未熟児の保護者に訪問させ必要な指導を行わせることになっている．

④ "高齢者の医療の確保に関する法律"

1983（昭和58）年に施行された"老人保健法"が2006（平成18）年"高齢者の医療の確保に関する法律"に改正され，従来とは違って75歳以上の後期高齢者部分が切り離されて独立した"後期高齢者医療制度"となった．新しい法律に基づく制度の運営主体は市町村が加入する後期高齢者医療広域連合であ

り，患者の医療費負担は従来通り原則1割負担である．この法律は，国民の高齢期における適切な医療の確保を図ることを目的としている．医療費の適正化を推進するための計画の作成や，保険者による健康診査などの実施に関する措置を講じ，国民の共同連帯の理念などに基づいて，高齢者の医療について，前期高齢者（65歳以上75歳未満）に係る保険者間の費用負担の調整および後期高齢者に対する適切な医療の給付などを行うために必要な制度を設けることで，国民保険の向上および高齢者の福祉の増進を図る．この法律には特定健康診査（糖尿病その他の政令で定める生活習慣病に関する健康診査をいう）および特定保健指導（特定健康診査の結果により健康の保持に努める必要がある者に保健指導を行う）の実施を図るための基本的な指針を定めている．保険者は，特定健康診査など実施計画に基づき，40歳以上の加入者に対し，特定健康診査を行うものとし，その結果特定保健指導を行うこととしている．

2）予防衛生関連法規

"予防接種法"，"検疫法"，"感染症の予防及び感染症の患者に対する医療に関する法律"など．

ⓐ "予防接種法"

"予防接種法"の目的はある疾病の発生および蔓延を予防するためのもので，予防接種を行い，公衆衛生の向上および増進に寄与するとともに，予防接種による健康被害の迅速な救済を図ることである．この法律において予防接種とは，疾病（一類疾患，二類疾患）に対して免疫の効果を得させるため，疾病の予防に有効であることが確認されているワクチンを，人体に注射（または接種）することをいう．一類疾病とは，①ジフテリア，②百日咳，③急性灰白髄炎，④麻しん，⑤風しん，⑥日本脳炎，⑦破傷風，⑧結核で，二類疾患とはインフルエンザをいう．市町村長は一類疾患および二類疾患のうち政令で定めるものを，対象者に対し，期日または期間を指定して，予防接種を行わなければならないとしている．また，市町村長は予防接種を受けた人が疾病にかかって障害の状態となる，または死亡した場合，これらが予防接種を受けたことが原因であると厚生労働大臣が認定したときは給付を行うと規定している．

ⓑ "感染症の予防及び感染症の患者に対する医療に関する法律"

感染症の予防および感染症の患者に対する医療に関して必要な措置を定めることにより，感染症の発生を予防し，その蔓延の防止を図り，公衆衛生の向上および増進を図ることを目的として本法は1998（平成10）年に制定された．その施策は，保健医療を取り巻く環境の変化，国際交流の進展などに即応し，患者らの人権に配慮しつつ，新感染症その他の感染症に迅速かつ的確に対応できるよう，総合的かつ計画的に推進されることを基本理念としている．

感染症の定義としては一類感染症，二類感染症，三類感染症，四類感染症，五類感染症，指定感染症，新感染症と分類される．医師は一類感染症の患者，二類感染症から四類感染症の患者または無症状病原体保有者を診断したときにはただちに，また五類感染症の患者と無症状病原体保有者を診断等したときは7日以内に保健所長を経由して知事に届け出なければならないとしている．さらに知事は一・二類感染症の蔓延を防止するため，患者に対し指定医療機関などに入院を勧告することができ，勧告に従わないときは，72時間以内入院させることができる．

3）環境衛生関連法規

"環境基本法"，"公害健康被害の補償等に関する法律"，"水道法"，"食品衛生法"など．

"環境基本法"

"環境基本法"は，環境の保全についての基本理念を定め，国・地方公共団体，事業者および国民の責務を明らかにし，環境保全に関する施策の基本となる事項を定めることによって，環境の保全に関する

施策を総合的かつ計画的に推進するものである．本法は現在および将来の国民の健康で文化的な生活の確保に寄与するとともに人類の福祉に貢献することを目的とする．

　人間の健康で文化的な生活には，かぎりある環境を健全で恵み豊かなものとして維持していく必要がある．生態系は微妙な均衡を保つことによって成り立っているが，人間の活動による環境への負荷によって均衡が損なわれる恐れが生じてきている．現在および将来の世代の人間が健全で恵み豊かな環境の恵沢を享受するとともに，人類の存続の基盤である環境が将来にわたって維持されなければならない．

　環境の保全は，社会経済活動その他の活動による環境への負荷をできるかぎり低減する必要がある．その活動はすべての者が公平に役割を担い，自主的かつ積極的に行うことによって，健全で恵み豊かな環境を維持しつつ，環境への負荷の少ない健全な経済を持続的に発展できる社会を構築しなければならない．さらに科学的知見の充実をもとに，環境保全上の支障を未然に防がれるよう定められたのが"環境基本法"である．

4）医務衛生関連法規

　"医療法"，"医師法"，"刑法"（秘密漏泄の禁止，堕胎の禁止），"死産の届け出に関する規定"，"医学及び歯学の教育のための献体に関する法律"，"死体解剖保存法"，"臓器の移植に関する法律"など．

ⓐ　"医療法"

　"医療法"は，医療を受ける者の利益の保護および良質かつ適切な医療を効率的に提供する体制の確保を図ることで，国民の健康の保持に寄与することを目的とするものである．本法は，医療を受ける者が適切に医療を選択できるよう支援するための事項，医療の安全を確保するための事項，病院・診療所および助産所の開設および管理に関し必要な事項，またこれらの施設の整備ならびに医療提供施設相互間の機能の分担と業務の連携を推進するために必要な事項を定めるものである．"医療法"には病院，診療所，介護老人保健施設，助産所，地域医療支援病院，特定機能病院の定義がなされており，病院は20人以上の患者を入院させる施設を有するものとしている．病院の開設をするときは都道府県知事，診療所や助産所を開設するときは都道府県知事または保健所を有する市長や特別区長の許可を受けなければならない．また，"医療法"には都道府県が医療計画を定める規定がある．

ⓑ　"医師法"

　"医師法"は医療の中心的な役割を果たす医師の資格，任務および業務などについて規定している．医師の任務は，医療および保健指導を行うことによって公衆衛生の向上および増進に寄与し，国民の健康的な生活を確保するものとしている．医師の資格条件としては医師国家試験に合格し，合格した者の申請により医籍に登録を行い，厚生労働大臣は医師免許証を交付する．医師の免許取り消しは，成年被後見人または被保佐人になったとき，業務停止は心身の障害により医師の業務を適正に行うことができない者，麻薬などの中毒者，罰金以上の刑に処せられた者，医事に関し犯罪や不正の行為のあった者に対して一定の期間を定めて行うことになっている．医師の業務としては応召義務（医師は診療治療の求めがあった場合には，正当な理由がなければ拒んではならない），死亡診断書等交付義務，異状死体等の届け出義務，処方せん交付義務，診療録の記載と保存などが規定されている．

5）薬務衛生関連法規

　"薬事法"，"毒物及び劇薬取締法"，"麻薬及び向精神薬取締法"，"覚せい剤取締法"など．

6）学校保健関連法規

　"学校保健法"，"学校教育法"など．

7）労働衛生関連法規

"労働基準法","労働安全衛生法","じん肺法","労働者災害補償保険法" など.

8）社会保障・社会福祉関連法規

"健康保険法","国民健康保険法","生活保護法","児童福祉法","老人福祉法","障害者基本法","身体障害者福祉法","知的障害者福祉法","介護保険法" など，またこのほか，婦人保護，青少年保護，更生保護，医療社会事業，戦争犠牲者援護，災害救助，低所得者福祉などの制度がある.

【参考文献】
1）柿原浩明：入門医療経済学，日本評論社，2004.
2）兪炳匡：「改革」のための医療経済学，メディカ出版，2006.
3）池上直己：ベーシック医療問題（第4版），日本経済新聞社，2010.
4）社会保険診療研究会：医師のための保険診療入門2012，じほう，2012.
5）厚生統計協会：国民衛生の動向2012／2013，厚生統計協会，2012.
6）長谷川敏彦：戦略的経営の必要性．病院はどう生き残るか，医学のあゆみ，222：481-484, 2007.
7）日本在宅医学会テキスト編集委員会：在宅医療 第1版，メディカルレビュー社，2008.
8）日本緩和医療学会（監修），柏木哲夫，石谷邦彦（編）：緩和医療学 第1版，三輪書店，1997.
9）辻 哲夫：医療政策の展望と在宅医学への期待．保健の科学，50(6)：364-371, 2008.
10）唐沢祥人：超高齢社会における医師会の役割と展望．公衆衛生，71(11)：894-899, 2007.

第 7 章
衛生・公衆衛生の展望

A. 地域医療連携―医療と公衆衛生のパラダイムシフト

1．疾病のパラダイムシフト

1）寿命転換（人口転換）

　人類の永い歴史の中で平均寿命は石器時代の 10～20 歳代から徐々に推移し，中世でやっと 30 歳代に達したと推定される．乳幼児死亡の想定の差で石器時代でも 30 歳代の寿命があったとする学説もあるが，先史時代は骨により推定され低くみつもられる傾向にある．いずれにせよ 50 歳を越すのは産業革命後ここ 100 年に満たない（図 7-1）．欧米で 1930 年代，わが国では 1947（昭和 22）年，途上国でも 1980 年代に多くの国が 50 歳以上の寿命を達成し，今日では 192 か国中 94 ％ が達成している．700 万年に及ぶ人類史の 100 年は誤差の範囲内であるが，進化の過程で獲得した形質として人類の身体システムの耐久性については 50 年以上は当初から想定されていない．50 歳を越して急増する成人病や障害は，いわば「進化の過誤 evolutionary error」ともいえ，医療はその過誤を埋める隙間産業である．

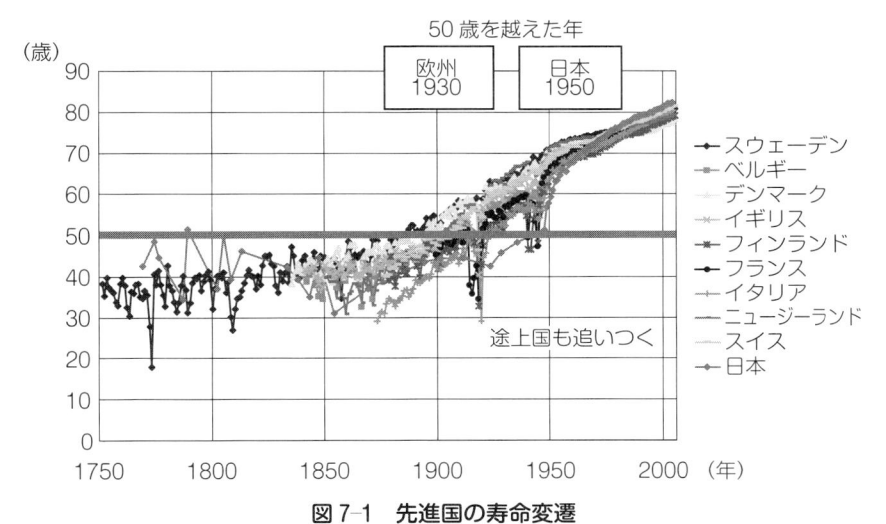

図 7-1　先進国の寿命変遷
（エスター・ボーズラップ：人口と技術移転．尾崎忠二郎，鈴木敏夫　訳，大明堂，1991）

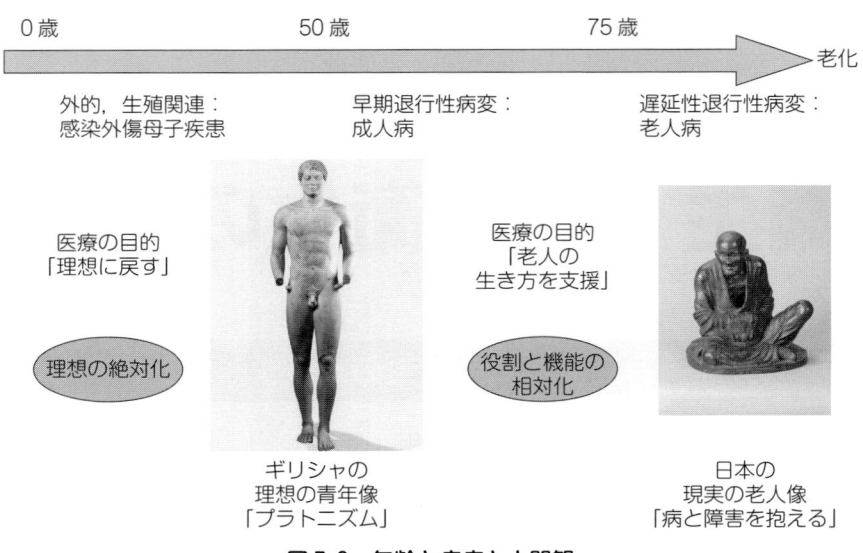

図7-2　年齢と疾病と人間観

2）疾病転換

元来若年者の疾病は「外的要因」が原因で，外傷や栄養不良によるもの，そして細菌やウイルスなど感染症によるもの，「生殖関係」すなわち出生時の奇形や出産に関連するものが中心となっている．

それに対して今日の疾病の中心である，いわゆる慢性疾患・生活習慣病は加齢による退行性病変で，主として50歳以降にみられる．細胞の再生不良であるがんや，血管の障害による虚血性心疾患や脳卒中は中年期の初期に多く発生し，いわゆる「早期退行性病変 early degenerative disease」といわれている．それに比して，パーキンソン，老人性認知症など神経性の疾患，大腿骨骨折や変形性関節炎など筋骨格系の疾患は，「遅延性退行性病変 delayed degenerative disease」と呼ばれ，後期高齢者を中心に発症する（図7-2）．

加齢に伴い主要な疾病は50歳までの外的な要因の疾病から，寿命の延長によってあらわれた「unmasked degenerative disease」や内的な障害が中心となってくる．「若年者の疾病」は多くの場合，単一でその治癒とともに障害と疾病が消滅するのに比して，「高齢者の疾病」の特徴は，まず普通の疾病を抱え，疾病のエピソードによって障害から回復することは少なく，疾病の進行に対応して，異なった種類のケアが次々と連続して必要となるところにある．そして，最後に疾病が連続した悪循環に入ると，もとの生活に復帰することが難しく，いわゆる生活不活病（廃用症候群）に陥り，死ぬまで続く傾向がある．

3）ケア転換

若年者50歳までと高齢者70歳以上のケアでは，まず目的が大きく異なる．前述のように若年者の疾病はエピソードが完結し，障害のない回復が期待されるので，絶対的治癒，停滞的救命を求めうる．それに対し，高齢者では疾病となんらかの障害は前提であり，高齢者一人ひとりが求める社会的役割に対応した機能と，現存の障害との相対的ギャップを埋めることが医療の目的となっている．

その目的を支えるモデルは，前者においては環境から比較的独立した機械の一部の故障であり，疾病の性質や治療法とそれは矛盾しない．しかし高齢者にはそのようなモデルは有用でなく，さまざまな社会システムに支えられた個人と個人が働きかける社会，そのシステムの変異や破綻といったモデルがより有用といえよう．

そこでは治療と介護の目的がまったく一致し，これまでいわれてきた連携を超えて，融合せざるを得ないと考えられる．若年者に必要なケアは唯一，比較的多量の資源を購入し，比較的短期に問題を解決するようなケア，すなわち「急性期医療」である．一方，高齢者ではそれを含めた5つのケア，すなわち急性期に続く「回復期ケア」，そして疾病と障害を抱え長期に続く「長期ケア」，そして最後には避けることができない死に向けて，よりよき死，すなわち生を支援する「末期ケア」，さらにはこれらをつなぐ「慢性期ケア」が必要となる（図7-3）．

従来からの疾病モデルも，治療のモデルも，そしてケアのシステムも急性期を中心に構築され，それをほかのケアにおいても汎用してきた歴史があり，高齢者に対しては大きな齟齬をきたしてきた．

これからは疾病の自然史相に合った5つのケアを峻別し，そしてネットワーク化することによって，継続を保障する新しいケアシステムを構築しなければならない．実は，5つの異なったモードをもつケアは，ケア提供者の側でネットワーク化することは不可能である．むしろ患者の状態に対応し，患者中心に結びつけること以外に有用なケアの提供は不可能で，それが一般にいわれる「患者中心」性の中身にほかならない．

一人の患者を継続して追い，そのケアの必要度に応じて，ケアをネットワーク化するには調整してつないでいく機構が必要で，従来プライマリ・ケアがその役割を担うことが想定されてきた．今日の情報システムの発達や，各職種の機能の発展を踏まえると，さまざまなオプションが想定される．診療の意思決定においては総合診療医／老人医のように，「患者の複雑な状態を把握し，患者が必要とする機能や現在の機能のギャップを患者の価値観に立って判断し，さばいてつなぐ」新しい専門医が求められているといえよう（図7-4）．

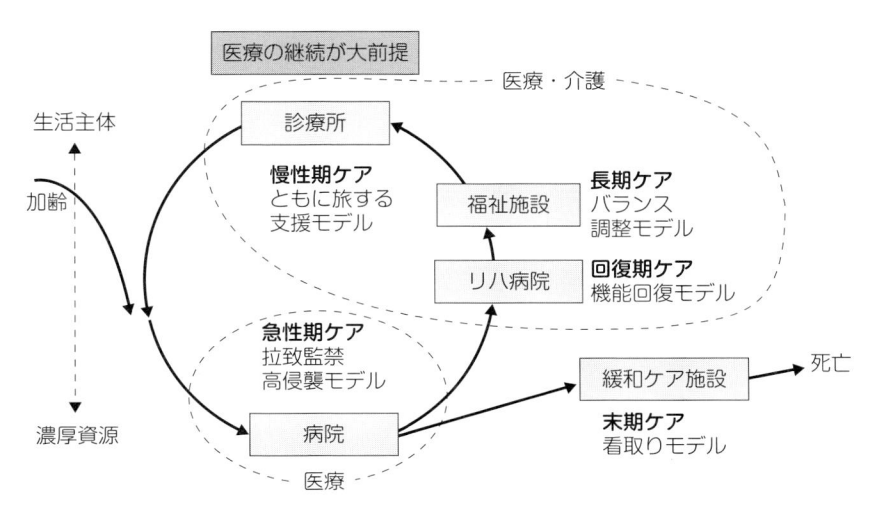

図7-3 高齢者に必要な5つのケア

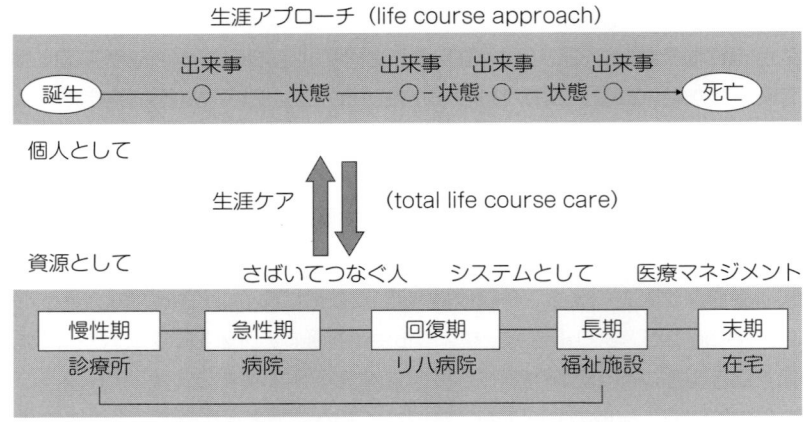

図 7-4 患者中心継続ケア

2. 公衆衛生のパラダイムシフト

1）国際公衆衛生運動
ⓐ 人類の夢，病気の予防
太古から病気を予防することは，人類の夢であった．

ギリシャ神話の神々の中でも予防の女神「ハイジア」は，治療の男神「アクスレオピデス」の娘として，別に分かれて描かれており，ギリシャの時代にはすでに予防と治療が別のものだが密接に関連するものとして考えられていたことが推測される．

逆に，つい最近（20世紀の初頭）まで西洋医学では有効な治療法がないために，予防こそが健康になるための最も重要な手段であった．予防の方法も上下水道と環境衛生，都市計画，栄養改善など，さまざまな手法が工夫されてきた[3]．

産業革命以後の急速な工業化，都市化によって都市環境が悪化した．19世紀のイギリスでは上下水道の整備や都市のスラム化を改善する衛生運動 sanitary movement がチャドウィックらによって進められた．これによって近代公衆衛生の活動が始められ，公衆衛生の黄金期を迎える（図 7-5）．

ⓑ 国際公衆衛生運動 international public health movement
20世紀に入り，それまでほとんど有効性を持ち得なかった西洋近代医学も，1910（明治43）年ごろからやっと実用にたえる形となった[4]．そのころアメリカのウィンスローらによって，公衆衛生は臨床（治療）とは独立した学問体系としてとりまとめられ，ロックフェラー財団の財政的援助を背景に，世界に広められた．この運動は国際公衆衛生運動と呼ばれ，その運動の一環として，日本にも1938（昭和13）年に，国立公衆衛生院が寄贈された[5]．これはいわば沈みゆく太陽の最後の輝きにも似て，公衆衛生の黄金期の終わりを告げる運動となった．それ以降，臨床（治療）の時代が始まる．とくに第二次大戦後は，諸学問の発達の恩恵を受け，臨床医学はめざましい技術革新を遂げ，病気の治療に貢献することとなった（図 7-5）．

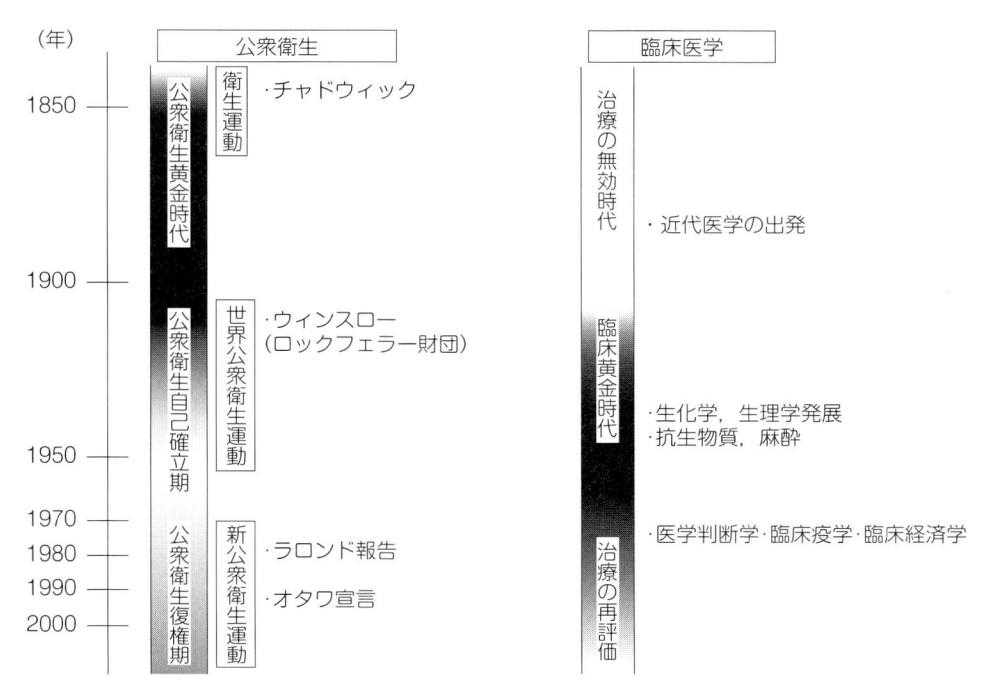

図7-5 公衆衛生と臨床医学の歴史

2）新公衆衛生運動 new public health movement
ⓐ 新公衆衛生運動の背景

しかし1970年代，欧米でその輝かしい成功に対する疑惑が語られ始めた．イギリス・バーミンガム大学マッキューン教授は1976（昭和51）年の著書「医療の役割」の中でイギリスの死亡率の歴史的分析の結果，「医療は死亡率の低下に貢献してこなかった」と主張したのである[6]．それを受けて，ランセット誌と並ぶ国際医学誌，ニューイングランド医学誌の名編集長と呼ばれたアメリカ・ハーバード大学のインゲルフィンガー教授は，その編集後記で「現代医学は病気の治療になんら貢献していない．原始社会のまじない医と同じく，患者に気休めを与えているにすぎない」と述べた[7]．これらの発言の背景には，当時の技術革新が種々の疾病の治療を可能にした一方，その技術革新により膨大な経費が必要となり，また技術の一部は逆に当初予想されなかった危険性をもつことが判明したことがある[8,9]．1960年代半ば，世界はオイルショックにより経済危機に飲み込まれ，急増する医療費に対して医療の有効性や安全性を再検討する必要があったからと考えられる[10]．

医療への失望は予防への期待を生み出した．1974（昭和49）年に発表されたカナダのラロンド保健大臣による報告書が，公衆衛生の新たな復権を告げる宣言であった[11]．この報告を出発点に，いわゆる新公衆衛生運動が欧米に広がっていった（図7-6）．このほかに，当時の疫学の発達による病因の解明，公民権運動や人権運動による住民参加の高まりも，もう一度予防の重要性が再認識され，運動が世界的潮流となった理由である．

ⓑ 新公衆衛生運動の諸展開

新公衆衛生運動の基本概念の現場への応用は，収斂するよりむしろ各方面に拡散しているように思わ

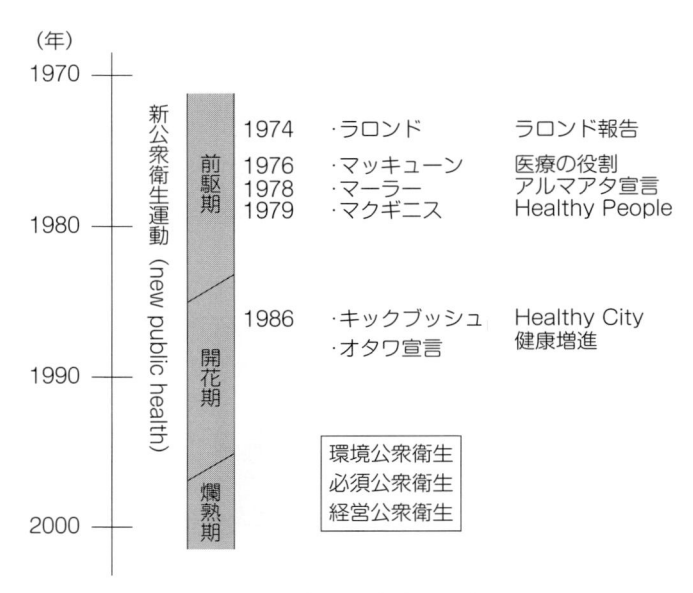

図7-6 新公衆衛生の歴史
(Perterson A, et al.：The New Public Health：Health and Self in the Age of Risk, Sage Publications Ltd, London, 1996)

れる[12,19,20].

① 環境公衆衛生

1992（平成4）年のブラジル環境会議以降，健康の決定要因をさらに大きく捉え，人々を取り巻く環境に重点を置こうとする環境公衆衛生学派が登場した[21]．環境の健康への影響は認識されているものの，旧来の公衆衛生学派からは，重点が拡散し問題が捉えにくいとの批判もなされている．

② 必須公衆衛生 essential public health function initiative

世界保健機関（WHO）では，「西暦2000年にすべての人に健康を（HFA2000）」の政策改訂作業チーム Policy Action Team がこの目標の見直しを図るために，1995（平成7）年この政策改訂作業の一環として，必須公衆衛生の概念を提唱した[22]．当時「アフリカでは世界銀行によって進められた構造調整のために政府機能が大幅に削減され，また東欧やソビエト連邦は非社会主義政権への転換とともに政府機能が低下し，予防接種の中断や水質や食品の確保困難から感染症が大量に発生し，死者まで発生した」という事実を踏まえて，政府による公共財として守るべき最低限の公衆衛生活動を定義しようとするものであった．しかし，これは21世紀への新たな健康のスローガンとしてはむしろ古典的概念に依拠した収縮した公衆衛生機能との批判にさらされた．

③ 助っ人公衆衛生

1990（平成2）年の半ばごろから臨床判断の根拠が問われ，科学的根拠に基づく医療 evidence-based medicine（EBM）が世界的な運動として展開されている[23]．公衆衛生学者の一部は，疫学や統計学の手法を応用して臨床疫学の分野などで臨床家を支援する助っ人の役割を果たしつつある．

④ 経営公衆衛生

経営公衆衛生と呼ばれる学派が存在している[24,25]．元来，公衆衛生と臨床，予防と治療は必ずしも完全に重なる概念ではない[22]．公衆衛生とは集団で現象を捉え，臨床とは1対1で捉える，いわば視点を意味

表 7-1 公衆衛生の新たな定義

	予防	治療
公　衆 population based	古典	新
臨　床 out to one	新	古典

する概念である．それに対して予防と治療は実際の行為の内容を表している．2つの概念をそれぞれ組み合わせると，公衆衛生の予防は古典的な公衆衛生であり，臨床の治療は古典的な治療ではあるが，新たに1対1における臨床の予防や，集団における治療の公衆衛生，たとえば医療システム論や病院経営，テクノロジーアセスメントが存在している．すなわち，公衆衛生とはもはや予防治療を含み，集団的な把握を意味する上位概念 macro management である．医療サービスの質や効率が大きな課題になり，保健医療システムが経営されるかが重要となりつつある今日，この学派の重要性が増している．

⑤ **臨床予防** clinical prevention

公衆衛生の学派ではなく，臨床の中から予防を目指す，いわゆる臨床予防の専門家が近年増えつつある．疾病が慢性化し，かつ重篤な合併症を生むリスク疾患が増加している今日，臨床予防の影響が大きくなりつつあるといえよう．

3．公衆衛生はどこへ

公衆衛生と臨床，予防と治療の2×2表を作成すると，公衆衛生分野における予防，臨床における治療は古典的な領域といえよう．しかし，医療の第二革命以降，第三世代の疫学の発展以降新たに治療の公衆衛生が必要な分野として浮かび上がった．公衆衛生とは方法論を意味し，「population based アプローチ」でかつて予防で培われた集団を対象とする疫学などの諸技術を治療にも応用し，治療の評価とシステム化を図ったといえよう．臨床とは「one to one アプローチ」を意味し，元来個々の患者の治療は臨床にほかならなかったが，最近では1対1における予防の領域が広がっている．高血圧や糖尿病の治療は，医療の公衆衛生の対象として診療評価し，その効果を高めることも可能であるし，また一方で個人の生活習慣の改善などを目指す臨床の予防を捉えることもできる．

ここで旧来の公衆衛生概念は解体し，新たな公衆衛生概念が新たに発展してきたということができよう．

公衆衛生はどこにいこうとしているのか．恐らく公衆衛生の応用としてのポリシーやマネジメントを支える技術としての公衆衛生が浮かび上がってくるのではなかろうか．

B. 国際保健

1．世界の保健医療問題

臨床医学では個人の健康問題が関心の中心となる．それに対し，公衆衛生学の視点は個人よりはむし

ろ集団の健康をマクロに把握し，そこに生じている健康問題をいかに解決するか，いかに予防するかを課題とする．すると，ある地域集団で生じている健康問題から，日本という国の健康問題，そして世界を一つの地域としてみたときの健康問題は，それぞれ別のことではなく，連続的につながっていることがわかる．

公衆衛生の立場で国際保健医療を考えることは，一人ひとりの住民が家族の一員であり，地域の構成員であり，ある国の国民であるのと同じように，地球でともに住む人々の一人として位置づけられると考えれば，ごく自然なことになる．

1）何が問題なのか
ａ 人口と環境

世界の全人口は 2008（平成 20）年には 67 億人と推計されている．1955（昭和 30）年には 28 億人であったので，わずか 50 年間で 2 倍以上になったことになる．世界人口は今後もしばらくは増加を続けると予測され，2050 年には約 97 億人になると見込まれている．

世界の人口についてはいくつかの側面からみることが必要である．まず，地球自体がどれだけの人口を維持することができるかという資源上の問題がある．次に，単に総数としての人口ではなく，年齢別の人口構成や，どこにどれだけの人々が住んでいるかという地域分布が重要な問題となる．

どれほどの人口規模を地球が支えられるかについては，農業生産によって世界全体で供給できる栄養の総量，二酸化炭素の増加など環境条件の変化，食料の配分のあり方など多くの条件のもとで，専門家による議論が続いている．人口を積極的に抑制すべきだという見解から，100 億人は維持できるという意見まで多くの議論があり，以下に述べるような諸条件と密接に関連している．

世界人口は西暦 0〜1,000 年ごろまではほとんど変化することがなかった．しかし，19 世紀後半から増加が著しく，とくに 20 世紀に入ってからは図 7-7 のように急増してきた．この背景には農業生産の著しい上昇と産業革命がある．マルサスが指摘したように，人口は食料生産で支えられる人口を上限として増加するが，もう一方で人口の増加を支えるような技術革新がそれぞれの時代に行われてきたことも事

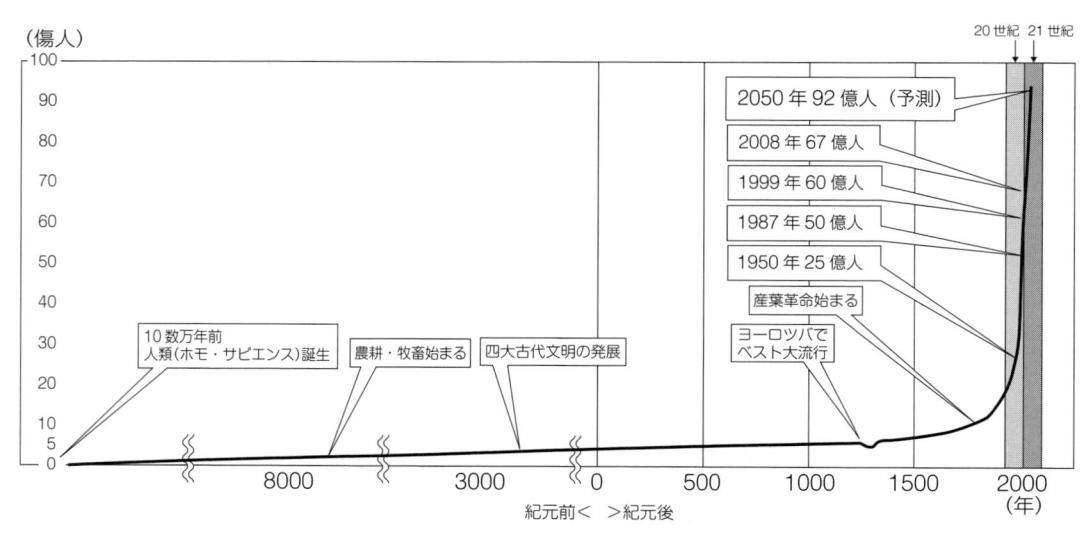

図 7-7 世界人口の変化

(UNFPA)

実である．今後，そのような技術革新が継続するかどうか，また，生産した食料を世界の人々が平等に消費できるかどうかなど，解決すべき問題がある．先進国に住む一部の人々が動物性タンパク質中心の食生活を続けていけば，途上国の人々は飢餓に陥ることになる．そうした「格差」と「不公平」が，いつでも，どこでも，常に健康の大きな問題の基盤にある．

人口の構成については「高齢化」と「都市化」という大きな問題がある．まず，今後の世界での健康問題と関連する大きな要因として，人口の高齢化が挙げられる．わが国で問題となっている人口の高齢化は徐々に世界的な問題となりつつある．現在，65 歳以上の高齢者は世界で約 4 億人であるが，2025 年には 8 億人になると予測される．とくに途上国の高齢者は現在の 3 倍になると推計されている．これは同時に生産年齢や子どもの人口の相対的な減少であり，健康問題の性質が変化してくることを意味している．たとえば中国においても，一人っ子政策の成果のゆえに，これから若年人口割合が減少し人口の高齢化が著しく進むことになる．

次に，都市人口の増加がある．人口が現在の半分であった 1955 年には，世界人口の 68％ は農村に住み，32％ が都市に住んでいた．しかし，世界的に都市化が進行する中で，2007 年には都市に住む人口が 50％ を少し越えて農村人口よりも多くなってきている（世界人口白書 2008）．そして，この傾向はさらに進行していく．2025 年には 41％ が農村に，そして 59％ が都市に住むことになり，都市人口のほうが多くなると予測されている．こうして都市型の疾病パターンへの変化がもたらされることになる．

また，人々を取り巻く地球環境は悪化しつつある．18 世紀終わりにイギリスで始まった産業革命の進行に伴って人類の使うエネルギーは著しく変化してきた．19 世紀は石炭の消費によってロンドンのスモッグなどが生じた．その後，石油が主たるエネルギー源となり，化石時代の蓄積を消費する時代が続いている．20 世紀後半に開発された核エネルギーの利用が模索されてきたが，これらのどのエネルギー源についても大気汚染をはじめとする環境汚染が問題となった．とくに核エネルギーは放射線汚染という形で多くの問題を残し，さらに今後の人類に大きな課題を課している．

ⓑ 感染症と慢性疾患

途上国での健康問題は「二重の負荷 double burden」と呼ばれている．これは，従来からの各種感染症や寄生虫症といった伝統的な疾患群と，がんや心臓病などの慢性疾患との両方を同時に抱えているからである．

先進諸国では歴史的にこうした健康問題を一つずつ解決してきた．多くは子どもを襲う急性感染症，次に結核のような慢性感染症，その上で人口の高齢化が始まり現在では慢性疾患が問題の焦点となってきている．そうした「感染症から慢性疾患へ」という変化は疫学転換 epidemiologic transiton と呼ばれている．しかし，従来のそうした概念に基づく変化が，世界中どこでも常に先進国の後を追うようにして起こるかどうかは必ずしも保証されていない．途上国では，感染症の解決が済まないうちに慢性疾患が蔓延してくるという事態（二重の負荷）を迎えている．

世界全体の成人の死因をみると，表 7-2 のようになっている．若い人々では HIV／AIDS による死亡が大きな割合を占めていることが特徴的であり，結核や交通事故も無視できない．また感染症・寄生虫症の大部分が途上国で起きており，慢性疾患は先進産業諸国が中心である．しかし，途上国は人口の項で述べたように急激な都市化に伴って生活スタイルの変化（西欧化），食生活の変化，脂質の摂取の増加，運動量の減少が並行して進んでおり，慢性疾患による死亡が増加している．また，肥満，糖尿病，高血圧なども人口の高齢化の中，深刻化してきている．

表 7-2 世界の成人の主要死因

死亡数（15～59歳）

順位	死因	死亡数（×1,000）
1	HIV/AIDS	2,279
2	心筋梗塞	1,332
3	結核	1,036
4	交通事故	814
5	脳血管疾患	783
6	自損事故	672
7	暴力	473
8	肝硬変	382
9	呼吸器感染症	352
10	COPD（慢性閉塞性呼吸疾患）	343

死亡数（60歳以上）

順位	死因	死亡数（×1,000）
1	心筋梗塞	5,825
2	脳血管疾患	4,689
3	COPD（慢性閉塞性呼吸疾患）	2,399
4	呼吸器感染症	1,396
5	肺がん	928
6	糖尿病	754
7	高血圧性心疾患	735
8	胃がん	605
9	結核	495
10	大腸がん	477

(WHO, 2002)

表 7-3 世界の5歳未満の死亡数（2002）

死因	人数（×1,000人）
呼吸器感染症	1,856
下痢症	1,566
マラリア	1,098
はしか	551
HIV/AIDS	370
百日咳	301
破傷風	185

(WHO, 2002)

一方，社会の中での弱者としての子ども，女性，高齢者の健康問題はいっそう深刻化しつつある．たとえば5歳未満の子どもの死亡は**表7-3**に示すように，呼吸器感染症・下痢症・マラリア・麻疹・破傷風などが多い．医療技術としては確立された簡単な予防接種や簡単な治療（たとえば経口補液法：ORT）で解決できるにも関わらず，多くの子どもたちが死亡している．これは医療技術が未熟なためではなく，医療を必要としている人々のところにまで医療そのものが届かないことが原因となっているからである．問題は医療技術ではなく社会システムにあることを認識しておきたい．

こうして途上国では，先進国とは異なる構造の健康問題が新たに生じてきており，単に先進諸国の経験をもとにした便宜的な対策だけでは解決困難な状況となりつつある．

もちろん，現在われわれの世代が抱えている問題をどのように解決するかは大きな問題であるが，それとともに次世代以降の生活と健康に現代のわれわれが何を残すかはもう一つの大きな問題である．たとえば，地球環境問題や食糧問題，貧富の格差など次の世代の負担となる問題を先送りしている．

ⓒ 原因から対策へ

われわれが考えなければならないのは，いったい何がこうした健康問題を引き起こしているのかである．生物学的な理由もあるが，多くは社会文化的理由，政治経済的理由である．

その中で，最も大きな要因は貧困である．また貧困をもたらす要因として，政治状況があり，戦争があり，経済危機がある．それぞれの国の政策もまた，ときとして健康・不健康をつくりだす要因となっ

ている．

とすれば，こうした生物学的以外の理由に注目したとき，世界に広がる健康問題を解決するためにはどのような対策が考えられるであろうか．そのために考えられる多くの選択肢の一つとして国際協力がある．

2．国際保健医療協力

1）なぜ国際協力が必要か

全般的な国際化に伴って，各種の健康問題も一国だけでは解決できないことが多くなってきている．たとえば HIV/AIDS は 1980（昭和 55）年以後の世界的な流行の中で，きわめて速い速度で世界中に広がっていった．19 世紀半ばにはコレラの世界的流行 pandemic もみられたが，そのときには数年をかけて北インドから西欧諸国へと徐々に伝播した．現在では，飛行機の速度で拡散していくので，昔のようなゆっくりとした検疫では蔓延を食い止めることが不可能になってきている．世界的な感染症の爆発的な流行の背景には，こうした便利さを追い求めるわれわれの生活の変化がある．

そうした世界に共通した健康問題に対して共同して立ち向かう国際協力と，特定の地域での災害による健康問題や地域特有の問題に対してほかの国々が人的，物的，技術的資源を提供して手を差し伸べるという種類の協力がある．とくに後者は国際援助と呼ばれることもある．こうした目的に応じて協力の主体や方法はいくつかに分類される．

2）協力の主体

世界のあちこちで起きている数々の問題を解決するための国際保健医療協力は，誰が行うか，どのように行うかによって分類されている．協力主体は，国際機関，各国政府のみならず，NGO（non-governmental organization）と呼ばれる民間団体，個人レベルで行う国際協力などに分けることができる．このうち，公的な国際協力は多国間協力と 2 国間協力とに分けられる．

最も大きな規模で行われ，多国間協力として実施されている国際機関について，そのいくつかを以下に説明する．

ⓐ 国際機関

① **世界保健機関** WHO（World Health Organization）

1946（昭和 21）年にニューヨークで開催された世界保健会議で世界保健機関憲章が採択され，61 か国がこれに調印した．その後，1948（昭和 23）年 4 月 7 日に WHO は正式に発足した．わが国は 1951（昭和 26）年の第 4 回世界保健総会において正式に 75 番目の加盟国となった．

2008 年 5 月現在，193 か国で構成されており，本部はスイスのジュネーブにある．本部事務局は図 7–8 に示すような構成となっている．現在の事務局長は 2006（平成 18）年 11 月から中国人（香港出身）のマーガレット・チャンである．また，図 7–9 に示すように 6 つの地域事務局があり，それぞれの地域を担当している．日本は西太平洋地域事務局（WPRO）に属している．

WHO では，1978（昭和 53）年以来「2000 年までにすべての人々に健康を」という目標のもとに活動しており，その根幹にはプライマリ・ヘルスケア PHC（primary health care）の理念がある．すでに，天然痘撲滅を果たした WHO は，現在，地球上からポリオを根絶することを目標としており着実に成果を上げている．また，1996（平成 8）年からは AIDS に関する事業を専門に行う国連 AIDS 計画（UN-

(2008年2月)

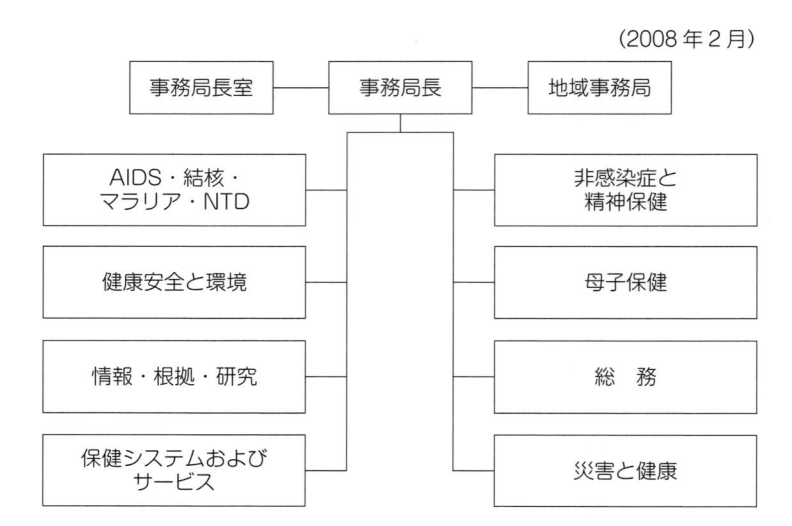

```
事務局長室 ─ 事務局長 ─ 地域事務局
         │
┌────────┼────────┐
AIDS・結核・       非感染症と
マラリア・NTD      精神保健

健康安全と環境     母子保健

情報・根拠・研究    総　務

保健システムおよび  災害と健康
サービス
```

図7-8　WHO本部事務局組織図

(2008年5月)

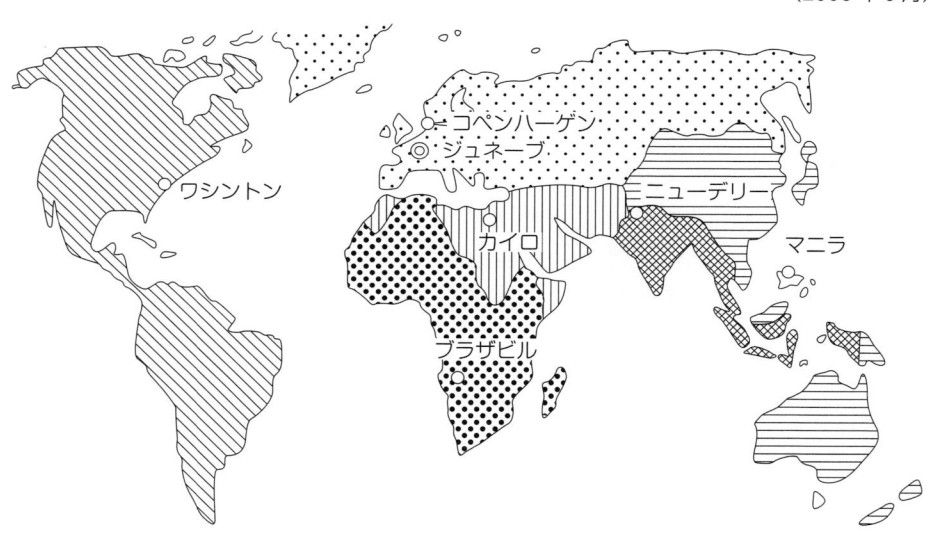

◎　WHO本部　　　　アフリカ地域（36か国）　　ヨーロッパ地域（53か国）
○　地域事務局　　　アメリカ地域（35か国）　　東地中海地域（21か国）
　　　　　　　　　　南東アジア地域（11か国）　西太平洋地域（27か国）

図7-9　WHO地域割りと地域事務局

資料　厚生労働省国際課調べ
注　　イスラエルはヨーロッパ地域，北朝鮮は南東アジア地域である．

AIDS）が設立された．

わが国は WHO に対して全予算の約 17％ の分担金を支出し，そのほかにも熱帯病対策，PHC，子どもワクチン事業，緊急医療援助などの活動に任意拠出金を追加拠出している．

② **国際労働機関 ILO**（International Labour Organization）

ILO は 1919（大正 8）年に当時の国際連盟の機関として発足し，1946（昭和 21）年には国連の専門機関の一つとなった．ILO の本部はスイスのジュネーブにあり，その仕事は国際労働基準の設定，世界雇用計画の推進，職業訓練と経営指導，国際労働条件および環境条件の改善，社会保障，リハビリテーション，安全と衛生の保持などを中心とする．

ILO の総会，理事会，事務局のほか，産業別労働委員会，地域会議，専門家委員会などからなり，各種会議は政府，労働者，使用者の 3 者から構成されることを特徴としている．

これらのほか，国際機関としては以下のような組織があり，それぞれ有機的に連携して活動している．
・国連食糧農業機関 FAO（Food and Agriculture Organization）
・国連人口基金 UNFPA（United Nations Population Fund）
・国連開発計画 UNDP（United Nations Development Programme）
・国連児童基金 UNICEF（United Nations Children's Fund）
・経済開発協力機構 OECD（Organization for Economic Co-operation and Development）

❺ 日本の政府機関

わが国の政府開発援助 ODA（Official Development Assistance）は 2 国間協力として実施され，①無償資金協力，②有償資金協力，③技術協力に分けられる．

無償資金協力は，開発途上国に返済義務を課さないで資金を提供する援助の形である．病院，看護学校，水道などの施設建設や医療機材の整備などがこれに含まれる．また，有償資金協力は資金を貸し付け，途上国が病院や水道などの施設建設を行うものである．

保健医療分野では技術協力が重要である．政府では（独）国際協力機構 Japan International Cooperation Agency（JICA）によって実施されている．途上国からの研修員の受け入れ，専門家の派遣，機材供与の 3 形態で技術協力が行われる．保健医療・人口家族計画分野でもこれらを統合したプロジェクト方式技術協力が数多く行われている．また，1982（昭和 57）年には国際救急医療チーム Japan Medical Team for Disaster Relief（JMTDR）が組織され，自然災害の発生時などに医師，看護師を迅速に派遣している．

そうした背景の中で，わが国の国際保健医療協力は建物や施設を中心とした無償資金協力から技術協力へと少しずつではあるが変化してきている．また，近年では再び PHC の理念に基づき，BHN（basic human needs）が強調されるようになってきている．わが国でも，そうした基本的な権利としての健康をどの途上国においても保証することを目的とした協力が増えてきている．

❻ 民間の国際協力：NGO

わが国の民間での国際保健医療協力は 1960 年代から形成され，徐々に活発化してきている．現在では多くの NGO が，災害緊急時の医療協力や，途上国の住民に密着した長期にわたる草の根レベルの活動などを展開している．また，国の補助金や「国際ボランティア郵便貯金」などによる NGO への社会的支援も制度化されつつある．

世界的にも「国境なき医師団」のように世界的な規模で医療協力活動を行っている団体が数多くあり，

今後も国際機関や各国政府と連携しながら，それぞれの活動の展開をしていくことが期待される．

d これからの国際協力

国際協力は無前提で行われるものではない．どのような貧しい国に対してであっても，いきなり援助や協力を行うことはしてはならないことである．国外から国際的に協力することが本当に必要であり，しかも短期的，長期的な判断で維持が可能で（sustainable），それがほかの方法と比較してよりよい（effective）ことが保証されてはじめて開始すべきである．

また，実施に当たっては無駄のない効率的な（efficient）方法で実施されなければならない．協力に当たっての原則としては，将来的に外国などに依存するのではなく，それぞれの国や地域が自立（self-reliance）していくことを目指す協力でなければならないことはいうまでもない．

国際保健医療の分野で，世界の人々がより公平に健康であることを考え，実践していこうとすることは，公衆衛生をより広い視野で理解していくときにあらわれてくる究極の目標である．地域社会から国内，そして世界へと視野を広げていきたい．

C. 医の倫理

1．生命の尊厳

医学は，もともと人間の生命に関わる学問であり，医師-患者の関係，死の判定，人体実験などが繰り返し問題となってきた．とくに近年になって，科学技術の発達と人間としての権利の主張が相対立することが多くなってきた．

動物の生命の問題もあるが，「ヒトの生命」に限定したときでも，「ヒトはいつからヒトになるか」という命題が，現在も残されている．受精卵からすでにヒトであるとする考えと，出生後にはじめてヒトになるとの考えでは，人工妊娠中絶や人工授精，体外受精への態度に雲泥の差を生ずる．これについては，国により，文化的宗教的背景により，多くの意見が存在するのが現状である．

また，臨終における尊厳ある死（尊厳死）への要求が高まっている．生命維持装置の中で，植物状態のまま長期間生存することに，「ヒト」としての生命の価値はあるのかという問いかけである．「安楽死」の新しい側面ともみられるが，どのような解決が望ましいであろうか．「ホスピス」はその対策の一つであろう．さらに「がんや難病の告知」「臓器移植」「脳死の判定」など，さまざまな倫理的な課題が日常の医療の中に存在するようになってきている．

2．個人情報の保護

医療の記録は個人情報の一つである．近年，情報技術 information technology の発達により，大量の情報の収集・蓄積が可能となり，しかも短時間で多数の人々に伝達することができるようになって，個人情報の保護の概念は，「そっとしておいてもらう権利」から「自分の情報を自分で管理する権利」へとかわってきた．国際的なこの考え方に基づき，日本でも"個人情報保護に関する法律"が制定された（2003〔平成15〕年5月，全面施行は2005（平成17）年4月）．その基本となるのは，「利用目的による制限」「適正な方法による取得」「内容の正確性の確保」「安全保護措置の実施」「透明性の確保」の5原

則である．医療分野にもこの原則が適用され，これまでの取扱いを見直すことになった．しかし，一方では，この原則を厳しく適用すると，医学研究や公衆衛生活動が制限されることになるため，医学・公衆衛生学領域での自主的なガイドラインが作成され，国民の理解を得ることが必要となってきている．国は「ヒトゲノム・遺伝子解析研究に関する倫理指針」（2001〔平成13〕年3月，2004〔平成16〕年12月全部改正），「疫学研究に関する倫理指針」（2002〔平成14〕年6月，2007〔平成19〕年8月全部改正），「臨床研究に関する倫理指針」（2003年7月，2008〔平成20〕年7月全部改正）を作成し，研究に関する倫理指針を示している．

3．患者と医師

患者と医師の人間関係は，あらゆる医療場面で繰り返し問題となるテーマである．古くはヒポクラテスの誓い（表7-4）が，西洋医学の伝統として受け継がれてきた．

1948年第2回世界医師会総会がジュネーブで開かれ，医師の倫理が現代の言葉で宣言された（ジュネーブ宣言：表7-5）．その後，第二次世界大戦中の医師の残虐行為が明るみに出され，さらに患者の権利が強く主張されはじめ，1964年ヘルシンキで開かれた第18回世界医師会総会で，「ヒトにおけるbio-medical研究に携わる医師のための勧告」として「ヘルシンキ宣言」が採択された．2000年10月ヘルシンキ宣言は大幅に改定された（表7-6）．1964年に強調されたことが，"informed consent（内容を知らされた上での同意）"という概念である．医学の進歩のために，ヒトにおける実験的な研究は避けられないとしつつ，そのときの被験者の意志を最大限に尊重しようとするものである．この原則に基づき，2000，2002，2004，2008年と修正が行われ世界各国の医学研究が，それぞれの国の実情に応じた倫理的な配慮を十分に行いつつ進められることをさらに確認している．

日本でも，ほとんどの医科系大学，大学附属病院，研究施設などに倫理委員会がつくられ，治療と研究の倫理問題にアドバイスをすることになってきている．

【インフォームド・コンセント】
元来医療を実施する医師側の守るべき法律的事項として使用されたものであるが，現在は医師−患者関係を円滑にする倫理的事項として使用される．医療において患者が十分説明を受けたあとで，それに同意することをいう．ヘルシンキ宣言（1964年）以後は，医学研究における被験者への約束ごととして国際的に普及し，多くの学術誌がインフォームド・コンセントのない研究は掲載しない方針をとっている．その基準として，対象者が知識と理解をもつこと，同意が強制や不当な説得なしにされたものであること，いつでも参加を取り消す権利があることが対象者に明らかにされていることが挙げられている．また，同意の能力が認められない対象者（児童，知的障害者など）の研究には，代諾者の同意が得られても，しかるべき第三者の承認を得るなどの手続きが必要とされている．

1）患者記録の記載と保存

医療行為の記録は，医師，看護師，検査技師など多くの専門家のデータの集積である．なかでも医療チームリーダーとしての医師の役割は大きい．かつては医師の覚え書きの要素が強かったが，最近は客

表7-4　ヒポクラテスの誓い

　医神アポロン，アスクレピオス，ヒギエイア，パナケイアおよびすべての男神と女神に誓う，私の能力と判断に従ってこの誓いと約束を守ることを．この術を私に教えた人をわが親のごとく敬い，わが財を分かって，その必要あるとき助ける．その子孫を私自身の兄弟のごとくみて，彼らが学ぶことを欲すれば報酬なしにこの術を教える．そして書き物や講義その他あらゆる方法で，私のもつ医術の知識をわが息子，わが師の息子，また医の規則に基づき約束と誓いで結ばれている弟子どもに分かち与え，それ以外の誰にも与えない．私は能力と判断の限り患者に利益すると思う養生法をとり，悪くて有害と知る方法を決してとらない．

　頼まれても死に導くような薬を与えない．それを覚らせることもしない．同様に婦人を流産に導く道具を与えない．

　純粋と神聖をもってわが生涯を貫き，わが術を行う．結石を切りだすことは神かけてしない．それを業とするものに任せる．

　いかなる患家を訪れるときも，それはただ病者を利益するためであり，あらゆる勝手な戯れや堕落の行いを避ける．女と男，自由人と奴隷の違いを考慮しない．医に関すると否とにかかわらず他人の生活についての秘密を守る．

　この誓いを守り続ける限り，私は，いつも医術の実施を楽しみつつ生きてすべての人から尊敬されるであろう．もしもこの誓いを破るならば，その反対の運命をたまわりたい．

表7-5　ジュネーブ宣言（抜粋）

1948年9月，スイス・ジュネーブにおける第2回WMA総会で採択
1994年9月，スウェーデン・ストックホルムにおける第46回WMA総会で修正
医師の一人として参加するに際し，
- 私は，人類への奉仕に自分の人生を捧げることを厳粛に誓う．
- 私は，私の教師に，当然受けるべきである尊敬と感謝の念を捧げる．
- 私は，良心と尊厳をもって私の専門職を実践する．
- 私の患者の健康を私の第一の関心事とする．
- 私は，私への信頼のゆえに知り得た患者の秘密をたとえその死後においても尊重する．
- 私は，全力を尽くして医師専門職の名誉と高貴なる伝統を保持する．
- 私の同僚は，私の兄弟姉妹である．
- 私は，私の医師としての職責と患者との間に，年齢，疾病や障害，信条，民族的起源，ジェンダー，国籍，所属政治団体，人種，性的オリエンテーション，或は，社会的地位といった事がらの配慮が介在することを容認しない．
- 私は，たとえいかなる脅迫があろうと，生命の始まりから人命を最大限に尊重し続ける．また，人間性の法理に反して医学の知識を用いることはしない．
- 私は，自由に名誉にかけてこれらのことを厳粛に誓う．

（日本医師会ホームページ参照）

観的な記載が要求される．これは，医療記録を研究対象として使うことも多く，また医療裁判の資料に使用される場合も考えられるからである．

　客観的な手法としてPOMR（problem oriented medical record）システムが提唱されている．これは1968年以来アメリカで普及して日本にも紹介されたもので，1人の患者について，まず当面の問題をリストアップして，その一つひとつに対応を示し，最後に評価を下すという書き方である．また最近では，パーソナルコンピュータを利用して対話方式で入力するやり方も工夫されてきている．

　個人の医療記録は診療録（カルテ）として，各医療施設で最低5年間の保存が義務づけられている（"医師法" 24条）．

　医療の記録としては，診療録のほかに，患者（または家族）の請求によって発行する各種の診断書や処方せんがある．

表7-6 ヘルシンキ宣言（抜粋）

1964年6月，フィンランド，ヘルシンキの第18回WMA総会で採択
2000年10月，英国，エジンバラの第52回WMA総会で修正
2008年10月，韓国，ソウルの第59回WMA総会で修正

A．序言
- 世界医師会（WMA）は，個人を特定できるヒト由来の試料およびデータの研究を含む，人間を対象とする医学研究の倫理的原則として，ヘルシンキ宣言を発展させてきた．本宣言は，総合的に解釈されることを意図したものであり，各項目は他の全ての関連項目を考慮に入れず適応されるべきではない．
- 医学研究の対象となる人々を含め，患者の健康を向上させ，守ることは，医師の責務である．医師の知識と良心は，この責務達成のために捧げられる．
- 医学の進歩は，最終的に人間を対象とする研究を要するものである．医学研究に十分参加できていない人々には，研究参加への適切なアクセスの機会が提供されるべきである．
- 人間を対象とする医学研究においては，個々の研究被験者の福祉が他のすべての利益よりも優先されなければならない．
- 人間を対象とする医学研究の第一の目的は，疾病の原因，発症，および影響を理解し，予防，診断ならびに治療行為（手法，手順，処置）を改善することである．現在最善の治療行為であっても，安全性，有効性，効率，利用しやすさ，および質に関する研究を通じて，継続的に評価されなければならない．

B．すべての医学研究のための諸原則
- 研究被験者の生命，健康，尊厳，完全無欠性，自己決定権，プライバシーおよび個人情報の秘密を守ることは，医学研究に参加する医師の責務である．
- 人間を対象とする医学研究は，科学的文献の十分な知識，関連性のある他の情報源および十分な実験，ならびに適切な場合には動物実験に基づき，一般的に受け入れられた科学的原則に従わなければならない．研究に使用される動物の福祉は尊重されなければならない．
- 環境に悪影響を及ぼすおそれのある医学研究を実施する際には，適切な注意が必要である．
- 人間を対象とする医学研究を行うのは，適正な科学的訓練と資格を有する個人でなければならない．被験者の保護責任は常に医師あるいは他の医療専門職にあり，被験者が同意を与えた場合でも，決してその被験者にはない．
- 人間を対象とするすべての医学研究では，研究に関わる個人と地域に対する予想し得るリスクと負担を，彼らおよびその調査条件によって影響を受ける他の人々または地域に対する予見可能な利益と比較する慎重な評価が，事前に行われなければならない．
- 判断能力のある人間を対象とする医学研究において，それぞれの被験者候補は，目的，方法，資金源，起こりうる利益相反，研究者の関連組織との関わり，研究によって期待される利益と起こりうるリスク，ならびに研究に伴い得る不快な状態，その他研究に関するすべての側面について，十分に説明されなければならない．被験者候補は，いつでも不利益を受けることなしに，研究参加を拒否するか，または参加の同意を撤回する権利のあることを知らされなければならない．被験者候補ごとにどのような情報を必要としているかとその情報の伝達方法についても特別な配慮が必要である．被験者候補がその情報を理解したことを確認したうえで，医師または他の適切な有資格者は，被験者候補の自由意思によるインフォームド・コンセントを，望ましくは文書で求めなければならない．同意が書面で表明されない場合，その文書によらない同意は，正式な文書に記録され，証人によって証明されるべきである．
- 制限能力者が被験者候補となる場合，医師は，法律上の権限を有する代理人からのインフォームド・コンセントを求めなければならない．これらの人々が研究に含まれるのは，その研究が被験者候補に代表される集団の健康増進を試みるためのものであり，判断能力のある人々では代替して行うことができず，かつ最小限のリスクと最小限の負担しか伴わない場合に限られ，被験者候補の利益になる可能性のない研究対象に含まれてはならない．

C．治療と結びついた医学研究のための追加原則
- 医師が医学研究を治療と結びつけることができるのは，その研究が予防，診断または治療上の価値があり得るとして正当化できる範囲内にあり，かつ被験者となる患者の健康に有害な影響が及ばなことを確信する十分な理由を医師がもつ場合に限られる．
- 新しい治療行為の利益，リスク，負担および有効性は，現在最善と証明されている治療行為と比較考慮されなければならない．ただし，以下の場合にはプラセボの使用または無治療が認められる．
・現在証明された治療行為が存在しない研究の場合，または，
・やむを得ない，科学的に健全な方法論的理由により，プラセボ使用が，その治療行為の有効性あるいは安全性を決定するために必要であり，かつプラセボ治療または無治療となる患者に重篤または回復できない損害のリスクが生じないと考えられる場合．この手法の乱用を避けるために十分な配慮が必要である．

（日本医師会のホームページ参照）

【患者の権利】

1973（昭和48）年にアメリカ病院協会が発表した「患者の権利章典」がきっかけとなり，患者の人権への配慮をすることが，医療関係者にとって望ましい態度であることが確立されてきた．1981（昭和56）年リスボンにおける第34回世界医師会総会で宣言され，1995（平成7）年インドネシアのバリにおける第47回総会で改定された患者の権利に関する宣言（リスボン宣言）の項目を下記に示す．

1．良質の医療を受ける権利
2．選択の自由
3．自己決定権
4．意識喪失患者への配慮
5．法的無能力者への配慮
6．患者の意思に反する処置・治療の条件
7．情報に関する権利
8．秘密保持に関する権利
9．健康教育を受ける権利
10．尊厳性への権利
11．宗教的支援を受ける権利

4．死の判定

1）死の診断と届出

わが国では，「死」の診断は医師によってなされる．通常，呼吸停止，心停止および瞳孔散大と対光反射の喪失の3徴候により判定される．死亡診断書は，世界各国の死因比較ができるように，WHOがその様式を規定し，わが国もこれにしたがっている（p.19）．

"医師法"により，死亡診断書は，診断中の患者であれば，診断書の交付を求められたときに正当な理由なしに拒否することはできない．しかし受診後24時間以内の死亡でなければ，診断書を交付してはならない．診察していない死者の場合は「死体検案書」となる．異状な死体（事故，犯罪を疑わせる）の場合は24時間以内に，その地の警察署長に届け出なければならない．死亡診断書記載の死因は，最終的には，1つの死因（原死因）としてコード化され，統計処理される．死亡統計として公表されるのは，この数値である．

2）脳　死

近年，従来の死の判定基準とは別に，脳波を中心とした所見によって死の判定が可能との判断が提出された．その背景には，臓器移植の問題が存在している．厚生省（当時）「脳死に関する研究班」のガイドライン（1985〔昭和60〕年）では，脳死を「大脳半球・脳幹までも含む全脳髄機能の不可逆的な停止状態」と定義し，次のような判定基準を提案している．

［脳死に関する判定基準］

①深昏睡
②自発呼吸の消失
③瞳孔が固定し，瞳孔径：左右とも4mm以上
④脳幹反射の消失（対光・角膜・毛様脊髄・眼球頭・前庭・咽頭・咳などの反射の消失）
⑤平坦脳波
⑥①～⑤の条件を満たし，6時間経過をみて変化がない（2次性脳障害，6歳以上の小児では6時間以上観察する．6歳未満は除外）

表7-7 臓器移植に関する法律の概要

第4条（医師の責務）
　医師は、臓器の移植を行うに当たっては、診療上必要な注意を払うとともに、移植術を受ける者又はその家族に対し必要な説明を行い、その理解を得るよう努めなければならない。
第5条（定義）
　この法律において「臓器」とは、人の心臓、肺、肝臓、腎臓その他厚生省令で定める内臓及び眼球をいう。
（その後厚生省令で膵臓が加えられた）
第6条（臓器の摘出）
　医師は、次の各号のいずれかに該当する場合には、移植術に使用されるための臓器を、死体（脳死した者の身体を含む。以下同じ。）から摘出することができる。
　一　死亡した者が生存中に当該臓器を移植術に使用されるために提供する意思を書面により表示している場合であって、その旨の告知を受けた遺族が当該臓器の摘出を拒まないとき又は遺族がないとき。
　二　死亡した者が生存中に当該臓器を移植術に使用されるために提供する意思を書面により表示している場合及び当該意思がないことを表示している場合以外の場合であって、遺族が当該臓器の摘出について書面により承諾しているとき。
第12条（業として行う臓器のあっせんの許可）
　業として移植術に使用されるための臓器（死体から摘出されるもの又は摘出されたものに限る）を提供すること又はその提供を受けることのあっせんをしようとする者は、厚生省令で定めるところにより、臓器の別ごとに、厚生大臣の許可を受けなければならない。

3）臓器移植（表7-7）

臓器移植の歴史は、1936（昭和11）年にソ連で行われた腎臓移植が最初とされる。その後、角膜、肺、肝、心、膵などの臓器の移植が次々と成功し、医学研究の最新のテーマとなっている。

わが国では1958（昭和33）年に"角膜移植法"、1979（昭和54）年に"角膜腎臓移植法"が成立したあと、脳死をめぐって、長期にわたる議論が展開されていたが、1997（平成9）年6月、"臓器の移植に関する法律"が制定され、同年10月から施行された。その後2009（平成21）年に大きな改正があり、2010年7月から施行されている。最も大きな改正内容は、本人の臓器提供の意思が不明の場合は、臓器摘出が不可であったのが、遺族が書面により承諾する時は可能になったことである。これにより臓器移植の頻度がかなり高くなってきている。

5．末期患者への対応

医師は病気の治癒に関心を強くもつあまり治癒できなかった患者の死に対して、関心を払うことが少なく、冷淡であるといわれている。エリザベス・キュブラーロスはその著書「死ぬ瞬間」Death and Dyingの中で、死に行く過程（プロセス）を5段階（否認、怒り、取り引き、抑うつ、受容）に分け、各段階に援助の手が伸べられるべきだと主張した。人生の最後の瞬間に立ち会うことを義務づけられている医師としては、その時点でできる最大限のことを、患者とその家族にする義務があると考えられる。

末期患者にとって最大の問題は「苦痛」である。身体的な苦痛に対しては、麻薬を中心とした内服、注射などの手段が有効であることが示されている。精神的、社会的、宗教的な苦痛の各々に対しても、精神科医、ソーシャルワーカー、宗教家などの専門家に対応してもらうことも一つの解決方法である。医療関係者としてできることは、死の問題を深く理解し、患者と家族に接することであろう。そのためには、一例一例の死の場面で、積極的に、学ぶ姿勢を失ってはならない。

ホスピスは、中世の修道院に起源をもつ制度で、イギリスでは1965（昭和40）年から近代的な末期医療（ターミナルケア）のシステムとして取り入れられている。日本でも1985年以来キリスト教の精神科

医を中心にいくつかの施設が発足し，2008（平成20）年4月1日現在では厚生労働省の認可のもとに185の施設が「緩和ケア病棟」という名のもとに，ターミナルケアを実施している．さらに在宅での看取りへの対応も広がってきている（在宅ホスピス）．

　特殊な問題として，小児の末期患者，エイズ患者がいる．小児の場合は，老人と異なり精神的な面でも未発達であり，家族との関係にも特別な配慮が必要である．エイズ患者の場合も20代，30代の青年が多く，感染性の疾患であるという特殊性があり，がんなどの末期患者とは別の視点でのケアが必要とされている．

D. 医師の義務

　医療の技術は，その使用の適否が患者の生命に関わる重大な結果に直接つながるものであるから，医師は患者に対して技術的な責任があるのはもちろんのこと，倫理的にもきわめて重大な責任をもっている．

　また疾病は個人にとっての損失であるばかりではなく，社会全体の損失でもある．国民の健康を保つことは社会全体の要請であり，疾病による社会全体の損失を最小にするための手段としての医療や予防衛生に関する知識，技術とその適用の方法は，医師や医学研究者によるところがきわめて大きい．医師は，この面においても，社会に対する重い責任がある．

　医師の責務については，前節各項の法規中，"医師法*"において具体的な規定を設けているほか，各種の衛生法規の中にも医師のとるべき責務についての規定がある．

1．医師の患者に対する義務

1）患者の診察・治療
　診療に従事する医師は，患者の診察・治療の求めがあった場合には，正当な理由がなければ拒んではならない．

2）診断書の交付
　診察をしたり，出産に立ち会った医師は，診断書，出生証明書あるいは死産証書の交付を求められた場合に，正当な理由がなければ拒んではならない．

3）無診察治療などの禁止
　医師は，自ら診察をしないで治療をしたり，診断書や証明書などを交付してはならない．ただし診察中の患者が，受診後24時間以内に死亡した場合には，死亡診断書を交付することができる．

4）処方せんの交付
　医師は，患者に投薬する必要があるときは，処方せんを交付しなければならない．ただし患者側からその必要がないことを申し出た場合や，特別に理由のある場合は，このかぎりではない．それは治療方法が決定していない場合や，症状が短時間に変化し，それに即応して投薬する場合，暗示効果を期待する場合などが含まれる．

　また麻薬を施用するには，とくに麻薬施用者として知事から免許を受けていなければならない．

＊："医師法"は第1条に，「医師は，医療及び保健指導を掌ることによって公衆衛生の向上及び増進に寄与し，もって国民の健康な生活を確保するものとする」と述べている．

5）療養指導
診療をした医師は，患者本人またはその保護者に対し，療養の方法その他必要な事項の指導をしなければならない．
6）診療録
診療をした医師は，診断に関する事項を診療録に記載し，これを5年間保存しなければならない．
7）守秘義務
医師は，業務上知った患者の秘密を漏らしてはならない（刑法134条）．

2．医師の届出の義務

1）患者の発生を届け出る義務
①感染症・食中毒の届出：1999（平成11）年4月に"感染症法"が成立し2006（平成18）年に大幅な改定，2008年にも改定があり，これまでの"伝染病予防法"・"性病予防法"・"エイズ予防法"・"結核予防法"が廃止され，医師の届出を義務とする疾患は大幅に増加した．なお，食中毒については法律"食品衛生法"の変更はなく，これまでどおり届出の義務がある．

②その他届出を要する疾病と異常：麻薬中毒，人工妊娠中絶は知事に，死体や死産児（12週以上）について異状を認めた場合には，24時間以内に警察署に届け出る義務がある．医療施設での予測外の死亡（医療事故）への対応が検討されている．

2）医師が自分について届け出る義務
①医師の現状届：医師は1年おきに，その住所などを，知事を経て厚生労働大臣に届け出る義務がある．

②診療所の開設：医師が診療所を開設したときは，10日以内に知事に届け出る．

E. 衛生学・公衆衛生学の未来

　医学の中での衛生学・公衆衛生学は，歴史的には感染症対策に原点を置いていると考える．集団発生する病気は個人の治療のみに注目していては解決できず，予防対策が大きな比重を占めた．20世紀後半には，組織的な予防活動の成果と抗菌薬による治療，予防接種の進展により感染症は制圧可能と思われていた．しかし，後天性免疫不全症候群（AIDS）をはじめとする新興感染症，耐性菌増加などによる結核やマラリアをはじめとする再興感染症の登場により，感染症への対応は新たなチャレンジとなっている．

　1960年代の日本における公害問題は，衛生学・公衆衛生学の必要性を再認識する機会となった．感染症で使用された疫学の手法が，化学物質による健康障害にも適用できることが明らかとなり，生体内や環境における重金属の測定が進歩し，社会的・行政的な対応の問題も明らかにされてきた．その延長線上に現在のさまざまな環境問題が存在しているといえるのではないだろうか．現在は地球温暖化が環境関連での最大の課題となっており，衛生学・公衆衛生学の範囲を超えた国際的な取り組みが進行中である．

　公衆衛生活動の政策的な取り組みも，欧米の動きに伴って日本でも変わりつつある．第3次国民健康

づくり運動として位置づけられている「健康日本21」は，1986（昭和61）年のオタワ宣言にみられるヘルスプロモーションの理念の日本への応用と考えてよい．ポピュレーションアプローチ（1次予防中心）が，これまでのハイリスクアプローチ（2次予防中心）とならんで重要視されてきている．さらに介護保険を軸とした高齢者の健康問題への取り組みは，従来の治療を中心とした臨床医学主体の政策から，保健・医療・福祉の連携を含む総合的な政策の必要性へと変化してきている．

このような行政や地域集団（産業現場や学校も含む）での衛生・公衆衛生活動の活発化と普遍化に伴い，医学教育における衛生学・公衆衛生学の位置づけが改めて問われている．臨床医になるための最低限の専門知識としての衛生学・公衆衛生学と，大学院レベル，研究レベルにおける学問としての衛生学・公衆衛生学の区分が要求されている．一方でコメディカルといわれる保健師・助産師・看護師に社会福祉士・介護福祉士，保育士，臨床検査技師，診療放射線技師，理学療法士，作業療法士，管理栄養士など多くの国家資格をもつ専門家に，衛生学・公衆衛生学は必須の教育科目となってきている．衛生学・公衆衛生学の専門家の養成が長らく学会の主要検討課題となっており，公衆衛生学大学院（school of public health）が設置され始めている．医学以外の領域（法学，経済学，社会学，社会福祉学，統計学，心理学，生物学，工学，環境学など）との協力が必要となる一方で，医学教育からはみ出してしまわないかという危惧ももたれている．

衛生学・公衆衛生学が医学教育の中でどのような位置を占め，学問全体の中でどういう位置を占めていくのか，これからも模索が続くが，人類社会での必要性はますます大きくなると考えており，専門家への道を志す若い学徒が生まれ続けてほしいと願っている．

【参考文献】
1) Mervlyn Susser : Epidemiology, Health, and Society : Selected Papers. Oxford University Press, 1987.
2) James N. Gibble and Samuel H. Preston (Eds.) : The Epidemiological Transition : Policy and Planning Implications for Developing Countries. National Academies Press, 1993.
3) George Rosen : A History of Public Health, Expanded edition. The Johns Hopkins University Press, 1993.
4) Henderson LJ : Physician and patient as a social system. N Engl J Med, 212 : 819–823, 1935.
5) White KL : Healing the Schism. Springer-Verlag, 1991.
6) McKeown T : Role of Medicine Dream, Mirage or Nemesis? Princeton University Press, 1979.
7) Ingelfinger FJ : Health : a matter of statistics or feeling? N Engl Med, 296 : 448–449, 1977.
8) Knowles JH (Ed.) : Doing Better and Feeling Worse : Health in the United States. W. W. Norton & Company, 1977.
9) Dollery SC : The End of An Age of Optimism. Nuffield Trust, 1978.
10) 長谷川敏彦：医学におけるテクノロジー・アセスメント，からだの科学，3 : 26–27, 1986.
11) Lalonde M : A New Perspective on the Health of Canadians, A working document, Ottawa, April 1974. Goverment of Canada, 1974.
12) Perterson A, Lupton D : The New Public Health : Health and Self in the Age of Risk, Sage Publications Ltd, London, 1996.
13) Healthy People : The Surgeon General's Report on Health Promotion & Disease Prevention. DHEW Publication, Washington DC, No.79–55071, 1979.
14) Ashton J : Healthy cities. Open University Press, Buckingham, 1992.
15) Ottawa Charter for Health Promotion. Ottawa : World Health Organization, European Regional Office, 1986.
16) Healthy People 2000 : National Health Promotion & Disease Prevention Objectives. DHHS, Washington DC, 1990.
17) The Health of Nation : A Strategy for Health in England. HMSO, London, 1997.
18) Our Healthier Nation, A Contract for Health, A Consultation Paper. HMSO, London, 1998.
19) Beaglehole R, Bonita R : Public Health at the Crossroads : Achievements and Prospects. Cam-

bridge University Press, Cambridge, 1997.
20) Remington RD, et al. (Eds.): The Future of Public Health. National Academy Press, Washington DC, 1988.
21) Corvalan C, et al. (Eds.): Linkage methods for environment and health analysis, Technical Guidelines, WHO/EHG/97. 11.
22) 長谷川敏彦：公衆衛生の新たな展望への模索．公衆衛生，61 (9): 691-695, 1997.
23) Gray JAM: Evidence-based Healthcare. Churchill Livingstone, 1997.
24) Reinke WA (Eds.): Health Planning for Effective Management. Oxford University Press, 1988.
25) Buttery CMG: Handbook for Health Directors. Oxford University Press, 1991. CMG バテリー, 細川えみ子（訳）：公衆衛生のためのハンドブック，保健同人社，1998.

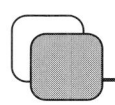

日本語索引

※太字は「医学教育モデル・コア・カリキュラム―教育内容ガイドライン―（平成19年度改訂版）」に示された内容と関わりの深いキーワードを表しています。

あ

悪性新生物（悪性腫瘍，がん） 24,140
アクト 119
足尾銅山鉱毒事件 113
アルマ・アタ宣言 196,198
安衛法（労働安全衛生法）
　　　149,164,168,169,173,186,187
安全衛生管理体制 168
安全管理 195
安全教育 194

い

硫黄酸化物 87,107
医事行政大系 7
医事警察 7
医師法 1,5,229,250
医制 8
イタイイタイ病 113
1次予防 4,145,147,148
一酸化炭素 87,107
1.57ショック 126
一般細菌の検査法 51
遺伝疫学 32
遺伝カウンセリング 139
遺伝学 8
　　――的検査 139
遺伝子型 85
遺伝性疾患 138
医の倫理 244
移民研究 36
医薬品 223
医薬部外品 224
医療 117
　　――計画 204
　　――施設 203
　　――ソーシャルワーカー
　　　　　　　　　117,121
　　――法 229
　　――保険 209
　　――連携 214
医療制度改革関連法案 149
医療廃棄物 103
医療費適正化計画 149
飲酒 136
インフォームド・コンセント 245
インフルエンザ 74

飲料水 90

う

ヴィエルメ 8
ウイルス 60
ウェスタンブロット法 52
うつ対応マニュアル 186
うつ対策推進方策マニュアル 186
うつ病 179
運動 83

え

エイズ予防法 196
栄養 82
栄養士法 120
エームス試験 54
疫学 32
　　――指標 33
　　――調査の手順 36
　　――転換 9
エピソード 112
エライザ法 52
エリザベス・キュブラーロス 249
エンゼルプラン 129
エンドポイント 36

お

往診 216
横断研究 39
汚水処理 92
汚染 59
オゾン層 106,109
オタワ憲章 196,198
オタワ宣言 252
オッズ比 38
温室効果ガス 105
温熱 88
　　――指数 54,55

か

カーボンサイクル 104
介護 159
　　――サービス 160
　　――福祉 120
介護保険 159

　　――制度 159
　　――法 117,121
介護予防サービス 160
介護予防事業 160
　　――の流れ 161
介護予防の考え方 161
介護老人福祉施設 120
外的妥当性 42
介入研究 36,39
化学的酸素要求量 92,108
ガスクロマトグラフィー質量分析計
　　　　　　　　　　　50
化石燃料 106
家族計画 134
学校医 189,191
学校栄養職員 189
学校教育法 187,191
学校歯科医 189
学校保健 187
　　――統計調査 188
　　――法 195
学校保健安全法 187,191,193,195
　　――施行規則 189,193
学校薬剤師 189
活性酸素 80,81
　　――産生説 80
カット・オフ値 44
カプラン・マイヤー法 47
加齢 80,151
がん（悪性新生物） 24,140
感覚温度（実効温度） 54
がん関連リスク因子 145
環境 85,238
環境影響評価（環境アセスメント） 111
　　――法 115
環境基準 110,114
環境基本法 107,111,114,228
環境サミット 105
環境と開発に関するリオ宣言 104
環境評価 109
環境保健サーベイランス 115
環境ホルモン 109,110
環境モニタリング 114
環境リスク対策 110
観察疫学 36
患者記録 245
患者調査 30,154
患者の権利 248
緩少子化国 127

感染　59
　　──経路　62
　　──源　61
感染症　59, 193, 239
　　──サーベイランス　63
　　──に関する法律　64
　　──の予防　63
　　──の予防及び感染症の患者に
　　対する医療に関する法律　228
　　──法　63, 68
感染性廃棄物　103
感度　45
がん予防対策　145
管理栄養士　99
緩和ケア　218

き

気圧　89
記述疫学　35
気象　89
寄生虫　78
北里柴三郎　8
喫煙　136
　　──率　198
キノホルム　49
偽薬　40
キャッチアップ現象　127
牛海綿状脳症　93
救急医療　204
急性試験　54
救貧法　7
休養　83
教育職員免許法　191
狂牛病　53
京都議定書　105
業務上疾病　165
　　──者数　166
寄与危険　35

く

クラーク　195
クラミジア　79
クロロフルオロカーボン　106

け

経済環境　198
経時的研究　36
下水処理法　92
下水道　91
結核予防法　195

血清疫学　32
血清学的診断　61
検疫　5
　　──感染症　63
健康寿命　29
健康診断　191
健康増進　82
　　──法　98, 200, 227
健康日本21
　　29, 122, 147, 149, 185, 198, 200, 252
健康余命　29
検査後オッズ　46
検査後確率　46
検査前オッズ　46
検査前確率　46
原死因　19
原子吸光法　50
原子発光法　50

こ

公害　111
　　──健康被害補償法　115
　　──対策基本法　114
光化学オキシダント　107
光化学スモッグ禍　113
合計特殊出生率
　　11, 18, 125, 126, 127, 135
合計特殊出生率（粗再生産率）　17
高血圧　143
　　──関連リスク因子　148
　　──予防対策　148
公衆衛生法　7
公助　208
厚生労働省　205
高速液体クロマトグラフィー　50
後天性免疫不全症候群（ヒト免疫不
　　全ウイルスⅠ, Ⅱ型）　75, 138
行動体力　83
公費医療　212
交絡要因　41
高齢化　14, 152, 239
　　──社会　14
高齢者　153, 156
　　──介護　117
　　──虐待　159
　　──の医療の確保に関する法律
　　　　227
　　──の健康　153
　　──の疾病　154
　　──のための国連原則　162
　　──保健　150
国際協力事業団　243

国際疾病分類（ICD）　29
国際放射線防護委員会　137
国際保健医療協力　241
国際労働機関　15, 243
国勢調査　12
国民医療費　205, 213
国民皆保険　210
　　──制度　117
国民健康・栄養調査　98, 101
国民健康保険　210
国民生活基礎調査　16, 30
コクランライブラリー　222
5歳未満児死亡率　122
互助　208
個人情報　244
子育て支援　129
子ども・子育て応援プラン　130, 131
コホート研究　36
ごみ　102
コレラ　6
婚姻　27
根拠に基づく医学　32
根拠に基づく医療　43, 200
根拠に基づく健康政策　159
　　──立案　128
根拠に基づく公衆衛生　159

さ

サービス給付　211
催奇形性試験　54
細菌　60
　　──学　8
　　──学的診断　61
再生産率　126
最大無作用量　53
在宅医療　216
在宅緩和ケア（在宅ターミナル）　219
作業環境測定法　173
作業療法士　120
サクセスフル・エイジング　162
砂漠化　106
　　──防止条約　106
産業医　169
産業革命　6
産業廃棄物　103
産業保健　163
産業保健推進センター　177
3次予防　4
酸性雨　106
酸素　87

し

死因　22, 24, 140
　　──順位　23, 27
　　──統計分類　29
　　──別死亡率　19
ジェンナー　6
自殺　27
　　──者数　167
　　──対策基本法　186
　　──予防対策　185
死産　27, 135
　　──率　27
脂質異常症（高脂血症）　143, 144
　　──関連リスク因子　148
　　──予防対策　148
自助　208
自然死産　135
自然浄化法　92
死体検案書　16, 19, 248
湿球黒球温度指標　55
シックハウス症候群　88
実験疫学　36, 40
疾病発生の3要素　33
児童虐待　118, 132
　　──防止法　118, 132
児童相談所　118
自動体外式除細動器　147
児童福祉法　129
し尿　102
死亡　19
　　──数　28
　　──統計　19
死亡診断書　16, 19, 248
　　──の記載　20
死亡率　28, 34
　　──の国際比較　23
社会医学　2
社会福祉士　120
社会保障　208
　　──制度　117
周産期死亡率　122
修正感覚温度（修正実効温度）　55
従属人口指数　13
主体環境系　85
出生　17
　　──数　126
　　──率　17, 18, 125
受動喫煙　136
種痘実験　6
ジュネーブ宣言　245
寿命　29

受療率　31
循環器疾患　141
　　──関連リスク因子　146
　　──予防対策　146
純再生産率　17, 18, 125
障害者基本法　181
障害者支援　119
障害者自立支援法　119, 183, 184
障害調整平均余命　29
少子化　126
少子高齢化　12
上水道　90
浄水法　90
消毒　65, 90
小児慢性特定疾患治療研究事業　134
症例対照研究（ケース・コントロール研究）　37, 38
食育基本法　97, 99
職業性有害因子　173
食事摂取基準　97
食事調査法　100
食事バランスガイド　97, 99
食生活指針　97, 98
食中毒　71, 72
殖毒性試験　54
食品安全基本法　94
食品安全行政　94
食品衛生法　71, 72
食品添加物　94
初婚年齢　127
女性労働者　15
ジョン・サイモン　7
ジョン・スノウ　7
自立　244
新エンゼルプラン　129
新型インフルエンザ　74
人口　238
　　──静態統計（国勢調査）　12
　　──転換　9, 11, 231
　　──動態統計　16
人工浄化法　92
人工死産　135
人工妊娠中絶　135
　　──率　136
人口爆発　11
人口ピラミッド　12
心疾患　25, 26, 142
　　──関連リスク因子　147
　　──予防対策　147
人獣共通感染症　62, 77
心神喪失者医療観察法　181
新生児死亡率　122
身体障害児実態調査　31

身体障害者実態調査　31
人年法　35
心理的虐待　132
診療録（カルテ）　246
森林に関する原則声明　105
森林破壊　106

す

水系感染症　91
水質汚濁　108
水質検査指標　92
スカベンジャー　81
スクールカウンセラー　189
スクリーニング検査　44
健やか親子21　122, 129, 130, 136
ストレス回避　83
スモン（亜急性脊髄視神経症）　49

せ

生活習慣　82
　　──病　80, 140, 149
性感染症　71, 137, 138
性行動調査　198
精神衛生法　180
精神病院法　180
精神病者監護法　180
精神保健　178
　　──福祉士法　120
　　──福祉センター　184
　　──福祉法　181, 183
生存数　28
生存率　35
生態学的研究　36
生態系　86
性的虐待　132
性病　71
政府開発援助　243
生物化学的酸素要求量　92, 108
生物学的曝露指標　175
微生物検査　51
生命表　28, 29
生命倫理　156
セーフコミュニティ　195
セーフスクール　195
セーフティプロモーション　195
世界的な流行　6
世界的流行（汎流行）　62
世界保健機関　122, 241
絶対湿度　57
セルフヘルプグループ　184
全数把握対象疾患　138

先天性代謝異常等検査　134
潜伏期　60

そ

総括安全衛生管理者　168
臓器移植　249
総再生産率　17，18，125
相対危険　35，38
相対湿度　57
粗死亡率　19
　——の推移　23
尊厳死　244

た

第1次工場法　7
第1子出産年齢　127
ダイオキシン　110
　——類　102，108
体外受精　132
胎児性アルコール症候群　137
代謝疾患　143
大腸菌　51
　——群推定試験　51
　——試験法　51
耐用1日摂取量　109
体力・運動能力調査　188
多重ロジスティック・モデル　39
ダスト　88
タミフル®　75
男女別未婚割合　128
炭素循環　104

ち

地域医療　214
地域医療計画　215
地域包括支援センター　118
地域保健法　226
地球温暖化　109
　——指数　105
　——防止京都会議　105
地球環境　104
地球サミット　104
治験　220
窒素酸化物　87，107
地方病　6
チャドウィック　7
長寿化　152
超少子化国　127

つ

通院者率　30

て

定額払い　211
定期健康診断　166
デイサービス　118
低出生体重児　134
定常人口　28
出来高払い　211
テロメア説　80
伝染病予防法　68
伝播様式　62

と

統合失調症　179
動脈硬化　141
糖尿病　143
　——関連リスク因子　148
　——予防対策　148
トータルヘルスプロモーションプラン　170
特異度　45
特別養護老人ホーム　120
都市化　239
土壌汚染　108
突然変異試験　54
届出感染症　63
届出の義務　251
ドノラ事件　113
飛び込み分娩　133
鳥インフルエンザ　74
トリハロメタン　91

な

内的妥当性　41
内分泌撹乱化学物質　109，110
内務省衛生局　8
長与専斎　8

に

二酸化炭素　88
二重の負荷　239
二重盲検法（二重遮閉法）　40
2次予防　4，146
日常生活動作　154
日本国憲法　1

乳児健康診査　134
乳児死亡率　122，124
妊産婦死亡　124
　——率　122，125
妊婦健康診査　133

ね

ネグレクト　132
年少人口指数　14
年齢調整死亡率　20，21
　——の計算方法　22

の

脳血管疾患　25，142
　——関連リスク因子　147
　——予防対策　147
脳死　248

は

バーゼル条約　104
バーゼル法　104
バイアス　41
肺炎　27
バイオエシックス　156
廃棄物処理法　102
敗血症　61
排出基準　114
梅毒　138
パスツール　8
働く人々の病気　6
発がん性試験　54
パラダイムシフト　234
バンコマイシン耐性腸球菌感染症　73
ハンセン病　71
判断樹　48
パンデミック　74

ひ

非感染性廃棄物　103
ビスフェノールA　110
ヒポクラテスの誓い　245
肥満　145，193
　——関連リスク因子　149
　——予防対策　149
ヒューム　88
病因　32
　——論　3
表現型　85
病原巣　61

病原体保有動物　77
病原微生物　60, 72
被用者保険　209
標準化死亡比　21
病診連携　214
日和見感染　61, 73
比例ハザードモデル　39, 48

ふ

ファー　7
不快指数　55
福祉　117
不顕性感染　60
豚インフルエンザ　75
フタル酸エステル　110
不妊　132
不飽和脂肪酸　82
浮遊物質量　92, 108
浮遊粒子状物質　88
プライマリ・ケア　204
プライマリ・ヘルスケア　196, 241
フランス革命　6
フリーラジカル　81
プリオン　60, 75
プリシード・プロシードモデル　199
不慮の事故　27
ブレスロー　199
プレパンデミックワクチン　75
プロダクティブ・エイジング　162
プロトコール重視の分析　40
分子疫学　32

へ

平均在院日数　31
平均寿命　28
平均余命　28
米国食品医薬品局　137
ヘイズ　88
ペニシリン耐性肺炎球菌感染症　73
ベビーブーム　12
ヘルシンキ宣言　245
ヘルスプロモーション　129, 195

ほ

防衛体力　83
放射線　137
訪問診療　216
訪問リハビリテーション　118
飽和脂肪酸　82
保健　117

保健医療従事者　203
保健師助産師看護師法　119
保健指導　150
保健所　206
保険料　210
母子愛育会　128
母子感染症　73
母子健康手帳　128, 133
母子保健　122
　──法　118, 121, 129, 132, 227
ホスピス　249
ポリフェノール　83
ポリメラーゼ連鎖反応法　52

ま

マニフェスト制度　102
マルサス　238
慢性試験　54
慢性疾患　78, 80, 239

み

未熟児養育医療　134
水　89
ミスト　88
水俣病　113
ミューズ渓谷事件　113

む

無作為割付試験（無作為比較対照試験）　40

め

明治維新　8
メタ・アナリシス（メタ研究）　44, 222
メタボリックシンドローム　145, 147, 149, 196
メチシリン耐性黄色ブドウ球菌　73
滅菌　65
免疫学　8, 61
メンタルヘルス　165
メンデル　8

も

文部科学省設置法　187

や

薬剤耐性緑膿菌感染症　73
やせ　193

ゆ

有害化学物質　88
有機スズ　110
有訴者率　30
誘導結合プラズマ-質量分析法　50
誘導結合プラズマ-発光分析法　50
尤度比　46
有病率　34

よ

養護教諭　191
溶存酸素　92, 108
四日市喘息　113
ヨハン・ペーター・フランク　7
予防接種　66
　──法　66, 228
余命　29

ら

らい予防法　196
ラマッチーニ　6
ランダム化比較試験　40, 222

り

理学療法士　120
罹患率　34
離婚　27
リスク因子　139
リスク差　35
リスク比　35
リスク要因　33
リスボン宣言　248
リプロダクティブ・ヘルス　122
流行　62
量-反応関係　43, 53, 109
理論疫学　32
リン酸オセルタミビル　75
臨床医学　2
臨床疫学　32
臨床試験　40, 220, 221

る

累積生存率曲線　47

れ

レベル　195

ろ

老化　151
労災認定数　166
労災保険法　175
老人保健　149
　——法　149
老衰　27
労働安全衛生法（安衛法）
　110, 149, 164, 168, 169, 173, 186, 187
労働安全衛生マネジメントシステム
　　　　　　　　　　　　　171
　——に関する指針　171
労働衛生　165
　——行政　163
　——の3管理　165
労働基準法　164
労働災害　164
労働者災害補償保険法　175
労働力人口　14
　——比率　14
老年化指数　14
老年症候群　156
老年人口指数　14
老年人口割合　14
老老介護　159
ロサンゼルス事件　114
ロンドンスモッグ事件　113

わ

割付試験　40
割付重視の分析　41

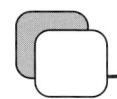

外国語索引

A

AAS (atomic absorption spectrometry) 50
abortion 135
absolute humidity 57
ACT (Assertive Community Treatment) 119
ADI (acceptable daily intake) 53
ADL (activities of daily living) 154
AED 147
AES (atomic emission spectrometry) 50
age dependency ratio 13
age-adjusted death rate 20
aging 14
—— index 14
AIDS (acquired immuno-deficiency syndrome) 75
AR (attributable risk) 35
ARR (absolute risk reduction) 47

B

BEI 175
birth rate 17, 125
BOD (biochemical oxygen demand) 92, 108
BSE (bovine spongiform encephalopathy) 53, 93

C

case-control study 37
census statistics 12
CET (corrected effective temperature) 55
child maltreatment 132
Chlamydia pneumoniae 79
clinical epidemiology 32
clinical trial 40
CO 87, 107
CO_2 88
COD (chemical oxygen demand) 92, 108
confounding factor 41
controlled trial 40
cross sectional study 39
cut off value 44
C型肝炎 79
　　—— ウイルス 79

D

DALE (Disability Adjusted Life Expectancy) 29
DDT 110
death 19
—— certificate 19
decision tree 48
demographic transition 11
descriptive epidemiology 35
DI (discomfort index) 55
divorce 27
DNA 診断 61
DO (dissolved oxygen) 92, 108
dose-response relationship 43
double blind test 40
double burden 239
DSM-IV-TR 179

E

EBM (evidence based medicine) 32, 43, 200
eco-system 86
ecological study 36
ELISA (enzyme-linked immunosorbent assay) 52
endemic disease 6
endpoint 36
environmental impact assesment 111
epidemic 62
Escherichia coli 51
ET (effective temperature) 54
etiology 3, 32
evidence-based health policy 159
—— making 128
evidence-based public health 159
experimental epidemiology 36, 39
external validity 42

F

family planning 134
FAS (full analysis set) 41
FDA (Food and Drug Administration) 137
fetal alcohol syndrome 137
functions in life table 28

G

GC-MS (gas chromatography-mass spectrometry) 50
generalized Wilcoxon test 47
genetic epidemiology 32
genotype 85
green-house effect gas 105
gross reproduction rate 17, 125

H

H5N1 74
HbA_{1c} 検査 46
HDL 82
health expectancy 29
Health for All 198
HPLC (high performance liquid chromatography) 50

I

ICD-10 29, 179
ICP-AES (inductively coupled plasma-atomic emission spectrometry) 50
ICP-MS (inductively coupled plasma-mass spectrometry) 50
ICPR (International Commission on Radiological Protection) 137
ILO 15
ILO (International Labour Organization) 15, 243
incidence rate/morbidity 34
infant mortality 122
infection 59
informed consent 245
intention to treat (ITT) analysis 41
internal validity 41
intervention study 36, 40

J

JICA 243

K

Kaplan-Meier 法　47

L

labor force population　14
LDL　82
life expectancy　28
life table　28
likelihood ratio　46
live birth　17
log-rank test　47
longitudinal study　36
low birth weight infant　134

M

marriage　27
maternal and child health　122
　──── handbook　133
maternal mortality　122
meta-analysis　44
microbial substitution　61
migrant study　36
mode of transmission　62
molecular epidemiology　32
mortality　34
　──── statistics　19
MRSA（methicyllin resistant *Staphylococcus aureus*）　73
multiple logistic regression　39

N

neonatal mortality　122
neonatal screening　134
net reproduction rate　17, 125
NOAEL（no observed adverse effect level）　53
NOx　87, 107

O

O-157　91
O_2　87
observational epidemiology　36
ODA（Official Development Assistance）　106, 243
opportunistic infection　61, 73
OTC 医薬品　223

P

pandemic　6, 62
passive smoking　136
patient survey　30
PCB　110
PCR（polymerase chain reaction）法　52
PDCA サイクル　171
per protocol（PP）analysis　40
perinatal mortality　122
PHC　196, 241
phenotype　85
placebo　40
PM10　88
PMI（proportional mortality indicator）　19
PMR（proportional mortality ratio）　19
pollutant release and transfer registration　114
POMR（problem oriented medical record）　246
population explosion　11
population pyramids　12
posttest likelihood　46
posttest odds　46
PPS（per protocol set）　40
prenatal visit　133
pretest likelihood　46
pretest odds　46
prevalence rate　34
proportional hazard model　39, 48
PRTR 法　114
PTSD　178

Q

QOL（quality of life）　4, 29, 156
Quarantine　5

R

radiation　137
RCT（randomized controlled trial）　40
receiver operating characteristics curve　45
reported infectious disease　63
reproductive health　122
reservoir of infection　61
RH（relative humidity）　57
risk difference　35
risk factor　33, 139
risk ratio　35
ROC 曲線　45
route of infection　62
RR（relative risk）　35
RRR（relative risk reduction）　47

S

safe community　195
safe school　195
safety promotion　195
screening　44
selfreliance　244
senile　27
sensitivity　45
sepsis　61
serological epidemiology　32
SMON（subacute myero-optico-neuropathy）　49
SMR（standardized mortality ratio）　21
source of infection　61
SOx　87, 107
specificity　45
SPM　88
SS（suspended solid）　92, 108
STD（sexually transmitted disease）　71, 137
still birth　27
stillbirth　135
suicide　27
surveillance　63
survival rate　35
System einer vollestaendingen Medizinische Polizei　7

T

TDI　109
theoretical epidemiology　32
thermal index　54
THP　170
TLV-C（Threshold Limit Value Ceiling）　173
TLV-TWA（Threshold Limit Value Time-Weighted Average）　173
tobacco smoking　136
TORCHES 症候群　73
total fertility rate　17, 125

U

under-5mortality 122
underlying cause of death 19
UNDP 106

V

venereal diseases 71
vital statistics 16

W

WBGT（wet-bulb globe temperature index） 55
WHO（World Health Organization） 122，241
——国際疾病分類第10版 179
William Farr 7

Z

zoonosis 62，77

新簡明衛生公衆衛生	ⓒ2010
	定価（本体4,500円＋税）

1994年 5月10日　　1版1刷
2003年 3月28日　　5版1刷
2007年10月31日　　　3刷
2010年 1月10日　　6版1刷
2011年 1月 5日　　　2刷
2013年 2月15日　　　3刷
2015年 3月10日　　　4刷

編　者　丸井英二
発行者　株式会社　南山堂
代表者　鈴木　肇

〒113-0034　東京都文京区湯島4丁目1-11
TEL 編集(03)5689-7850・営業(03)5689-7855
振替口座　00110-5-6338

ISBN 978-4-525-18056-0　　Printed in Japan

本書を無断で複写複製することは，著作者および出版社の権利の侵害となります．
JCOPY〈(社)出版者著作権管理機構　委託出版物〉
本書の無断複写は著作権法上での例外を除き禁じられています．複写される場合は，そのつど事前に，(社)出版者著作権管理機構(電話 03-3513-6969, FAX 03-3513-6979, e-mail: info@jcopy.or.jp)の許諾を得てください．

スキャン，デジタルデータ化などの複製行為を無断で行うことは，著作権法上での限られた例外（私的使用のための複製など）を除き禁じられています．業務目的での複製行為は使用範囲が内部的であっても違法となり，また私的使用のためであっても代行業者等の第三者に依頼して複製行為を行うことは違法となります．